Fisioterapia
Traumato-Ortopédica

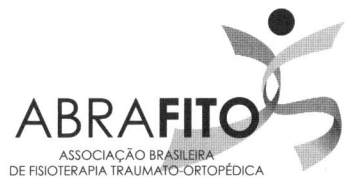

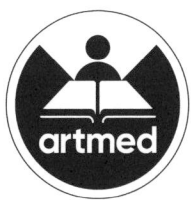

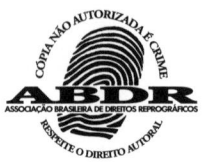 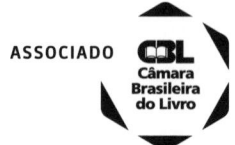

F537 Fisioterapia traumato-ortopédica / Organizadores, Rafael Inácio
Barbosa, Marcelo Faria Silva. – Porto Alegre : Artmed, 2021.
xiv, 256 p. : il. ; 25 cm.

ISBN 978-65-5882-29-1

1. Fisioterapia - Tratamento. 2. Ortopedia. 3. Traumatologia.
I. Barbosa, Rafael Inácio. II. Silva, Marcelo Faria.

CDU 615.8

Catalogação na publicação: Karin Lorien Menoncin – CRB 10/2147

Fisioterapia
Traumato-Ortopédica

— RAFAEL INÁCIO **BARBOSA**
— MARCELO FARIA **SILVA**

Organizadores

Reimpressão 2022

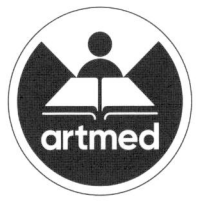

Porto Alegre
2021

© Grupo A Educação S.A., 2021.

Gerente editorial
Letícia Bispo de Lima

Colaboraram nesta edição

Editora
Mirian Raquel Fachinetto

Capa
Márcio Monticelli

Ilustrações
Gilnei da Costa Cunha

Preparação de originais
Marquieli de Oliveira

Leitura final
Mirela Favaretto

Projeto gráfico e editoração
TIPOS – design editorial e fotografia

Reservados todos os direitos de publicação ao
GRUPO A EDUCAÇÃO S.A.
(Artmed é um selo editorial do GRUPO A EDUCAÇÃO S.A.)
Rua Ernesto Alves, 150 – Bairro Floresta
90220-190 – Porto Alegre – RS
Fone: (51) 3027-7000

SAC 0800 703 3444 – www.grupoa.com.br

É proibida a duplicação ou reprodução deste volume, no todo ou em parte, sob quaisquer formas ou por quaisquer meios (eletrônico, mecânico, gravação, fotocópia, distribuição na Web e outros), sem permissão expressa da Editora.

IMPRESSO NO BRASIL
PRINTED IN BRAZIL

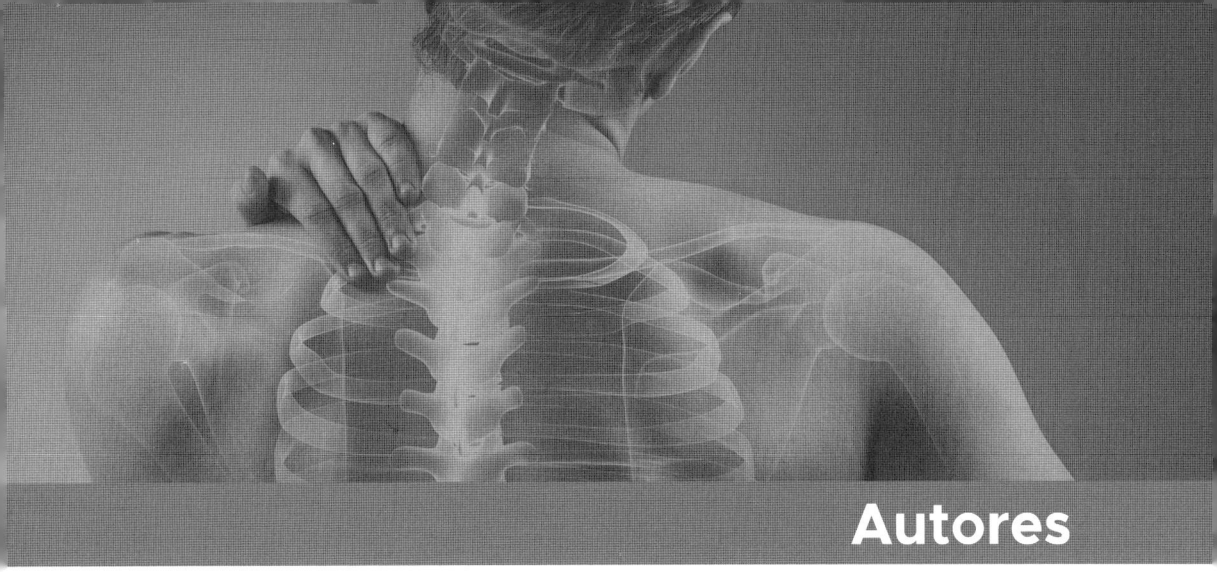

Autores

RAFAEL INÁCIO BARBOSA
Fisioterapeuta. Docente no Curso de Fisioterapia e do Programa de Pós-Graduação em Ciências da Reabilitação da Universidade Federal de Santa Catarina (UFSC). Especialista em Fisioterapia Traumato-Ortopédica pelo Hospital das Clínicas da Faculdade de Medicina de Ribeirão Preto da Universidade de São Paulo (HCFMRP-USP). Mestre e Doutor em Ciências da Saúde: Reabilitação pela USP. Pós-Doutorado no Programa de Reabilitação e Desempenho Funcional (PPGRDF) da FMRP-USP. Presidente de Associação Brasileira de Fisioterapia Traumato-Ortopédica (Abrafito) (2018-2019 e 2020-2021).

MARCELO FARIA SILVA
Fisioterapeuta. Professor associado no Departamento de Fisioterapia da Universidade Federal de Ciências da Saúde de Porto Alegre (UFCSPA). Mestre e Doutor em Ciências do Movimento Humano pela Universidade Federal do Rio Grande do Sul (UFRGS). Coordenador Técnico-Científico e Ex-Presidente da Abrafito (2013-2015 e 2016-2017).

ADRIANA PONTES AFONSO CARVALHO
Fisioterapeuta e sócia-proprietária da Reabmãos Fisioterapia. Especialista em Terapia da Mão pela Universidade Federal de São Carlos (UFSCar). Mestra em Fisioterapia pela Universidade Federal de Pernambuco (UFPE).

ALEXANDRE MARCIO MARCOLINO
Fisioterapeuta traumato-ortopédico. Professor adjunto de Fisioterapia Ortopédica e Traumatológica na UFSC. Especialista em Ortopedia e Traumatologia pelo HCFMRP-USP. Mestre em Ciências da Saúde pela FMRP-USP. Doutor em Ciências da Reabilitação pela FMRP-USP. Pós-Doutorado no Programa de Pós-Graduação em Fisioterapia (PPG-Ft) da UFSCar. Bolsista PDJ do Conselho Nacional de Desenvolvimento Científico e Tecnológico (CNPq). Sócio efetivo da Abrafito.

ALINE MIRANDA FERREIRA
Fisioterapeuta assistente no HCFMRP-USP. Especialista em Fisioterapia Traumato-Ortopédica pelo HCFMRP-USP. Mestra e Doutora em Ciências Aplicadas ao Aparelho Locomotor pela FMRP-USP.

ANAMARIA SIRIANI DE OLIVEIRA
Fisioterapeuta. Professora associada no Departamento de Ciências da Saúde da FMRP-USP. Mestra em Fisioterapia pela UFSCar. Doutora em Biologia: Patologia Buco-Dental pela Universidade de Campinas (Unicamp). Livre-Docente pela FMRP-USP.

ANDERSON ALVES DIAS
Médico ortopedista. Cirurgião de Coluna pelo Grupo LifeCenter/Ortopédico de Belo Horizonte. Mestra em Fisioterapia pela Universidade Federal do Triângulo Mineiro (UFTM).

ANDRÉA LICRE PESSINA GASPARINI
Fisioterapeuta traumato-ortopédica. Professora associada no Departamento de Fisioterapia Aplicada da UFTM. Aprimoramento Profissional em Fisioterapia Ortopédica e Traumatológica pela FMRP-USP. Mestra em Bioengenharia pelo Programa de Pós-Graduação Interunidades em Bioengenharia da FMRP e Escola de Engenharia São Carlos (EESC) da USP. Doutora em Ciências da Saúde: Reabilitação pela FMRP-USP.

CAROLINA GOMES ROSA
Fisioterapeuta. Mestra em Ciências da Reabilitação pela UFCSPA.

CLEYSSON COSTA
Graduando em Fisioterapia da Universidade Federal do Rio de Janeiro (UFRJ).

DANIEL MARTINS COELHO
Fisioterapeuta. Aprimoramento em Ortopedia e Traumatologia pelo HCFM-USP. Mestre e Doutor em Ciências da Saúde pela USP.

ÉDER KRÖEFF CARDOSO
Fisioterapeuta do Hospital de Pronto Socorro de Porto Alegre (HPS). Coordenador do Programa de Residência Multiprofissional com Ênfase em Urgência e Emergência (Primurge) do Centro Universitário Metodista IPA. Especialista em Fisioterapia Osteopática pelo Centro Brasileiro de Estudos Sistêmicos (CBES). Mestre e Doutorando em Ciências da Reabilitação na UFCSPA.

FÁBIO VIADANNA SERRÃO
Fisioterapeuta. Professor associado no Departamento de Fisioterapia da UFSCar. Mestre e Doutor em Fisioterapia pela UFSCar. Pós-Doutorado em Ciências do Movimento Humano na Universidade Cruzeiro do Sul (Unicsul). Bolsista Produtividade em Pesquisa do CNPq – Nível 2.

FELIPE DE SOUZA SERENZA
Fisioterapeuta traumato-ortopédico no HCFMRP-USP. Aprimoramento em Fisioterapia Traumato-Ortopédica pelo HCFMRP-USP. Mestre e Doutorando na FMRP-USP.

FERNANDO E. ZIKAN
Fisioterapeuta. Professor associado de Terapia Manual e Métodos Cinesioterapêuticos na Faculdade de Fisioterapia da UFRJ. Coordenador de Ensino da Abrafito. Especialista em Fisioterapia Traumato-Ortopédica pela Universidade Gama Filho (UGF). Mestre e Doutor em Saúde Coletiva pela UFRJ.

FLÁVIA PESSONI F. M. RICCI
Fisioterapeuta. Especialista em Reabilitação da Mão e Membro Superior pelo Instituto de Ortopedia e Traumatologia (IOT) do Hospital das Clínicas da Faculdade de Medicina da USP (HCFMUSP). Doutorado em Ciências na FMRP-USP.

FRANCISCO XAVIER DE ARAUJO
Fisioterapeuta. Mestre em Ciências da Reabilitação pela UFCSPA. Doutor em Ciências da Saúde pela UFCSPA.

GIOVANNI E. FERREIRA
Fisioterapeuta. Mestre em Ciências da Reabilitação pela UFCSPA. Doutor em Medicina pela Universidade de Sydney, Austrália.

GISELE HARUMI HOTTA
Fisioterapeuta. Doutora em Ciências da Saúde pela FMRP-USP.

ITALO VIANA FERREIRA
Fisioterapeuta. Coordenador do Setor de Alongamento e Reconstrução Óssea na Orthosvie. Especialista em Traumato-Ortopedia no Tratamento da Dor pela Nacionalfisio.

JAQUELINI BETTA CANEVER
Graduanda de Fisioterapia na UFSC.

JÚLIA GONZALEZ FAYÃO
Fisioterapeuta.

KETLYN G. HENDLER
Fisioterapeuta. Mestra em Ciências da Reabilitação pela UFSC.

LAIS MARA SIQUEIRA DAS NEVES
Fisioterapeuta traumato-ortopédica. Especialização em Fisioterapia Musculoesquelética pela Uni-

versidade de Ribeirão Preto (Unaerp). Mestra em Ciências da Saúde pela FMRP-USP. Doutora em Ciências da Reabilitação pela FMRP-USP. Pós-Doutorado na FMRP-USP.

LUCIANE FERNANDA RODRIGUES MARTINHO FERNANDES
Fisioterapeuta traumato-ortopédica. Professora associada no Departamento de Fisioterapia Aplicada da UFTM. Especialista em Fisioterapia Traumato-Ortopédica e em Reabilitação da Mão pelo HCFMRP-USP e UFSCar. Mestra em Bioengenharia pela FMRP-USP. Doutora em Educação Física pela Unicamp.

LUIGI SANCI
Graduando em Fisioterapia pela UFRJ.

LUIS HENRIQUE TELLES DA ROSA
Fisioterapeuta. Professor na UFCSPA. Especialista em Fisiologia do Exercício pela Universidade de Cruz Alta (Unicruz). Mestre em Saúde Coletiva pela Universidad Nacional de Rosario (UNR), Argentina. Doutor em Gerontologia Biomédica pela Pontifícia Universidade Católica do Rio Grande do Sul (PUCRS).

LUIZ FERNANDO A. SELISTRE
Fisioterapeuta. Professor adjunto de Fisioterapia na UFSCar. Especialista em Fisiologia do Exercício pela UFSCar. Mestre e Doutor em Fisioterapia pela UFSCar.

MARISA C. REGISTRO FONSECA
Fisioterapeuta. Professora associada na FMRP-USP. Especialista em Fisioterapia Traumato-Ortopédica e Terapia da Mão e Membro Superior pelo HCFMRP-USP/FMUSP. Mestra em Bioengenharia pela USP. Doutora em Ciências Médias: Reabilitação pela USP. Pós-Doutorado na MacMaster University, Canadá.

MARLON FRANCYS VIDMAR
Fisioterapeuta no Hospital Ortopédico. Docente no Centro Universitário IDEAU. Especialista em Fisioterapia Musculoesquelética pela Universidade de Passo Fundo (UPF). Mestre em Ciências da Reabilitação pela UFCSPA. Doutor em Ciências da Saúde pela UFCSPA.

MAURÍCIO SCHOLL SCHELL
Fisioterapeuta. Mestre em Ciências da Reabilitação pela UFCSPA.

PAULA REGINA MENDES DA SILVA SERRÃO
Fisioterapeuta. Professora adjunta da Disciplina de Fisioterapia em Reumatologia na UFSCar. Especialista em Terapia da Mão e do Membro Superior pela UFSCar. Doutora em Fisioterapia pela UFSCar.

ROBERTO COSTA KRUG
Fisioterapeuta musculoesquelético. Mestre em Ciências da Reabilitação pela UFCSPA e em Fisioterapia Esportiva pela Curtin University of Technology, Austrália.

VIVIAN CARLA FLORIANOVICZ
Fisioterapeuta. Mestra em Ciências da Reabilitação pela UFSC.

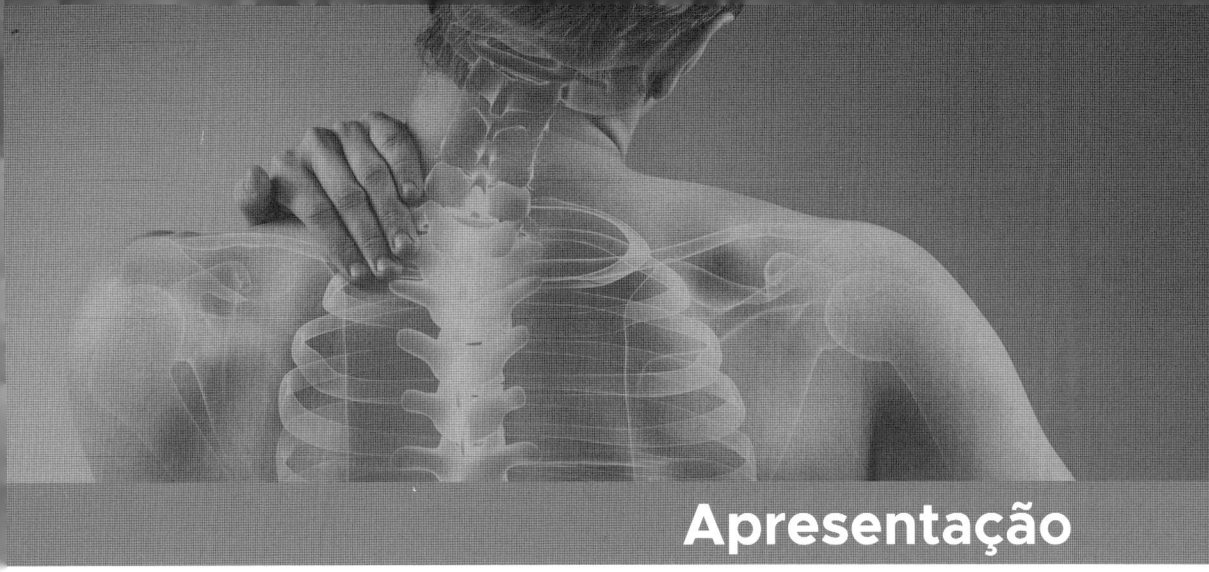

Apresentação

O crescimento do número de acidentes nos ambientes doméstico e de trabalho, bem como no deslocamento viário entre ambos, tem contribuído para o aumento de lesões traumáticas e ortopédicas. Por outro lado, o desenvolvimento científico da fisioterapia tem propiciado a intervenção precoce nas principais desordens musculoesqueléticas, bem como maior atuação nos protocolos de reabilitação, o que tem possibilitado um menor número de intervenções cirúrgicas, restabelecendo, assim, a funcionalidade do paciente em um tempo cada vez menor.

Apesar da existência de obras que abordam a especialidade da fisioterapia na traumatologia e ortopedia, o mercado editorial ainda carece de textos que abordem efetivamente a avaliação físico-funcional e a intervenção fisioterapêutica, dois pontos sabiamente explorados pelos autores desta obra.

Nesse contexto, *Fisioterapia traumato-ortopédica* aborda os conteúdos necessários para a atuação do fisioterapeuta nessa importante especialidade. Para isso, o livro é dividido em duas partes: cinco capítulos relacionados à traumatologia e sete capítulos relacionados à ortopedia em que são descritos desde os conceitos básicos até a atuação fisioterapêutica nas principais lesões que acometem os diferentes segmentos corporais/articulações.

Na estruturação dos capítulos, conteúdos relevantes são apresentados com duas demandas importantes para a atuação do fisioterapeuta: a abordagem conservadora e no pós-operatório e a utilização de órteses. A vasta experiência dos autores na prescrição e confecção de órteses, temática pouco abordada atualmente no ensino de graduação de fisioterapia, é um dos diferenciais desta obra, pois sabemos que, quando bem utilizada, pode trazer significativos ganhos ao processo de reabilitação, com grandes benefícios ao paciente.

Outro ponto forte do livro é o capítulo Urgência e Emergência, que fecha a parte de Traumatologia, pois aborda tema que vem crescendo em importância nos últimos anos dentro da especialidade: cada vez mais o fisioterapeuta tem demonstrado a sua destacada contribuição no processo de reabilitação, bem como tem se engajado em campanhas de prevenção do trauma de alto impacto.

Com o crescimento da produção científica e a maior divulgação de seus resultados, a intervenção fisioterapêutica tem sido tema de discussões envolvendo a prática baseada em evidências (PBE), a qual traz uma nova dinâmica para o fisioterapeuta, que deve pautar-se na melhor evidência científica disponível para elaborar o seu programa de tratamento. A condução de pesquisas clínicas, aliada à experiência dos autores, proporciona os fundamentos e as abordagens que possibilitam a atualização do conhecimento clínico e aplicado, que é um dos pilares da PBE.

Considerando a importância do tema e a qualidade desta obra, recomendo-a a todos os graduandos e fisioterapeutas que buscam conhecimento especializado e atual, com vistas a um melhor planejamento e execução do programa de intervenção, tendo como foco a maior resolutividade para os pacientes assistidos.

Rinaldo R. J. Guirro
Departamento de Ciências da Saúde
Faculdade de Medicina de Ribeirão Preto
Universidade de São Paulo

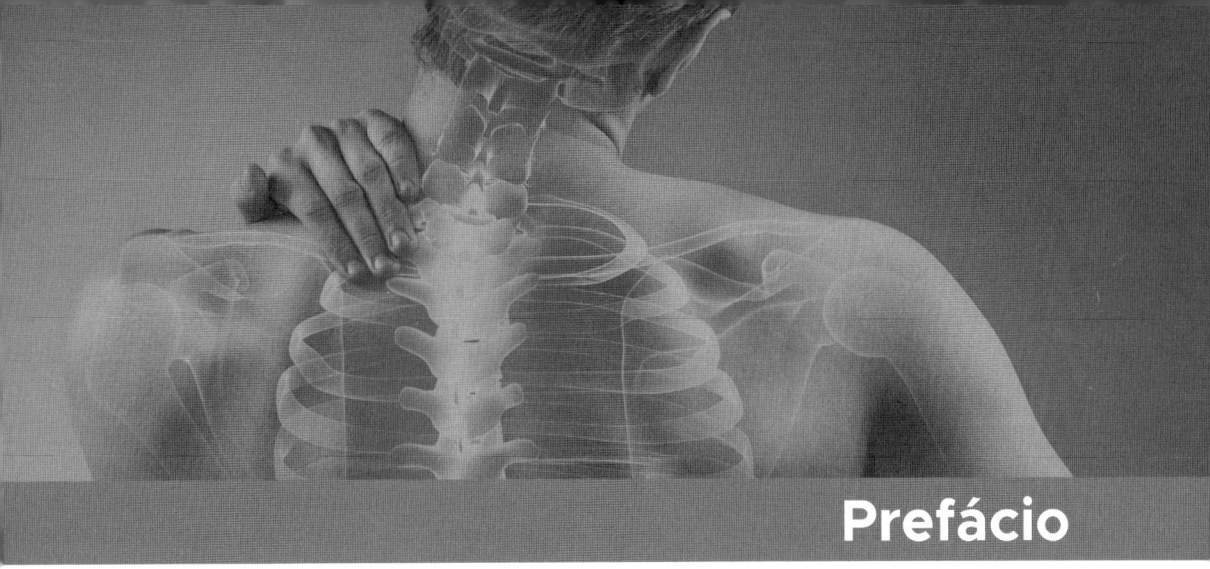

Prefácio

Esta obra traz relevantes e atuais discussões sobre a fisioterapia traumato-ortopédica, uma das mais importantes especialidades da profissão do fisioterapeuta.

Buscamos, em nossa experiência clínica, tanto em vivências ambulatoriais como hospitalares, vinculadas a instituições de excelência no ensino em fisioterapia, fomentar o preenchimento de lacunas relacionadas ao tratamento fisioterapêutico de trauma e das disfunções ortopédicas.

O Brasil é um dos países mais populosos e com grande incidência de lesões relacionadas a causas externas, como fraturas decorrentes de traumas de trânsito, por exemplo. Além disso, há um número expressivo de pacientes que buscam atendimento em decorrência de queixas ortopédicas como dor lombar, dentre tantas outras. Para atender a essa população, o País conta também com a maior concentração de fisioterapeutas do mundo.

Assim, para a elaboração desta obra, tivemos a contribuição de grandes nomes da fisioterapia traumato-ortopédica nacional, buscando destacar a efetividade e a segurança da reabilitação funcional fundamentada nos pilares da fisioterapia baseada em evidências.

Os temas aqui apresentados proporcionarão a estudantes e profissionais da área mais segurança na tomada de decisão clínica, abordando diferentes regiões do sistema musculoesquelético e suas afecções.

Dessa forma, acreditamos que *Fisioterapia Traumato-Ortopédica* se tornará obra obrigatória das estantes das bibliotecas, sejam elas físicas ou virtuais, de profissionais e estudantes de fisioterapia.

Boa leitura!

Rafael Inácio Barbosa
Marcelo Faria Silva
Organizadores

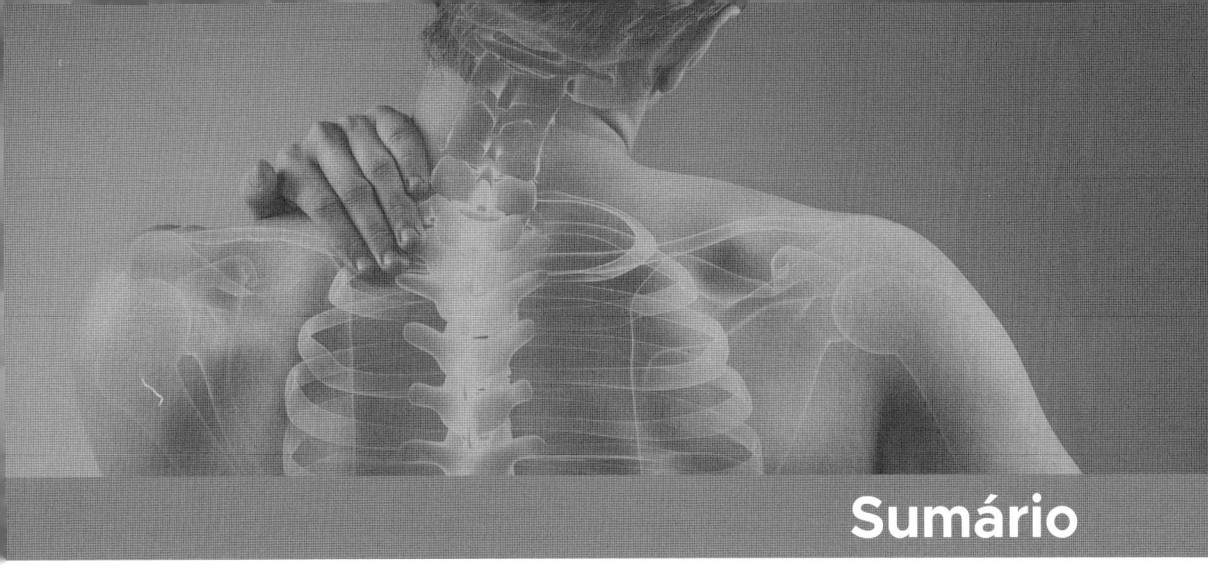

Sumário

Apresentação ix
Rinaldo R. J. Guirro

Parte 1 ■ Traumatologia

■ 1
**Princípios da Consolidação
e da Reabilitação das Fraturas** 3
Maurício Scholl Schell
Marcelo Faria Silva
Vivian Carla Florianovicz
Rafael Inácio Barbosa

■ 2
**Tratamento Fisioterapêutico
nas Fraturas dos
Membros Superiores** 20
Adriana Pontes Afonso Carvalho
Luciane Fernanda Rodrigues Martinho Fernandes

■ 3
**Tratamento Fisioterapêutico
nas Fraturas da
Coluna Vertebral** 50
Andréa Licre Pessina Gasparini
Anderson Alves Dias
Daniel Martins Coelho

■ 4
**Tratamento Fisioterapêutico
nas Fraturas dos
Membros Inferiores** 74
Aline Miranda Ferreira
Italo Viana Ferreira

■ 5
Urgência e Emergência 94
Éder Kröeff Cardoso
Giovanni E. Ferreira
Luis Henrique Telles da Rosa

Parte 2 ▪ Ortopedia

6
Tratamento Fisioterapêutico nas Lesões do Punho e da Mão 111
Flávia Pessoni F. M. Ricci
Marisa C. Registro Fonseca

7
Tratamento Fisioterapêutico nas Lesões do Cotovelo 126
Alexandre Marcio Marcolino
Jaquelini Betta Canever
Ketlyn G. Hendler
Lais Mara Siqueira das Neves

8
Tratamento Fisioterapêutico nas Lesões do Complexo do Ombro 145
Felipe de Souza Serenza
Júlia Gonzalez Fayão
Gisele Harumi Hotta
Anamaria Siriani de Oliveira

9
Tratamento Fisioterapêutico nas Lesões da Coluna Vertebral 178
Francisco Xavier de Araujo
Carolina Gomes Rosa
Roberto Costa Krug

10
Tratamento Fisioterapêutico nas Lesões do Quadril 197
Alexandre Marcio Marcolino
Fábio Viadanna Serrão
Luiz Fernando A. Selistre
Paula Regina Mendes da Silva Serrão

11
Tratamento Fisioterapêutico nas Lesões do Joelho 213
Marlon Francys Vidmar

12
Tratamento Fisioterapêutico nas Lesões do Tornozelo e do Pé 229
Fernando E. Zikan
Cleysson Costa
Luigi Sanci

Índice 251

PARTE 1

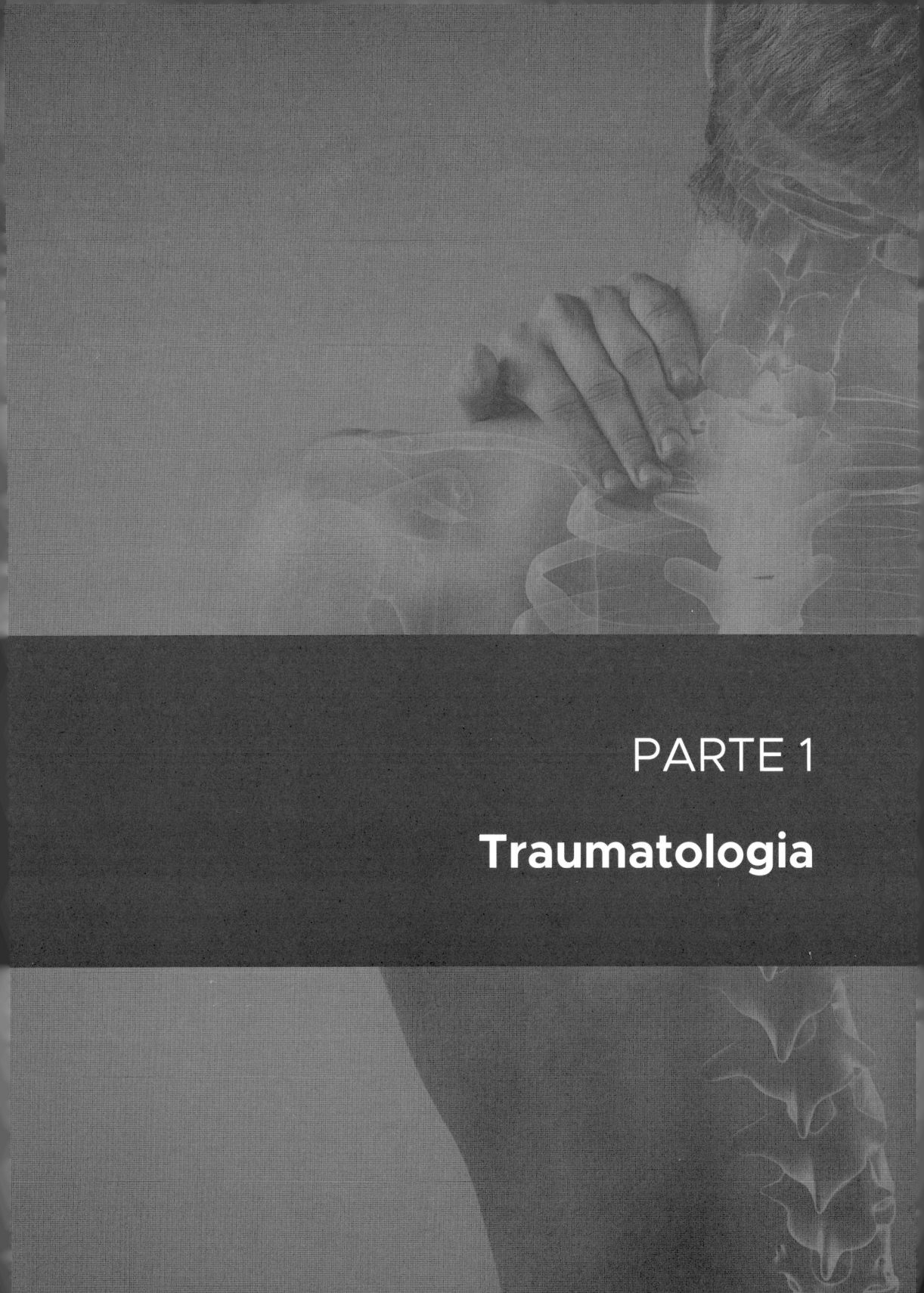

Traumatologia

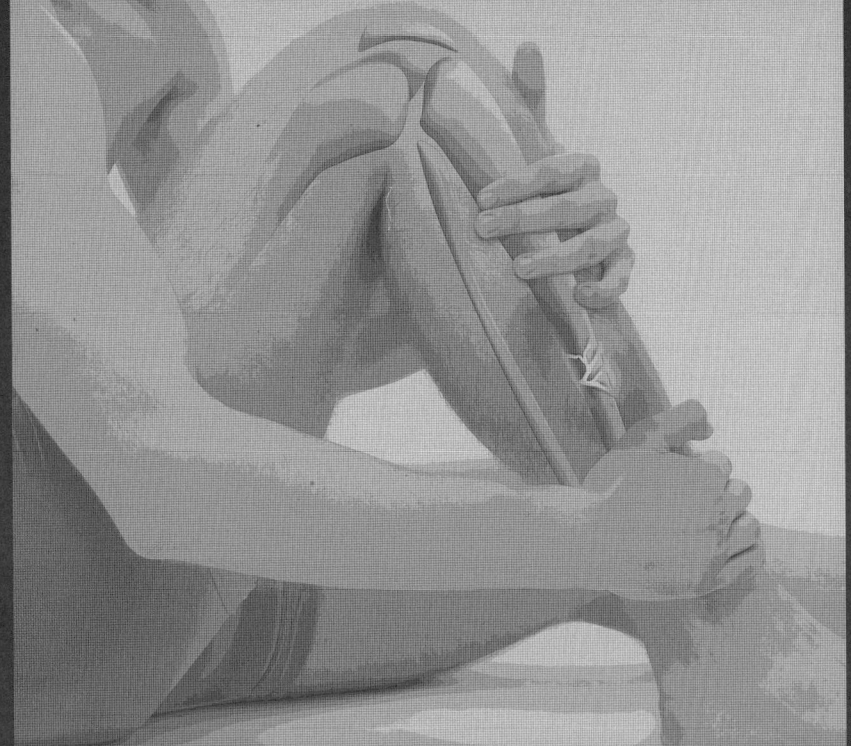

1
Princípios da Consolidação e da Reabilitação das Fraturas

MAURÍCIO SCHOLL SCHELL
MARCELO FARIA SILVA
VIVIAN CARLA FLORIANOVICZ
RAFAEL INÁCIO BARBOSA

Definições e classificação ——— 4
Tipos de consolidação e fases da cicatrização óssea ——— 8
Complicações na consolidação ——— 10
Tratamento conservador ou cirúrgico ——— 12
Intervenção fisioterapêutica ——— 16
Considerações finais ——— 18

DEFINIÇÕES E CLASSIFICAÇÃO

As fraturas ósseas são definidas como a quebra da continuidade na arquitetura de um osso, resultando na perda de sua integridade mecânica. Elas podem ser classificadas de acordo com as suas características e peculiaridades, com intuito de ajudar a definir prognósticos, tratamentos e complicações esperadas de cada fratura. Diferentes classificações existem dependendo do osso fraturado, da região do osso fraturado, do tipo de trauma e do autor ou época adotada na classificação.[1-3]

Como as classificações das fraturas geralmente derivam de três principais características possíveis (localização anatômica da fratura, exposição ou não ao ambiente e tipo ou morfologia do traço da fratura) e são diversas as possibilidades de classificação, seria improdutivo e fugiria ao propósito clínico fisioterapêutico deste capítulo fazer uma listagem de todas as classificações de fraturas existentes para cada região do corpo. Contudo, optamos por apenas descrever a classificação do sistema AO para fraturas de ossos longos, por ser um importante norteador de traços e gravidades de fraturas (**Fig. 1.1**). Esse sistema de classificação se baseia na seguinte subdivisão de tipos: A representa fraturas com traços simples, com apenas uma linha de fratura; B representa fraturas em cunha (com três ou mais fragmentos, em que os dois maiores fragmentos mantêm contato); C representa uma fratura complexa (com três ou mais fragmentos, em que os dois maiores fragmentos não mantêm contato). Cada tipo de fratura é subdividido em três grupos em ordem de gravidade. Na **Figura 1.2**, apresentamos a classificação completa.[4]

Além disso, buscamos demonstrar as diferenças e peculiaridades dessas características independentemente da região da lesão ou do osso fraturado, para que, assim, o leitor tenha uma visão mais abrangente sobre o tema.

■ LOCALIZAÇÃO ANATÔMICA

A fratura é nomeada em função de sua localização no osso acometido, podendo ocorrer na diáfise, na metáfise, na epífise ou acometer uma ou mais faces articulares. Nesses casos, são classificadas como fraturas diafisárias, metafisárias e epifisárias, respectivamente.

■ EXPOSIÇÃO DA FRATURA (FECHADA OU ABERTA)

Para os casos em que não há a ruptura da pele expondo o osso ou os tecidos moles ao meio exterior, dá-se o nome de fratura fechada. As fraturas fechadas são mais comuns que as fraturas abertas e estão associadas a um melhor prognóstico quando comparadas a estas. Em contrapartida, as fraturas abertas, em que há a ruptura da pele, costumam estar associadas a maiores índices de complicações, como infecções, consolidações viciosas e comprometimentos neurovasculares.[5,6] O sistema de classificação modificado de gravidade das fraturas expostas, descrito por Gustilo-Anderson, leva em consideração esses fatores e ordena em tipos I, II e III esses traumas, por ordem de gravidade.[7] A **Tabela 1.1**, a seguir, demonstra essa classificação.

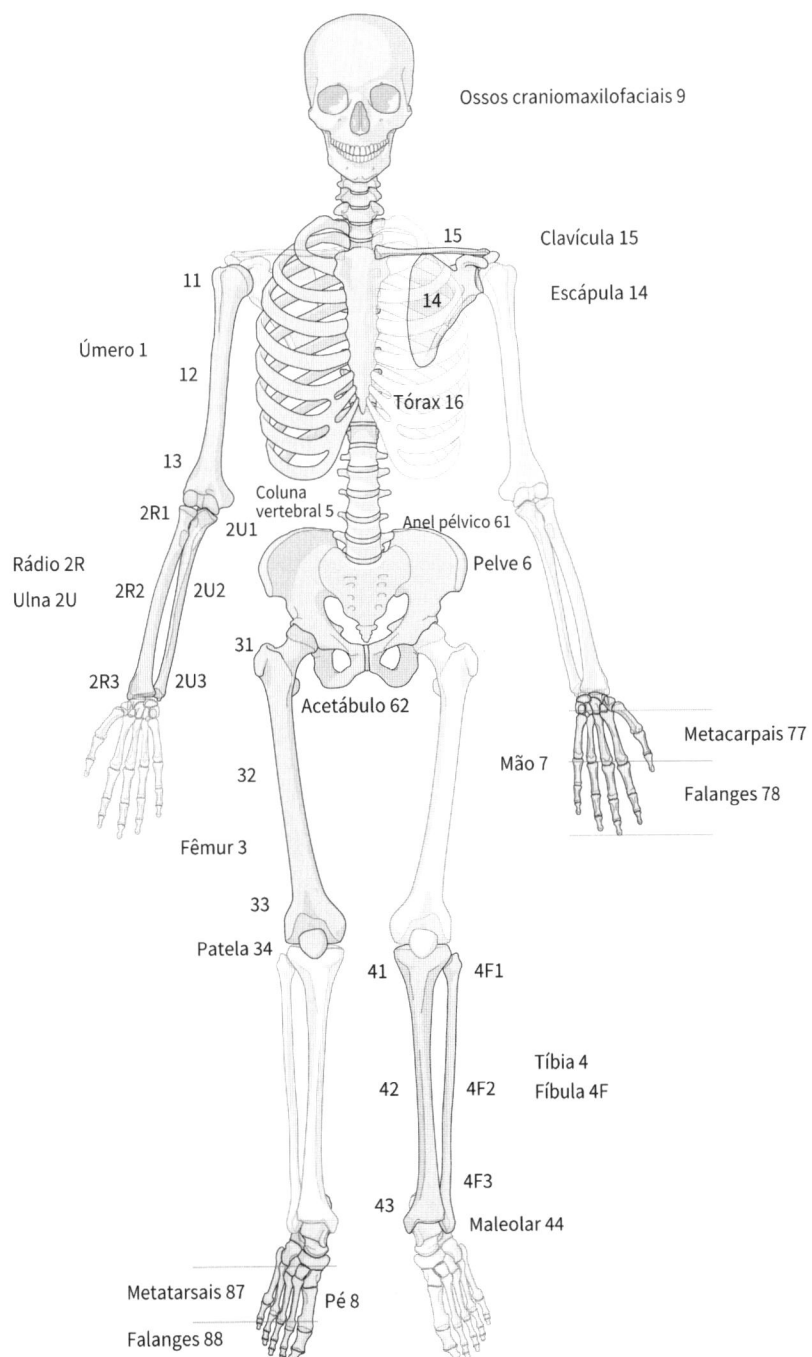

■ **Figura 1.1**
Localização das fraturas pelo sistema alfanumérico do sistema AO.
Fonte: Buckley e colaboradores.[4]

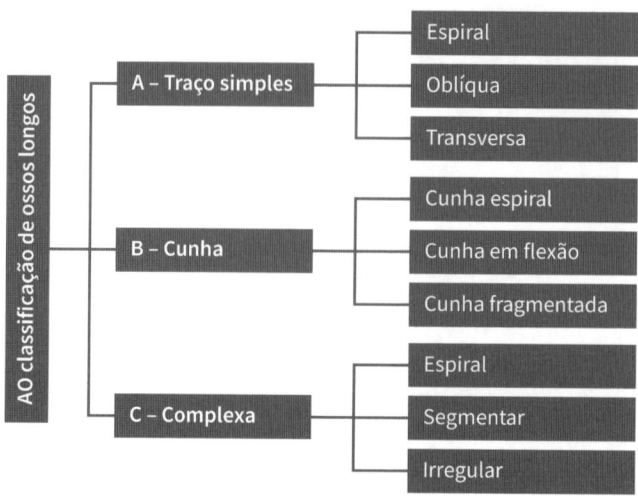

■ **Figura 1.2**
Classificação de fraturas de ossos longos do sistema AO.
Fonte: Buckley e colaboradores.[4]

TABELA 1.1
CLASSIFICAÇÃO MODIFICADA DE GUSTILO-ANDERSON DE FRATURAS EXPOSTAS

Tipo	Tamanho da ferida	Grau de contaminação	Lesão de partes moles	Lesão óssea
I	< 1 cm	Sem contaminação	Mínima	Simples
II	1 a 10 cm	Contaminação moderada	Moderada	Moderada
III A	> 10 cm	Contaminada	Grave, com possível cobertura cutânea	Multifragmentar
III B	> 10 cm	Contaminada	Grave, com cobertura deficiente de partes moles	Multifragmentar
III C	> 10 cm	Contaminada	Lesão vascular	Multifragmentar

■ **MORFOLOGIA OU TIPOS DE FRATURA**

As morfologias possíveis das fraturas são muito diversas, contudo, a seguir, listamos as mais comuns (**Fig. 1.3**).[4]

- **Fratura por avulsão**: decorrente de uma grande força de tração gerada por um tendão ou ligamento em uma determinada porção óssea.
- **Fratura cominutiva**: com múltiplos fragmentos ósseos (dois ou mais) que ficam desorganizados no foco da fratura.

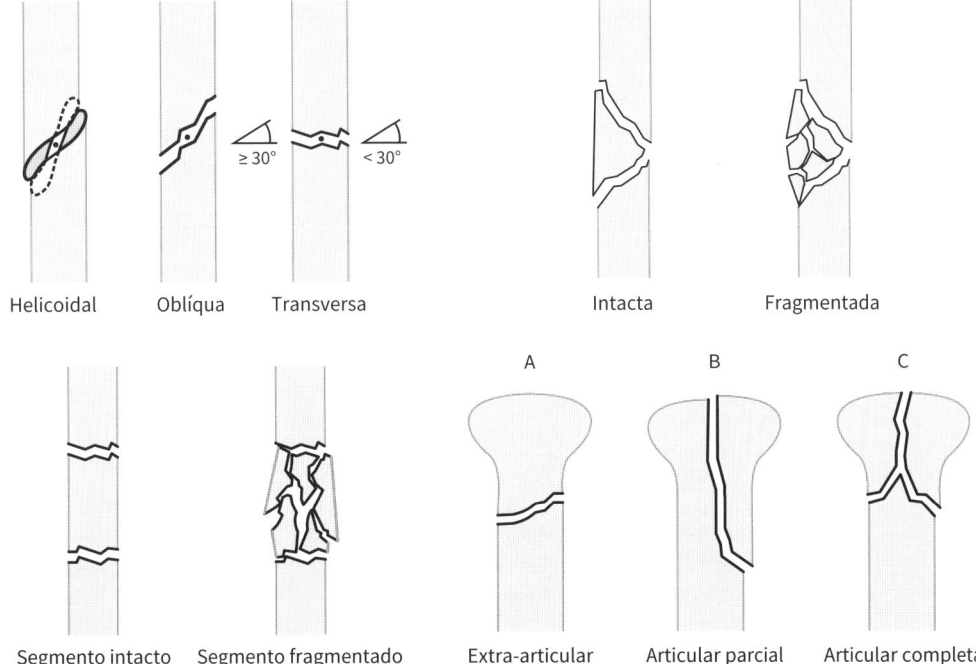

Figura 1.3
Diferentes tipos de traços das fraturas.
Fonte: Buckley e colaboradores.[4]

- **Fratura por compressão**: é um tipo de fratura cominutiva em que há a compressão de dois ou mais fragmentos ósseos.
- **Fratura com deslocamento**: em que um dos segmentos ósseos foi deslocado e há a perda da comunicação entre o periósteo dos dois lados.
- **Fratura espiral**: o traço da fratura se projeta de forma espiral ao longo da diáfise. Em geral, ocorrem forças de torção.
- **Fratura em galho-verde**: fratura incompleta em que uma das corticais do osso fica lascada e a outra permanece conectada, porém deformada. Mais comum em crianças.
- **Fratura longitudinal**: o traço da fratura se projeta ao longo do eixo longitudinal do osso, não rompendo o periósteo de maneira significativa.
- **Fratura oblíqua**: o traço da fratura se projeta de forma oblíqua ao eixo longitudinal do osso. Em ossos longos, são consideradas oblíquas as fraturas com um ângulo do traço da fratura maior que 30° em relação ao seu eixo.
- **Fratura transversal**: o traço da fratura se projeta transversalmente à diáfise, com um ângulo do traço da fratura menor que 30° em relação ao seu eixo.
- **Fratura flutuante**: quando ocorre fratura em dois ossos longos, ficando a articulação sem sustentação. Essas fraturas estão frequentemente ligadas a traumas de grande energia.

ETIOLOGIA DAS FRATURAS

As **fraturas traumáticas** geralmente ocorrem em ossos saudáveis que não apresentam alteração em sua composição natural, porém sofrem um trauma mecânico suficiente para causar a lesão do tecido ósseo. Elas apresentam um evento facilmente associável à lesão e têm muitos dos seus mecanismos de lesão bem descritos na literatura.[8-11] Traumas de trânsito são um dos principais responsáveis pelas fraturas traumáticas, e esse problema vem crescendo em países em desenvolvimento.[12] Acidentes em estradas subiram da oitava para a sétima principal causa de anos vividos com incapacidade, levando-se em consideração todas as idades. Contudo, entre jovens de 10 a 24 anos e entre adultos de 25 a 49 anos é a principal causa de anos vividos com incapacidade. Isso se torna especialmente preocupante dado o alto impacto que traumas nessa idade geram na sociedade e os custos de saúde e de produção.[13]

Nas **fraturas patológicas**, o osso saudável é enfraquecido por alguma patologia de base, geralmente sistêmica, e sofre a fratura quando não é mais capaz de suportar uma carga mecânica que, em geral, se esperaria ser capaz de suportar. Como consequência, essas fraturas ocorrem com mais frequência em ossos que recebem carga constantemente ou com maior intensidade, como as vértebras e os ossos dos membros inferiores. Entre os exemplos mais comuns, estão as fraturas relacionadas à osteoporose e tumores ósseos. Todavia, outras doenças sistêmicas, como hipertireoidismo, diabetes melito e osteomalácia, podem interferir na capacidade de mineralização do osso, resultando em uma fratura em algum momento.[14-16]

As **fraturas por estresse** diferenciam-se das fraturas patológicas por ocorrerem em um osso saudável e das fraturas traumáticas tradicionais por não dependerem apenas de um evento de trauma específico. Elas são resultado de uma sobrecarga mecânica repetitiva, que, quando somada por longos períodos, pode levar o osso previamente sadio à falha mecânica. Corredores, militares e dançarinos são exemplos de populações que costumam apresentar essas lesões, devido às sobrecargas mecânicas constantes às quais são submetidos. As fraturas por estresse acometem, em sua maioria, os ossos dos membros inferiores, principalmente a tíbia, a fíbula e os metatarsos.[14,17]

TIPOS DE CONSOLIDAÇÃO E FASES DA CICATRIZAÇÃO ÓSSEA

No tratamento de fraturas, há duas maneiras possíveis de consolidação: primária ou secundária. O processo de reparação tecidual ósseo é intimamente dependente do modelo de fixação empregado no tratamento. Os modelos de **fixação absoluta** não permitem o movimento no foco da fratura, ao passo que os métodos de **fixação relativa** permitem algum grau de movimento. Os casos em que a fratura é fixada com restrição absoluta do movimento e compressão do traço da fratura desencadeiam a consolidação chamada de primária. Nos demais casos, em que a fixação é relativa, ocorre a formação do calo fibroso, que, posteriormente, transformar-se-á em calo ósseo.

■ CONSOLIDAÇÃO PRIMÁRIA

A consolidação primária (ou consolidação por contato) pode ocorrer apenas como resultado da fixação absoluta, obtida por meio de implantes cirúrgicos (placas e parafusos). Esses materiais de síntese promovem um ambiente mecanicamente estável, com pouco espaço entre fragmentos ósseos (menos de 1 mm) e ausência de movimento, resultando na consolidação primária.[18-20]

Com a redução das extremidades da fratura, o hematoma formado na lesão é eliminado pela compressão da fratura promovida pelo implante utilizado no processo cirúrgico. Esses implantes serão capazes de promover a estabilidade e evitar praticamente todos os movimentos, exceto micromovimentos do traço da fratura. O implante cirúrgico desempenha, então, o papel de um calo mole, promovendo a estabilidade mecânica e possibilitando que os osteoclastos presentes na parte íntegra do osso se projetem em direção à linha de fratura para formar novos **canais de Havers**, que promoverão a revascularização dos fragmentos. Da mesma forma, os osteoblastos do osso íntegro utilizarão esses novos canais formados para preencher com matriz óssea a fratura e formar novos ósteons, ligando os fragmentos. Espera-se que esse processo ocorra em até seis semanas.[2,21]

Contudo, embora após aproximadamente seis semanas no osso maduro seja possível visualizar uma junção de matriz óssea ligando ambos os fragmentos, esse osso ainda não está pronto para receber carga. O osso recém-formado ainda é fraco, devido a uma deposição de matriz óssea sem orientação mecânica. A remodelação, a deposição de cálcio e a adequação às cargas funcionais ocorrerão como resposta a uma exposição mecânica gradual, maturando, assim, o osso recém-formado em osso lamelar.[2,18,21]

■ CONSOLIDAÇÃO SECUNDÁRIA

A consolidação secundária (ou consolidação através de calo ósseo) se diferencia da consolidação primária principalmente pela formação de calo ósseo. Esse calo é resultado de uma cascata de eventos fisiológicos por meio dos quais o osso irá se cicatrizar e se regenerar. A consolidação secundária resulta de um tratamento por meio de métodos de fixação relativa, em que, embora haja aproximação das extremidades da fratura, a estabilidade mecânica e a proximidade dos fragmentos não são suficientes para que ocorra a consolidação primária. Portanto, esse tipo de consolidação é comumente percebido em fraturas que são tratadas com redução fechada, hastes intramedulares ou fixadores externos. Quem será responsável por promover um ambiente suficientemente estável para a consolidação é o calo ósseo, que, inicialmente, será fibrocartilaginoso e irá se diferenciar mais tardiamente em calo ósseo maduro.[2,18,21]

Os eventos e as fases de cicatrização que ocorrem na consolidação secundária são descritos em mais detalhes a seguir.

■ FASES DE CICATRIZAÇÃO ÓSSEA

Após a ocorrência de uma fratura, dá-se início a uma cascata de eventos fisiológicos necessários à cicatrização óssea. Os processos **inflamatórios locais**, seguidos pela **regeneração tecidual** e pelo **remodelamento da matriz óssea**, são esperados durante a regeneração tecidual óssea. Sob uma perspectiva metabólica, esses processos podem ser organizados em duas grandes fases: **anabólica e catabólica**. Durante a primeira fase, ocorre o crescimento do volume tecidual local, que irá se diferenciar em tecido ósseo posteriormente. A segunda etapa metabólica, isto é, o período de predominância dos processos catabólicos, é caracterizada pela redução do volume tecidual e pelo remodelamento do calo ósseo que foi formado durante a primeira fase.

Histologicamente, podemos dividir as fases metabólicas em cinco estágios da cicatrização óssea, apresentados a seguir.

ESTÁGIO HEMORRÁGICO

Logo após a ocorrência da fratura, há a formação de um coágulo, devido a um sangramento local que cerca os limites dos tecidos lesionados. A matriz óssea local é, então, envolvida em um processo de necrose dos tecidos locais que foram lesionados e perderam vascularização.

ESTÁGIO GRANULAR

Com a hemorragia, ocorre a liberação de mediadores inflamatórios, o que aumenta o fluxo sanguíneo no entorno da lesão e gera uma elevada concentração de neutrófilos, monócitos, fatores de crescimento e osteoclastos. A conversão do hematoma em tecido granular proporciona a remoção de impurezas e a degradação do coágulo de fibrina local, abrindo caminho para a formação do calo ósseo.

ESTÁGIO DE FORMAÇÃO DO CALO ÓSSEO IMATURO

Nessa fase, ocorre um processo de revascularização por meio da formação de novos vasos sanguíneos. No periósteo, inicia-se uma maior concentração de osteoblastos, próximo às extremidades da linha de fratura. Essas células depositam matriz óssea intramembranosa de forma desorganizada. De modo simultâneo a esse processo, a proliferação dos condrócitos vindos da porção medular de ambas as extremidades do osso lesado se acumula, formando uma cartilagem que liga as duas extremidades da fratura, dando origem ao calo ósseo imaturo.

ESTÁGIO DE MATURAÇÃO DO CALO ÓSSEO

À medida que ocorre a formação do novo osso reticular e o tecido condral se calcifica, o calo começa a sofrer uma mudança na sua composição. Sucessivamente, a composição de osteoclastos e condroclastos aumenta à medida que o calo amadurece. Novos vasos internos serão formados a partir da cartilagem calcificada, e o osso reticular, ainda desorganizado, unirá ambos os lados da linha de fratura. Nesse momento, o osso ainda não tem propriedades mecânicas esperadas ("calo mole"), porém o tecido reticular irá se organizar conforme for ocorrendo a calcificação da cartilagem e a progressão da substituição do osso esponjoso por osso lamelar. Ao fim desse processo, o osso será capaz de suportar cargas mecânicas com maior eficiência ("calo duro").

ESTÁGIO DE REMODELAMENTO DO CALO ÓSSEO

Em geral, o calo ósseo vai sendo remodelado pela ação dos osteoclastos e osteoblastos, que atuam em conjunto. O reticular (esponjoso) e desorganizado calo ósseo vai sendo cada vez mais substituído por osso lamelar (compacto) e organizado conforme os estímulos mecânicos a que é submetido. Mesmo após a união e a maturação mecânica do osso, o excedente do calo ósseo é retirado progressivamente, ao longo de muito tempo, e o osso seguirá se modelando ao longo das linhas de estresse mecânico às quais for submetido.

COMPLICAÇÕES NA CONSOLIDAÇÃO

■ RETARDO DA CONSOLIDAÇÃO

A consolidação pós-fratura é um processo complexo que evolui de forma não satisfatória em aproximadamente 10% dos casos.[21] O tempo de cicatrização total pode variar de acordo com o osso acometido. Em geral, as fraturas se consolidam em aproximadamente 3 a 6 meses; quando ultrapassar 12 semanas sem sinal de consolidação, considera-se um retardo nesse processo.[22]

Fraturas complexas, abertas, cominutivas e transversais são mais propensas a evoluir com atraso na cicatrização e ocorrem com mais frequência em ossos longos, como fêmur, tíbia e úmero, por estarem mais suscetíveis a traumas de grande energia.[23,24] Contudo, há casos em que ocorre a mobilização precoce em fixações rígidas, gerando um calo ósseo exuberante. Fraturas de diáfise de fêmur estabilizadas com haste intramedular bloqueada, por exemplo, permitem apoio precoce, gerando um calo exuberante. As fraturas de escafoide, muitas vezes, são diagnosticadas tardiamente e apresentam problemas na consolidação com mais frequência que as demais.[25]

Os principais fatores de risco são determinadas características do indivíduo que acabam interferindo no processo de cicatrização óssea, como idade avançada, diabetes, pobre irrigação sanguínea do osso e estado nutricional alterado.[26] Entretanto, também são importantes os fatores de risco relacionados aos hábitos de vida, como, por exemplo, alcoolismo e tabagismo. Além disso, a descarga de peso precoce e o uso de anti-inflamatórios não esteroides em dosagem alta no pós-operatório tendem a prejudicar a formação das trabéculas ósseas e interromper a formação do calo ósseo e o remodelamento.[27]

PSEUDOARTROSE

É classificada como pseudoartrose a fratura que ultrapassou 6 a 8 meses sem consolidação.[22] A pseudoartrose pode ser classificada como atrófica ou hipertrófica. A pseudoartrose atrófica é oriunda da falta de perfusão sanguínea e apresenta pouco calo ou cartilagem, ou, ainda, tecido cicatricial no foco da fratura. Já a pseudoartrose hipertrófica apresenta calo ósseo com cartilagem, porém não confere estabilidade adequada para o osso e é proveniente de fatores mecânicos.[28]

O principal sintoma de pseudoartrose é a dor constante, e a confirmação do diagnóstico é feita por meio de avaliação clínica, inspeção e palpação, além de exames físicos e de imagem.[28] A intervenção cirúrgica pode variar entre fixação com placa e parafusos, haste intramedular, fixação externa e enxerto ósseo. A pseudoartrose é mais frequente em fraturas de cotovelo, escafoide e tíbia.[26]

CONSOLIDAÇÕES VICIOSAS

Consolidação viciosa é o nome dado quando os fragmentos ósseos perdem o alinhamento inicial e consolidam-se com desvio.[29] Pode ocorrer em reduções fechadas e sem estabilização cirúrgica e em traumas com muitos fragmentos, como, por exemplo, em fraturas de antebraço.[18,29] O impacto funcional do desvio ósseo dependerá da região acometida, do grau de desvio e de se houve ou não alteração de comprimento do membro.[29,30]

Além de dor e alteração funcional, quando a consolidação ocorre intra-articular, há risco de se desenvolver artrose secundária ao trauma. O manejo é avaliado conforme o caso, a região anatômica e o grau de limitação envolvido, podendo chegar-se a optar pela correção cirúrgica para buscar melhora funcional.[31]

INFECÇÕES ÓSSEAS (OSTEOMIELITE)

Após a estabilização da fratura, uma das possíveis complicações mais importantes é a ocorrência de infecção do osso fraturado. Os principais fatores de risco para infecção óssea são: politrauma, tabagismo e diabetes e traumas dos ossos longos dos membros inferiores, principalmente a tíbia.[32] Em fraturas fechadas e de baixa energia, o índice de infecção é em torno de 1%, ao passo que, em fraturas abertas e traumas de alta energia, esse número sobe para 15%, aumentando muito o tempo e os custos do tratamento. Fraturas de tíbia infectadas, por exemplo, demandam um gasto 6,5 vezes maior no tratamento do que as demais fraturas.[33]

A infecção interfere diretamente na consolidação óssea, e as consequências são variadas, desde retardo na cicatrização, pseudoartrose, passando por afrouxamento do material de fixação da fratura até perda de função e amputação do membro.[34] Após a contaminação do tecido, os microrganismos se aglomeram no material metálico, e a proliferação é extremamente rápida, formando uma barreira denominada biofilme.[35] A camada externa de bactérias passa a proteger e isolar a camada interna do contato com o meio externo, dificultando, assim, a ação de antibióticos.[36]

CLASSIFICAÇÃO DA INFECÇÃO ÓSSEA

A classificação da infecção pode ser feita de acordo com o período em que ela se manifesta. É classificada como precoce ou aguda quando surge entre o pós-operatório imediato e até duas semanas após. Entre a 3ª e a 10ª semanas, a infecção é denominada como atrasada ou retardada. Por fim, as infecções que aparecem após 10 semanas são chamadas de tardias.[37]

A abordagem é complexa, desde o diagnóstico até a intervenção. O diagnóstico é feito por meio da avaliação clínica, na qual se investigam sinais clássicos de infecção, tanto locais, como dor, calor, rubor, tumor e perda de função, quanto sistêmicos, como febre. A cultura bacteriológica por meio de exames laboratoriais e o uso de exames de imagem ajudam no diagnóstico e no acompanhamento do tratamento.[38]

SÍNDROME DA DOR COMPLEXA REGIONAL

A síndrome da dor complexa regional (SDCR) é uma condição clínica mais frequente após traumas distais no antebraço ou no punho, tanto em tratamento conservador quanto cirúrgico. É classificada em tipos I e II. Na síndrome tipo I, ocorre uma resposta inflamatória excessiva posteriormente ao trauma, porém não há lesão nervosa. Já na SDRC tipo II, a resposta inflamatória é acompanhada de uma lesão nervosa associada. Os sintomas costumam se alterar durante o ciclo da síndrome, podendo incluir dor, alodinia, hipoestesia, edema, sudorese e alterações de temperatura.[39]

A SDRC é mais frequente em mulheres entre 45 e 55 anos. Além disso, ela costuma surgir entre a 4ª e a 6ª semanas após o trauma. Traumas de alta energia parecem ser fator de risco para o surgimento dessa condição clínica.[40] O diagnóstico é essencialmente clínico, e o tratamento varia de acordo com a classificação e a fase em que o indivíduo se encontra, incluindo fármacos e tratamento fisioterapêutico.

SÍNDROME COMPARTIMENTAL

A síndrome compartimental aguda é uma condição clínica secundária, na maioria das vezes, a um trauma grave, em que há um aumento da pressão dentro de um compartimento em virtude do extravasamento de sangue ou de líquidos, comprometendo a circulação sanguínea.[41] O diagnóstico é basicamente clínico, com base nos seguintes sinais e sintomas: dor forte, parestesia, palidez do local e ausência de pulso. É mais frequente em membros inferiores, principalmente em fraturas de tíbia e/ou fíbula, bem como em fraturas de antebraço.

A síndrome compartimental é considerada uma emergência na traumatologia, e a principal abordagem é a fasciotomia, um procedimento para liberar a pressão e restaurar a perfusão sanguínea local. Contudo, o tratamento tardio ou ineficaz pode gerar consequências graves, como necrose muscular e até mesmo amputação do membro.[42]

TRATAMENTO CONSERVADOR OU CIRÚRGICO

A escolha do tratamento é pautada na análise do tipo de fratura, do osso acometido e da idade do indivíduo. De modo geral, em fraturas de ossos que não recebem descarga de peso, em que é possível fazer uma redução completa, sem degrau ósseo, pode ser feita a estabilização com aparelhos de gesso e tratamento conservador. Já nos ossos longos, em que há descarga de peso, o tratamento mais comum é a fixação cirúrgica, que pode ser feita com haste intramedular, placas e parafusos, pinos ou, ainda, fixadores externos. Fraturas de ossos pequenos, como os ossos do punho, podem ser estabilizadas com fios de Kirschner, pinos e parafusos.[18,20] Talas de gesso, hastes, fios de aço e fixadores externos são classificados como fixações relativas, em que a transmissão de carga no foco da fratura é parcial, permitindo micromovimentos, o que gera calo ósseo. Já a placa fixada com parafusos é uma fixação absoluta e estimula a consolidação primária.[19-21]

■ AVALIAÇÃO CINÉTICO-FUNCIONAL

Durante o processo de reabilitação de fraturas, um dos momentos mais importantes é a avaliação cinético-funcional do caso. Ao decorrer desse processo, o fisioterapeuta recolherá as informações necessárias para estabelecer os objetivos do processo de reabilitação. Esses objetivos orientarão o processo de reabilitação e serão compostos por uma série de informações, como tipo de fratura, fase de cicatrização óssea, tratamento empregado (conservador ou cirúrgico), tipo de fixação, tempo desde a cirurgia, idade do paciente, estado nutricional, tabagismo, presença de infecção, entre outras.

De maneira geral, a entrevista inicial de um paciente em processo de reabilitação de fratura deve cobrir todos os aspectos clínicos relevantes para o prognóstico, os potenciais fatores de risco de complicações no processo de cicatrização, além de toda a história tradicionalmente avaliada em reabilitação. Além dessas características, pode ser de extrema relevância entender as preferências do paciente no processo de reabilitação; para isso, a anamnese deve considerar, também, aspectos subjetivos e pessoais do paciente. Por exemplo, um paciente que refere se sentir desconfortável ou inseguro em ambientes aquáticos pode apresentar uma contraindicação relativa para uma reabilitação aquática, embora a sua fratura não apresente nenhuma contraindicação para esse meio de tratamento.[43]

As informações objetivas obtidas no exame físico também são muito importantes para a escolha de condutas adequadas. Assim como a anamnese ajudará a estabelecer os objetivos terapêuticos, o exame físico fornecerá informações diretas dos déficits físico-funcionais que devem ser abordados. Cada tipo de fratura e região do corpo necessitará de um exame físico específico, porém alguns aspectos são comuns a todas as fraturas de modo geral.[18,43,44] Além do exame físico, os exames de imagem contribuem muito para a avaliação do paciente. Exames da fratura antes do tratamento e após a imobilização ou a fixação (quando cirúrgico) ajudam o fisioterapeuta a compreender a complexidade do caso.

Como visto, os traços de fraturas e a maneira como elas são tratadas podem influenciar muito na evolução da consolidação, no tempo esperado para que o tratamento possa progredir e na resposta que se espera desse osso aos estímulos empregados ao longo da reabilitação. Da mesma forma, o uso de exames de imagem ajuda o fisioterapeuta a compreender a evolução da cicatrização óssea, tornando-se uma importante ferramenta na tomada de decisão clínica do tratamento fisioterapêutico. Além disso, esses exames podem evidenciar complicações na consolidação, como retardo de consolidação ou pseudoartrose, por exemplo. Nesses casos, o exame de imagem será necessário para auxiliar a guiar o raciocínio e a tomada de decisão clínica, podendo influenciar diretamente a elaboração dos objetivos e das condutas terapêuticas do fisioterapeuta.

Sintomas no repouso, durante os movimentos, durante a carga e os exercícios ou após uma sessão de reabilitação são importantes para avaliar a evolução do processo de reabilitação. Além de auxiliarem o fisioterapeuta a entender as capacidades cinético-funcionais do paciente em um devido momento, as sessões de reabilitação auxiliam a estabelecer uma relação de confiança entre o fisioterapeuta e o paciente, uma vez que a progressão das cargas é frequentemente executada pelo próprio paciente.

A inspeção da ferida operatória (quando presente) torna-se importante para avaliar alguns aspectos do processo fisiológico de recuperação dos tecidos lesados. A presença ou não de sinais flogísticos (rubor, calor, dor, edema) que não estejam de acordo com o esperado pa-

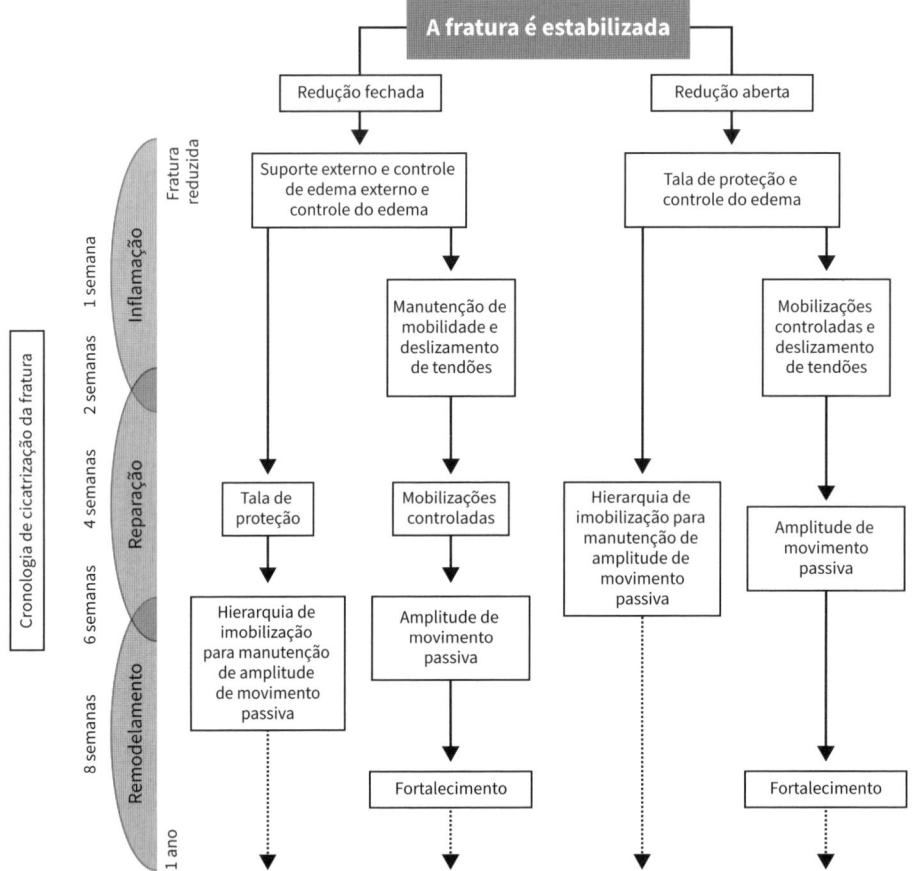

- **Figura 1.4**
Quando a fratura é estabilizada, seja por uma redução fechada ou aberta, é necessário um suporte externo ou uma tala protetora. Os suportes externos após uma redução fechada podem incluir moldes em gesso, braçadeiras, talas ou fixadores externos. Aliada ao suporte externo ou à tala protetora durante a fase inflamatória está a necessidade de controlar (isto é, reduzir ou prevenir a formação de) possíveis edemas. Para a manutenção da mobilidade das articulações proximais e distais à fratura, são necessários movimentos ativos e passivos leves aplicados às articulações não imobilizadas durante a fase de imobilização externa nos casos de redução fechada, bem como o uso de exercícios de deslizamento de tendões. O uso de movimentos ativos deve ser enfatizado nas mobilizações controladas juntamente com exercícios de deslizamentos dos tendões. Embora o uso de tala ainda seja necessário durante a fase de reparação, tratamentos para déficits de amplitude de movimento passiva podem ser iniciados após uma redução aberta. Intervenções de amplitude de movimento passiva após uma redução fechada devem ser evitadas até a fase de remodelamento. Essas recomendações seguem uma abordagem hierárquica de imobilização para evitar rigidez articular.

Exercícios de fortalecimento geralmente são iniciados na fase de remodelamento tanto em casos de redução fechada quanto aberta. Essa abordagem hierárquica de imobilização e fortalecimento geralmente não se prolongam por mais de 6 meses, mas em alguns casos essas intervenções são necessária por até 1 ano (conforme indicado nas setas pontilhadas).
Fonte: LaStayo e colaboradores.[20]

ra a fase de recuperação e a produção em demasia de secreção com aspectos de infecção (coloração purulenta) podem indicar um processo inflamatório demasiado secundário a uma infecção. Sinais de hipocoloração, cianose ou alteração da coloração dos dedos e das extremidades próximas podem representar uma disfunção circulatória importante. No caso de uma dessas situações, uma avaliação do cirurgião ou do médico responsável deve ser solicitada.

Além disso, a inspeção fornece informações sobre a qualidade e a quantidade do edema nas articulações e na região afetada. Avaliar o edema é importante, pois ele pode limitar a amplitude do movimento (ADM) e dificultar a execução de tarefas e exercícios. Em geral, os pacientes apresentam bastante incômodo com a presença de edema, mesmo quando este não está mais relacionado a uma queixa de dor ou limitação. Portanto, o edema tardio, possivelmente, também será alvo da avaliação do fisioterapeuta em alguns casos.

A avaliação da ADM deverá ser capaz de distinguir quais fatores estão contribuindo para uma limitação do movimento articular esperado. Habitualmente, as limitações por perda de força gerarão uma perda de ADM ativa, mas não uma perda de ADM passiva. As diminuições de ADM ativa e passiva podem estar relacionadas a restrições articulares ou capsulares. Em casos de fratura, com frequência, as articulações acometidas ou as articulações adjacentes apresentam perda de ADM devido a edema, inibição muscular, imobilismo e dor. No entanto, dependendo do método de tratamento empregado para a síntese óssea, algumas restrições articulares podem estar presentes.[19]

A presença de materiais de síntese (p. ex., placas e parafusos) pode gerar uma restrição mecânica na articulação. Por vezes, o tratamento conservador também resultará em uma limitação de ADM, provocada por um calo ósseo ou por uma consolidação viciosa. Essas limitações são sequelas esperadas em muitos casos de fraturas intra-articulares mais complexas, porém também podem ocorrer em fraturas extra-articulares. Por fim, a limitação de ADM pode ser um objetivo da intervenção cirúrgica, como, por exemplo, as artrodeses, em que o principal objetivo é retirar o movimento articular da articulação envolvida. Durante a avaliação passiva da ADM, é possível perceber a "sensação de final de movimento", também conhecida como *endfeel*, da articulação. Juntamente à avaliação ativa da ADM e à anamnese, a avaliação do *endfeel* possibilita compreender se a restrição de ADM é devida ao processo traumático transitório ou a uma adaptação permanente secundária ao tratamento da fratura. Essas informações serão importantes durante o processo de reabilitação e deverão ser reavaliadas conforme a evolução do caso.[18,43]

A diminuição de força nas musculaturas diretamente ligadas ao osso fraturado ou às articulações envolvidas no trauma é uma consequência esperada em casos de fratura. A perda da capacidade contrátil voluntária da musculatura é consequência da inibição da atividade muscular, que, geralmente, inicia-se imediatamente ao trauma de maneira reflexa. Associado ao processo de inibição muscular, o imobilismo também tem um papel importante na perda de força após a fratura, podendo afetar, além das musculaturas próximas, as musculaturas distantes à lesão. Como consequência, a musculatura apresentará, possivelmente, hipotrofia e perda da força, sendo interessante o fisioterapeuta avaliar de maneira direta e objetiva esses aspectos.[19]

A perimetria dos ventres musculares mais relevantes para a função no membro ou segmento fraturado poderá indicar, de maneira quantitativa indireta, a quantidade de massa muscular acometida comparada ao lado contralateral, quando for o caso. Esse método é valioso por fornecer uma informação visual ao paciente, sendo uma forma de motivá-lo ao longo de sua evolução na reabilitação. Contudo, ainda mais importante é a capacidade contrátil e de geração de torque que uma pessoa consegue efetivamente executar. Muitas vezes, no trauma recente, é contraindicado realizar testes de força manuais, porém, no decorrer da reabilitação, pode ser interessante executar alguns testes para informar melhor o terapeuta sobre as reais capacidades físicas e funcionais do paciente.[43,44]

Funções e tarefas são consequências diretamente dependentes das capacidades físicas e fisiológicas dos pacientes, portanto, avaliar a função é uma forma simples de quantificar as capacidades cinético-funcionais do paciente naquele momento. Escalas de função e incapacidade são ótimos instrumentos para essa avaliação, por serem de fácil aplicação e fornecerem dados que podem informar se o paciente está dentro de um quadro clínico esperado ou não. Escalas e questionários também podem ajudar o fisioterapeuta a classificar os pacientes com um prognóstico mais reservado ou com maior risco de complicações. Entretanto, esses instrumentos geralmente são desenvolvidos fora do Brasil e com populações com diferentes características, portanto, é importante que tenham sido traduzidos e validados para o idioma do paciente e que tenham uma adaptação cultural.[43]

Outra maneira de se avaliar as capacidades funcionais do paciente é avaliando as tarefas de modo direto. Existem testes padronizados que se propõem a quantificar e classificar os pacientes com tarefas diárias ou tarefas de sua área de atuação. Por exemplo, é possível quantificar a capacidade cardiopulmonar, predizer o risco de quedas ou avaliar a força e a resistência de membros inferiores com alguns testes simples e de rápida aplicação. Da mesma forma, existem testes que se dedicam a testar atividades específicas de alguma modalidade esportiva, como saltar e aterrissar, por exemplo. Assim como as escalas e os questionários, os testes são desenvolvidos para populações específicas, portanto, deve-se ter isso em mente ao aplicar algum teste funcional em determinado paciente.[18,43]

INTERVENÇÃO FISIOTERAPÊUTICA

De maneira geral, pode-se dividir a intervenção fisioterapêutica na reabilitação de fraturas em dois períodos principais. Em um primeiro momento, no período de consolidação, a fratura ainda não está consolidada, portanto, alguns cuidados quanto à carga e a mobilizações devem ser tomados. Após a imobilização e/ou a síntese, inicia-se a fase de retomada da função, em que, progressivamente, evoluímos as capacidades do paciente em direção à recuperação plena da função.

■ PERÍODO DE CONSOLIDAÇÃO

A intervenção fisioterapêutica inicia-se, em geral, após a fixação ou a estabilização da fratura. Esse período inicial de consolidação ou imobilização requer cuidado, principalmente nos casos em que foi feito tratamento conservador, para não se deslocar os fragmentos ósseos.

Os tecidos e vasos sanguíneos adjacentes possivelmente foram afetados pela descontinuidade óssea, desencadeando um processo inflamatório intenso, com bastante dor, edema e inibição muscular.[21] Nessa fase, busca-se o controle álgico e inflamatório e a manutenção da ADM das articulações proximais e distais.[18,20] As condutas são escolhidas seguindo-se as peculiaridades de cada caso, porém o uso de agentes eletrofísicos para o controle da dor e do edema é uma possibilidade, principalmente em uma fase inicial.

O controle da dor e do edema é importante, pois possibilita que o paciente retome gradualmente os níveis de ativação muscular e de ADM passiva e ativa e comece a desempenhar a descarga de peso (quando a fratura é em membros inferiores) e a realizar exercícios ativos resistidos. Embora os níveis de dor e edema após um atendimento fisioterapêutico sejam importantes para a compreensão da evolução do caso, o quanto antes o paciente conseguir retomar o movimento na articulação envolvida ou no segmento fraturado (respeitando-se todas as fases da cicatrização e progressão da fratura), melhor e mais precoce será a sua recuperação. Portanto, condutas de termofotoeletroterapia podem ser um importante auxiliar nesse momento.

Além de auxiliarem na melhora sintomatológica e, consequentemente, na progressão da reabilitação, os agentes eletrofísicos podem ter um papel na aceleração da cicatrização óssea. Todavia, o seu uso deve levar em consideração as especificidades de cada tipo de fratura, a sua localização e o estado de saúde do paciente. Portanto, as recomendações podem variar de caso a caso. Um exemplo é o ultrassom pulsado de baixa intensidade, que tem sido estudado no tratamento de fraturas. O uso do ultrassom no tratamento de fraturas baseia-se no conceito de que as ondas mecânicas do ultrassom estimulem a proliferação celular e acelerarem a consolidação. Esse conceito surgiu após estudos em animais, porém, mais recentemente, alguns estudos clínicos vêm demonstrando o seu potencial, sobretudo em casos de retardo de consolidação, em que a cicatrização está atrasada e os pacientes apresentam risco elevado para o tratamento cirúrgico.[45,46] Outro agente eletrofísico utilizado no intuito de acelerar o processo de consolidação é o *laser* de baixa intensidade. Contudo, uma revisão sistemática recente demonstrou que, embora a fotobiomodulação por meio do *laser* tenha gerado um ligeiro alívio da dor e melhora da função de pacientes fraturados, esse recurso não acelerou a consolidação óssea. Portanto, os agentes eletrofísicos devem ser utilizados com cautela, uma vez que a evidência nesse aspecto ainda é incipiente.

Outro aspecto importante do manejo do paciente durante o período de consolidação é a educação. Educar o paciente sobre as particularidades da fratura, o posicionamento do osso afetado, o repouso relativo e a descarga parcial de peso pode auxiliar no controle dos sintomas e do edema, sendo uma conduta extremamente importante na evolução do quadro. Como visto, as orientações são uma ferramenta terapêutica sem custos e com muito potencial positivo, portanto, devem sempre compor o plano terapêutico.

■ PERÍODO DE RECUPERAÇÃO DE FUNÇÃO

Após o período de consolidação terminar, o foco da reabilitação volta-se para recuperar as capacidades funcionais do paciente. Isso não significa que, durante a consolidação, não há preocupação ou ganhos em relação à função. Contudo, após a liberação de movimento e carga sobre o osso fraturado, o processo de reabilitação torna-se mais intenso, e as aquisições, mais evidentes. É importante, então, que o olhar do fisioterapeuta seja global e compreenda as implicações sistêmicas de todas as suas intervenções durante esse período.

É possível que uma atividade de baixa intensidade para um paciente jovem sem complicações seja uma demanda altíssima para um paciente mais complexo, debilitado e com maiores comorbidades. A integridade dos sistemas respiratórios, cardíaco e renal, bem como dos demais sistemas, deve sempre ser levada em consideração durante a reabilitação. Assim, a condução dos estímulos mecânicos por meio da cinesioterapia fica muito mais segura e eficiente.

A liberação de carga mecânica diretamente no osso fraturado não segue uma regra estrita de tempo. Diversos fatores podem influenciar quanto tempo será necessário evitar parcial ou totalmente o estresse mecânico no traço da fratura. Nos membros inferiores, a descarga de peso (parcial, progressiva ou total) normalmente é acordada com o cirurgião responsável, respeitando-se o tempo de cicatrização óssea. Para isso, leva-se em consideração o tipo de tratamento (conservador ou cirúrgico) realizado, os possíveis fatores de risco e atraso de cicatrização e a qualidade da cicatrização, que pode ser avaliada por exames de imagem. Além disso, alguns aspectos clínicos são relevantes na evolução da descarga de peso. A aplicação de estresse mecânico progressiva deve respeitar sintomas como dor, edema e limitação funcional do paciente no momento de sua aplicação e nos dias seguintes.

Após estabelecidos os déficits funcionais pelo processo avaliativo, definem-se os objetivos da reabilitação. Esses objetivos serão importantes, pois guiarão o processo de reabilitação, porém só poderão ser atingidos por meio de condutas adequadas. As possibilidades de intervenções são vastas, tendo o fisioterapeuta uma gama de técnicas e estratégias possíveis para empregar no processo de reabilitação.

Em geral, o período da reabilitação envolverá: recuperação da ADM, da força e da capacidade muscular; ganho de propriocepção e controle motor; e melhora da mobilidade dos tecidos cicatriciais envolvidos no trauma (quando cirúrgico). Por exemplo, para ganho de ADM, é possível utilizar técnicas de mobilização articular, alongamentos e exercícios de ganho de mobilidade. O uso de exercícios ativos com contrações musculares isométricas e isotônicas faz parte da evolução esperada do quadro e auxiliará no ganho de ADM ativa e nas capacidades musculares. Além disso, cada fratura requer aptidões diferentes; fraturas de membro inferior podem necessitar de treino de marcha e equilíbrio, ao passo que fraturas de punho e dedos podem precisar de treino de coordenação e destreza manual.[18]

CONSIDERAÇÕES FINAIS

O fisioterapeuta deve compreender todos os aspectos envolvendo o tratamento de fraturas, como fisiologia e histologia da cicatrização óssea, métodos cirúrgicos e conservadores e suas consequências no tratamento, possíveis complicações na consolidação e períodos esperados de cicatrização em cada abordagem. Esse conhecimento fornecerá subsídios para que o fisioterapeuta conduza uma reabilitação precoce de forma eficiente e segura, diminuindo o tempo da reabilitação, prevenindo sequelas ou déficits funcionais tardios e aumentando a adesão do paciente ao tratamento. Entretanto, faz-se necessário que o responsável pela reabilitação saiba respeitar os momentos da cicatrização e as peculiaridades de cada paciente.

Para que isso ocorra da melhor maneira possível, a condução de uma avaliação cinético-funcional adequada é imprescindível, pois é por meio dela que o fisioterapeuta consegue compreender as individualidades do seu paciente e relacioná-las com o seu conhecimento sobre o tratamento das fraturas, as fases da cicatrização, as diferenças nos métodos de fixação, a progressão de cargas e as complicações possíveis. Todo esse conhecimento, quando relacionado com os aspectos individuais da pessoa obtidos por meio de uma criteriosa avaliação, é chamado de raciocínio clínico. Já a decisão pelo método de intervenção que deve ser utilizado para cada momento, objetivo ou caso clínico é chamada de tomada de decisão clínica. Aqui, pode-se traçar um paralelo com o tripé da prática baseada em evidências, em que a decisão clínica será tomada tendo-se em vista as individualidades do paciente, a experiência do fisioterapeuta e a melhor evidência disponível sobre o caso.

Seria possível, então, concluir que o processo de tratamento e reabilitação de pacientes com fraturas é complexo e multidisciplinar. Além disso, fica claro que o fisioterapeuta é indispensável dentro do tratamento integral desse paciente, pois ele é o profissional responsável por saber conduzir com excelência um paciente fraturado durante todo o caminho da recuperação.

REFERÊNCIAS

1. Bernstein J, Monaghan BA, Silber JS, DeLong WG. Taxonomy and treatment--a classification of fracture classifications. J Bone Joint Surg Br. 1997;79(5):706-7; discussion 708-9.
2. Sidor ML, Zuckerman JD, Lyon T, Koval K, Cuomo F, Schoenberg N. The Neer classification system for proximal humeral fractures. An assessment of interobserver reliability and intraobserver reproducibility. J Bone Joint Surg Am. 1993;75(12):1745-50.
3. Alton TB, Werner SE, Gee AO. Classifications In Brief: The Gartland Classification of Supracondylar Humerus Fractures. Clin Orthop Relat Res. 2015;473(2):738-41.
4. Buckley RE, Moran CG, Apivatthakakul T. AO Principles of Fracture Management. 3rd ed. Davos: AO; 2017. 2 v.
5. Lewine E, Kim JM, Miller PE, Waters PM, Mahan ST, Snyder B, et al. Closed Versus Open Supracondylar Fractures of the Humerus in Children: A Comparison of Clinical and Radiographic Presentation and Results. J Pediatr Orthop. 2018;38(2):77-81.
6. Smith EJ, Kuang X, Pandarinath R. Comparing hospital outcomes between open and closed tibia fractures treated with intramedullary fixation. Injury. 2017;48(7):1609-12.
7. Gustilo RB, Mendoza RM, Williams DN. Problems in the management of type III (severe) open fractures: a new classification of type III open fractures. J Trauma. 1984;24(8):742-6.
8. Pinto A, Berritto D, Russo A, Riccitiello F, Caruso M, Belfiore MP, et al. Traumatic fractures in adults: Missed diagnosis on plain radiographs in the Emergency Department. Acta Biomed. 2018;89(1-S):111-23.
9. Ramponi DR, McSwigan T. Tibial plateau fractures. Adv Emerg Nurs J. 2018;40(3):155-61.
10. Talbot BS, Gange CP, Chaturvedi A, Klionsky N, Hobbs SK, Chaturvedi A. Traumatic rib injury: Patterns, imaging pitfalls, complications, and treatment. Radiographics. 2017;37(2):628-51.
11. Rammelt S, Bartoníček J, Park KH. Traumatic Injury to the Subtalar Joint. Foot Ankle Clin. 2018;23(3):353-74.

12. World Health Organization. Global status report on road safety 2015. Geneva: WHO; 2015.
13. Cardoso JP, Mota ELA, Ferreira LN, Rios PAA. Productivity costs among people involved in traffic accidents. Cien Saude Colet. 2020;25(2):749-60.
14. Marshall RA, Mandell JC, Weaver MJ, Ferrone M, Sodickson A, Khurana B. Imaging features and management of stress, atypical, and pathologic fractures. Radiographics. 2018;38(7):2173-92.
15. Kurra S, Fink DA, Siris ES. Osteoporosis-associated fracture and diabetes. Endocrinol Metab Clin North Am. 2014;43(1):233-43.
16. Anract P, Biau D, Boudou-Rouquette P. Metastatic fractures of long limb bones. Orthop Traumatol Surg Res. 2017;103(1S):S41-S51.
17. Matcuk Jr GR, Mahanty SR, Skalski MR, Patel DB, White EA, Gottsegen CJ. Stress fractures: pathophysiology, clinical presentation, imaging features, and treatment options. Emerg Radiol. 2016;23(4):365-75.
18. Kisner C, Colby LA. Therapeutic exercise: foundations and techniques. 6th ed. Philadelphia: Davis; 2012.
19. Iyer KM, Khan WS, editors. General principles of orthopedics and trauma. Cham: Springer; 2019.
20. LaStayo PC, Winters KM, Hardy M. Fracture healing: Bone healing, fracture management, and current concepts related to the hand. J Hand Ther. 2003;16(2):81-93.
21. Einhorn TA, Gerstenfeld LC. Fracture healing: Mechanisms and interventions. Nat Rev Rheumatol. 2015;11(1):45-54.
22. Kostenuik P, Mirza FM. Fracture healing physiology and the quest for therapies for delayed healing and nonunion. J Orthop Res. 2017;35(2):213-23.
23. Ekegren CL, Edwards ER, Steiger R, Gabbe BJ. Incidence, costs and predictors of non-union, delayed union and mal-union following long bone fracture. Int J Environ Res Public Health. 2018;15(12):2845.
24. Hak DJ, Fitzpatrick D, Bishop JA, Marsh JL, Tilp S, Schnettler R, et al. Delayed union and nonunions: Epidemiology, clinical issues, and financial aspects. Injury. 2014;45(Suppl 2):S3-7.
25. Janowski J, Coady C, Catalano 3rd LW. Scaphoid Fractures: Nonunion and Malunion. J Hand Surg Am. 2016;41(11):1087-92.
26. Foulke BA, Kendal AR, Murray DW, Pandit H. Fracture healing in the elderly: a review. Maturitas. 2016;92:49-55.
27. Cheng C, Shoback D. Mechanisms Underlying Normal Fracture Healing and Risk Factors for Delayed Healing. Curr Osteoporos Rep. 2019;17(1):36-47.
28. Elliott DS, Newman KJH, Forward DP, Hahn DM, Ollivere B, Kojima K, et al. A unified theory of bone healing and nonunion: BHN theory. Bone Joint J. 2016;98-B(7):884-91.
29. Hebert SK, Barros Filho TEP, Xavier R, Pardini Jr AG. Ortopedia e Traumatologia: princípios e práticas. 5. ed. Porto Alegre: Artmed; 2017.
30. Bytyqi C, Qorraj H, Tolaj A, Hajdari R. Corrective osteotomy of distal radius malunion after IIIB open fracture: Palmar approach – Case report. Int J Surg Case Rep. 2019;58:193-7.
31. Liangjun J, Qiang Z, Zhijun P, Li H. Revision strategy for malunited tibial plateau fracture caused by failure of initial treatment. Acta Orthop Traumatol Turc. 2019;53(6):432-41.
32. Metsemakers WJ, Kortram K, Morgenstern M, Moriarty TF, Meex I, Kuehl R, et al. Definition of infection after fracture fixation: a systematic review of randomized controlled trials to evaluate current practice. Injury. 2018;49(3):497-504.
33. Metsemakers WJ, Smeets B, Nijs S, Hoekstra H. Infection after fracture fixation of the tibia: analysis of healthcare utilization and related costs. Injury. 2017;48(6):1204-10.
34. Fang C, Wong TM, Lau TW, To KK, Wong SS, Leung F. Infection after fracture osteosynthesis – Part I. J Orthop Surg (Hong Kong). 2017;25(1):2309499017692712.
35. Zimmerli W, Sendi P. Orthopaedic biofilm infections. APMIS. 2017;125(4):353-64.
36. Ochsner PE, Hailemariam S. Histology of osteosynthesis associated bone infection. Injury. 2006;37(Suppl 2):S49-58.
37. Willenegger H, Roth B. Treatment tactics and late results in early infection following osteosynthesis. Unfallchirurgie. 1986;12(5):241-6.
38. Morgenstern M, Athanasou NA, Ferguson JY, Metsemakers WJ, Atkins BL, McNally MA. The value of quantitative histology in the diagnosis of fracture-related infection. Bone Joint J.2018;100-B(7):966-72.
39. Birklein F, O'Neill D, Schlereth T. Complex regional pain syndrome: an optimistic perspective. Neurology. 2015;84(1):89-96.
40. Rand SE, Basu S, Khalid S. Complex Regional Pain Syndrome: Current Diagnostic and Treatment Considerations. Curr Sports Med Rep. 2019;18(9):325-9.
41. Nudel I, Dorfmann L, deBotton G. The compartment syndrome: Is the intra-compartment pressure a reliable indicator for early diagnosis? Math Med Biol. 2017;34(4):547-58.
42. Crespo AM, Manoli 3rd A, Konda SR, Egol KA. Development of compartment syndrome negatively impacts length of stay and cost after tibia fracture. J Orthop Trauma. 2015;29(7):312-5.
43. Dutton M. Dutton's orthopaedic: examination, evaluation and intervention. 4th ed. New York: McGraw-Hill Education; 2016.
44. Hoppenfeld S, Murthy VL, editores. Tratamento e reabilitação de fraturas. Barueri: Manole; 2001.
45. Jana Neto FC, Martimbianco ALC, Andrade RP, Bussadori SK, Mesquita-Ferrari RA, Fernandes KPS. Effects of photobiomodulation in the treatment of fractures: a systematic review and meta-analysis of randomized clinical trials. Lasers Med Sci. 2020;35(3):513-22.
46. Leighton R, Watson JT, Giannoudis P, Papakostidis C, Harrison A, Steen RG. Healing of fracture nonunions treated with low-intensity pulsed ultrasound (LIPUS): a systematic review and meta-analysis. Injury. 2017;48(7):1339-47.

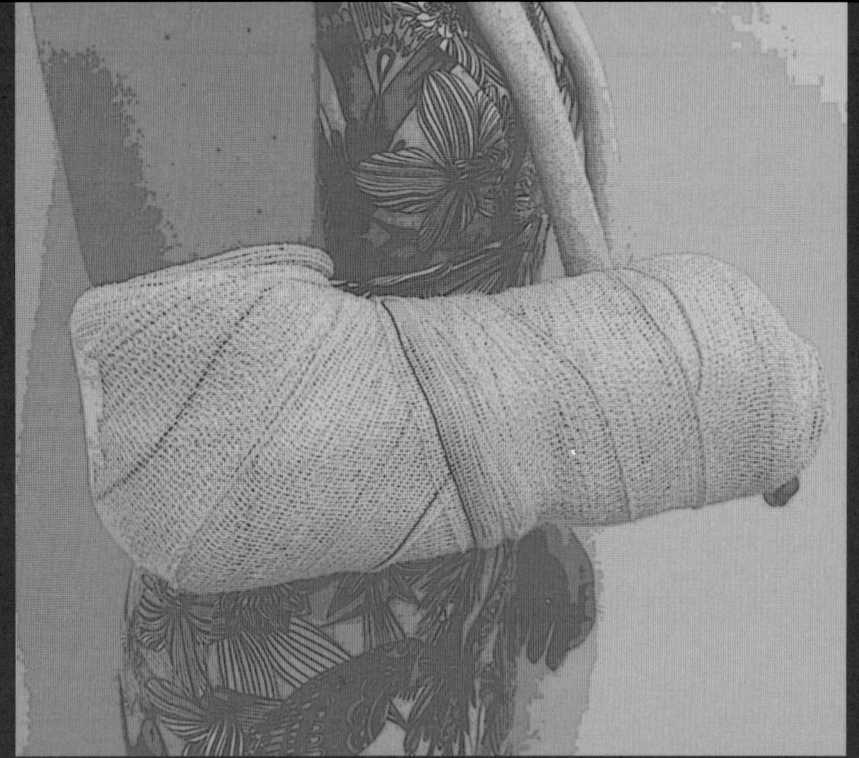

2

Tratamento Fisioterapêutico nas Fraturas dos Membros Superiores

ADRIANA PONTES AFONSO CARVALHO
LUCIANE FERNANDA RODRIGUES MARTINHO FERNANDES

Características clínicas e diagnóstico ——— 21
Tratamento conservador ou cirúrgico ——— 25
Avaliação cinético-funcional ——— 27
Intervenção fisioterapêutica ——— 29

Devido à complexidade do membro superior e dos diferentes mecanismos e tipos de fraturas possíveis, muitas opções de tratamento médico e fisioterapêutico estão descritas na literatura. Entretanto, este capítulo não tem a pretensão de apresentar todos os tipos de fraturas e todas as possibilidades de tratamento, mas sim de fornecer informações sobre os possíveis diagnósticos, os métodos de tratamento médico aplicáveis e o tratamento fisioterapêutico das principais fraturas dos membros superiores.

Quanto aos aspectos epidemiológicos, as fraturas nos membros superiores são muito comuns e têm alta incidência em relação aos outros segmentos do corpo. Essas fraturas corresponderam a 42,8% de todas as fraturas atendidas em um hospital universitário, sendo que as fraturas distais do rádio e da ulna foram as mais comuns, seguidas pelas fraturas dos ossos da mão (falanges e metacarpos), pelas fraturas proximais do úmero e pelas fraturas de clavícula.[1] As fraturas nos membros superiores estavam presentes em 79,4% dos acidentes domésticos, 69,9% dos acidentes de trabalho e 94,1% dos acidentes de trânsito.[2]

Nos serviços de fisioterapia, o número de pacientes atendidos com diagnóstico de fraturas é maior em relação às outras lesões dos membros superiores. Em um estudo realizado por Barbosa e colaboradores,[3] as fraturas nos membros superiores corresponderam a 67,26%; já em um estudo realizado por Campos e Fernandes,[4] elas corresponderam a 56,7% do total de lesões nos membros superiores.

CARACTERÍSTICAS CLÍNICAS E DIAGNÓSTICO

De forma geral, os sinais e sintomas relacionados com a fratura se iniciam após o trauma, e os principais são: a) aumento de volume devido ao hematoma e, posteriormente, ao processo inflamatório pós-traumático; b) crepitação em alguns tipos de fratura, como, por exemplo, nas fraturas completas; c) deformidade; d) mobilidade anormal; e) dor mais intensa na região da fratura; e f) dor à palpação no foco de fratura.[5] O diagnóstico de uma fratura é baseado nos sinais e sintomas, nas circunstâncias que causaram a lesão, nos resultados de um bom exame físico e nos exames radiológicos.

■ OMBRO

A articulação do ombro é a mais móvel do corpo humano. Desse modo, quando ocorre uma fratura na extremidade proximal do úmero, a funcionalidade de todo o membro superior fica comprometida. O tratamento fisioterapêutico das fraturas proximais do úmero é abordado no Capítulo Fisioterapia nas lesões do complexo do ombro.

■ FRATURA DIAFISÁRIA DO ÚMERO

As fraturas diafisárias do úmero (**Fig. 2.1**) são aquelas que ocorrem entre a borda superior da inserção do peitoral maior e a crista supracondilar. Nessa região, o úmero é envolto por grandes músculos, o que promove ótimas condições de reparação e uma boa acomodação dos desvios aceitos para o tratamento conservador. Em sua grande maioria, as fraturas diafisárias do úmero são causadas por trauma direto, porém também podem ser causadas por queda com a mão espalmada, quedas de altura (acima de 1,80 m), acidentes esportivos ou acidentes de trânsito.[6,7]

Nos adultos, as fraturas diafisárias do úmero são de fácil diagnóstico clínico, devido à mobilidade anormal no foco de fratura, incapacidade funcional e dor. O cirurgião e o fisioterapeuta devem estar atentos à condição nervosa, pois, nessas fraturas, há uma alta incidência de lesão do nervo radial associada, devido à sua proximidade com o úmero.[6,7]

■ COTOVELO

A articulação do cotovelo compreende três subarticulações: umerorradial, umeroulnar e radioulnar proximal, as quais permitem a realização de flexão, extensão, pronação e supinação do cotovelo.[8] As lesões na articulação do cotovelo são acompanhadas de dor e limitação de amplitude de movimento (ADM), o que resulta em limitação funcional das atividades diárias.[9]

■ FRATURA DA CABEÇA DO RÁDIO

As fraturas da cabeça do rádio (**Fig. 2.2**) são as fraturas mais comuns do cotovelo, correspondendo a, aproximadamente, 30% das fraturas de cotovelo em adultos.[10] Essas fraturas têm maior incidência em homens jovens com traumas de alta energia e mulheres mais velhas com simples quedas.[11] Uma boa investigação de todos os tipos de fraturas, visando a conhecer o mecanismo do trauma do paciente, faz-se necessária, uma vez que existe um alto índice de lesões ligamentares e osteocartilaginosas associadas. Imagens de radiografias, tomografia computadorizada (TC) e ressonância magnética (RM) podem ser utilizadas para uma visualização mais específica da lesão, a fim de auxiliar no correto diagnóstico e na escolha terapêutica.[9]

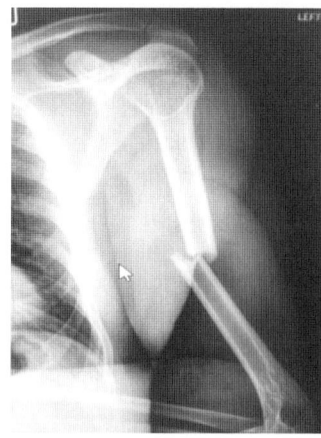

■ **Figura 2.1**
Fratura diafisária do úmero.
Fonte: Imagem gentilmente cedida pelo Dr. Marco Aurélio Sertório Grecco.

■ FRATURA DE OLÉCRANO

As fraturas do olécrano (**Fig. 2.3**) ocorrem por quedas da própria altura ou trauma de alta energia em adultos jovens. A força direta na ponta do cotovelo resulta em um fragmento deslocado, o qual migra proximalmente, devido à tração da inserção do tríceps em pacientes jovens. Nos idosos, muitas vezes com osteoporose, é comum que ocorra uma fratura por avulsão do olécrano[12] ao tentarem evitar uma queda mantendo a contração vigorosa do tríceps. Facilmente palpáveis na região posterior do cotovelo, as fraturas de olécrano apresentam, inicialmente, dor, edema e limitação da extensão do cotovelo.[13]

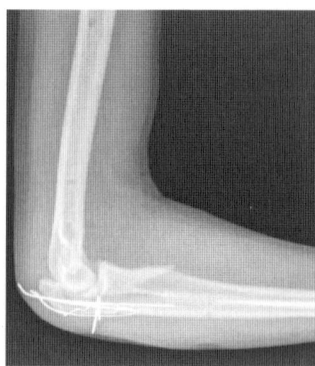

■ **Figura 2.2**
Fratura da cabeça do rádio.
Fonte: Imagem gentilmente cedida pelo Dr. Marco Aurélio Sertório Grecco.

■ PUNHO

O complexo do punho é formado pelas articulações radiocárpica, localizada entre a extremidade distal do rádio e os ossos do carpo, e mediocárpica, situada entre as fileiras proximal e distal do carpo. Essas articulações são extremamente móveis, e as fraturas mais comuns desse complexo são a fratura distal do rádio e a fratura do escafoide.

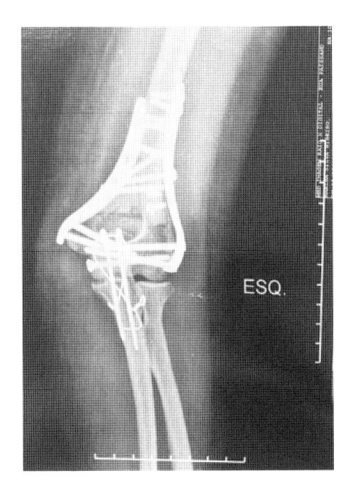

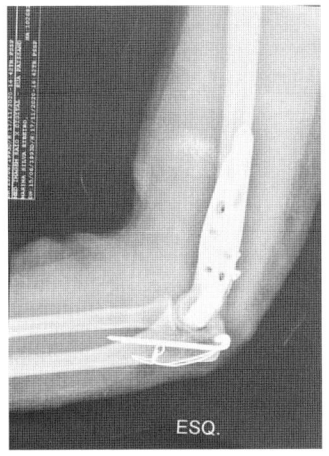

■ **Figura 2.3**
Fratura de olécrano.
Fonte: Imagens gentilmente cedidas pela Dra. Rosana Martins.

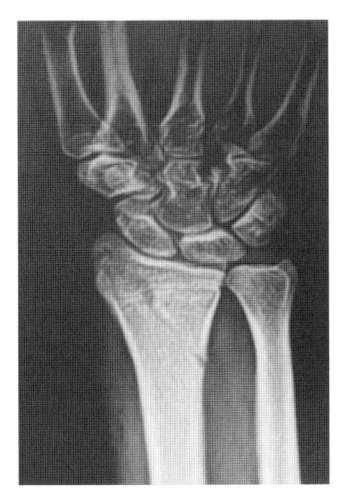

■ **Figura 2.4**
Fratura distal do rádio.
Fonte: Imagem gentilmente cedida pelo Dr. Marco Aurélio Sertório Grecco.

FRATURA DISTAL DO RÁDIO

A fratura distal do rádio (**Fig. 2.4**) é definida como aquela que ocorre em até 3 cm da articulação radiocárpica. Em relação ao perfil clínico, ela apresenta um pico na população jovem masculina, em que o mecanismo está relacionado a traumas de alta energia, como quedas de alturas, acidentes de trânsito e atividades esportivas, e outro pico em idosos, população predominantemente feminina, em que o mecanismo é caracterizado por trauma de baixa energia (queda da própria altura).[14] As fraturas distais de rádio podem ser descritas como fraturas de Colles, Smith, Barton ou Hutchinson, dependendo das características da lesão.[14]

Os achados clínicos da fratura de rádio são semelhantes aos de outras fraturas, como edema e sensibilidade no punho e presença de dor e crepitação durante a palpação. O único achado característico é a presença da deformidade em "dorso de garfo", comum na fratura de Colles.[15]

As fraturas de rádio também são frequentemente acompanhadas por lesões de tecidos moles intercarpais, incluindo rupturas do ligamento escafossemilunar (LES), do ligamento semilunar piramidal (LSP) e da fibrocartilagem triangular (FCT). Essas estruturas têm extrema importância para a estabilidade do punho, a destreza nos movimentos dos dedos e a força de preensão e pinça da mão.[16]

FRATURA DO ESCAFOIDE

A fratura do escafoide (**Fig. 2.5**) é a mais comum entre as fraturas dos ossos do carpo e ocorre mais comumente em homens jovens durante eventos esportivos ou após queda sobre a mão estendida. É frequentemente a fratura mais difícil de diagnosticar e de tratar. Muitas fraturas não são visíveis após o trauma e podem não apresentar evidências na radiografia simples em até quatro semanas. Nos casos de suspeita de fratura acompanhada dos sinais clínicos, os pacientes devem ser tratados com imobilização. Além disso, deve ser feito o controle radiológico no período de 2 a 4 semanas. Após esse período, o diagnóstico radiográfico poderá ser confirmado.[6]

Como o suprimento sanguíneo do escafoide é precário, a vascularização pode ficar consideravelmente comprometida após uma fratura, retardando a consolidação e causando a não união (pseudoartrose) ou a osteonecrose.[6] Em relação aos achados clínicos, os pacientes normalmente têm dor à palpação na tabaqueira anatômica, nos movimentos extremos do punho e na compressão axial do polegar. O edema e a equimose só estão presentes nos casos de fratura – luxação.[15] A amplitude de extensão pode estar limitada, e a força de preensão palmar, diminuída e dolorosa.

■ MÃO

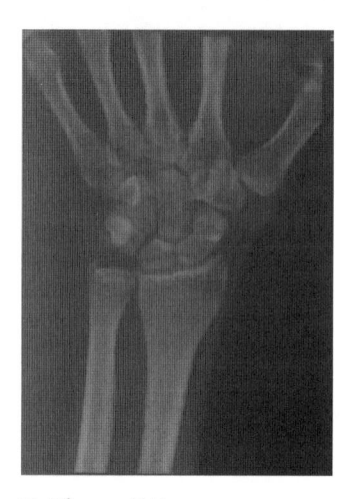

Figura 2.5
Fratura do escafoide.
Fonte: Imagem gentilmente cedida pelo Dr. Marco Aurélio Sertório Grecco.

Com maior incidência entre adolescentes e adultos jovens (faixa etária de 11 a 45 anos), as fraturas de metacarpo e falanges são bastante comuns e apresentam uma grande limitação funcional quando não tratadas corretamente. Homens apresentam duas vezes maior risco de sofrer uma lesão na mão durante os seus anos produtivos de trabalho.[17,18] Apesar de comuns, as fraturas nas mãos são, muitas vezes, subdiagnosticadas, o que retarda o início do tratamento, podendo acarretar uma limitação funcional permanente.[19] Por isso, faz-se necessário um exame criterioso da mão, visando a identificar a presença de edema, equimoses, escoriações, lacerações, deformidades e perfusão da mão. Outro achado clínico importante para o diagnóstico dessas fraturas é a presença de desvio rotacional, observada pela sobreposição do dedo no sentido do escafoide durante o movimento de flexão.[20]

FRATURA DE METACARPO

A fratura do metacarpo (**Fig. 2.6**) é a mais comum e corresponde a 45% das fraturas na mão.[20] O quinto metacarpo tem uma base mais móvel, além de estar anatomicamente mais externo na mão, sendo o fraturado com mais frequência, juntamente ao primeiro metacarpo.[21] O mecanismo de trauma da fratura do colo do quinto metacarpo é o trauma direto com a mão fechada em uma superfície rígida. Apesar de ser conhecida como fratura do boxeador, é também muito comum em outros profissionais.[22]

FRATURA DE FALANGES

As fraturas da falange distal são as mais comuns entre as fraturas das falanges. Elas ocorrem geralmente por esmagamento, estão associadas a lesões ungueais e lacerações da polpa e têm uma grande possibilidade de causar déficit funcional, devido às inserções tendinosas.[23] As fraturas da base da falange

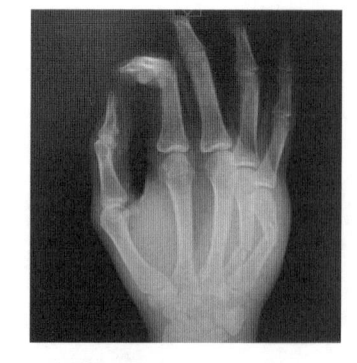

Figura 2.6
Fratura do metacarpo.
Fonte: Imagem gentilmente cedida pelo Dr. Jefferson Calume.

Figura 2.7
Fratura de falange proximal.
Fonte: Imagem gentilmente cedida pelo Dr. Jefferson Calume.

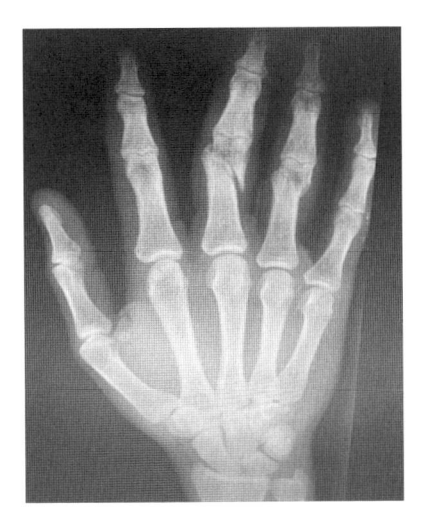

média podem estar associadas às avulsões dos ligamentos colaterais ou aos tendões que se inserem nessa região.[24] As fraturas da base da falange proximal (**Fig. 2.7**) acometem muitas vezes os ligamentos da articulação metacarpofalangeana. O desvio é geralmente em extensão, devido à força de tração do mecanismo extensor e da musculatura intrínseca no fragmento proximal.[25] As fraturas na mão não ocorrem isoladamente, pois toda fratura possui uma resposta nos tecidos adjacentes; nas falanges, os primeiros sinais incluem dor, edema, equimose, calor e deformidade. As articulações adjacentes também podem sofrer com aderências, rigidez e deformidades, apesar de não haver foco de fratura nelas.[26]

TRATAMENTO CONSERVADOR OU CIRÚRGICO

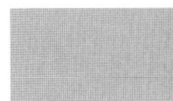

No tratamento conservador, geralmente é realizada a manipulação da fratura, seguida da aplicação de algum dispositivo para manter a redução. A consolidação é secundária ou indireta (com formação de calo ósseo) e relativamente rápida. Os dispositivos mais comumente utilizados são tipoias (**Fig. 2.8**), gessos circulares, talas de gesso, órteses confeccionadas sob medida (**Fig. 2.9**), órteses pré-fabricadas (**Fig. 2.10**), órteses impressas em impressoras 3D (**Fig. 2.11**) e órteses de metal.

Para o tratamento cirúrgico, frequentemente são utilizados métodos de fixação, que obedecem aos dois princípios básicos listados a seguir.[6]

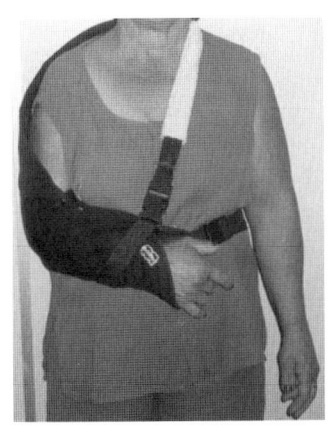

Figura 2.8
Tipoia.
Fonte: Arquivo das autoras.

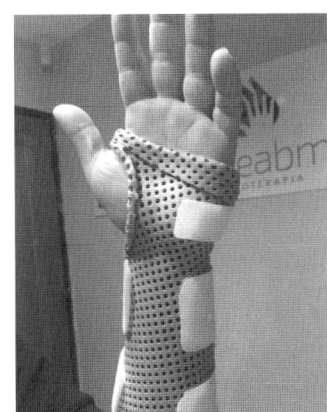

Figura 2.9
Órtese confeccionada sob medida.
Fonte: Arquivo das autoras.

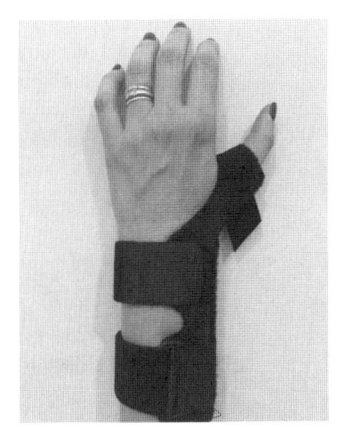

Figura 2.10
Órtese pré-fabricada.
Fonte: Arquivo das autoras.

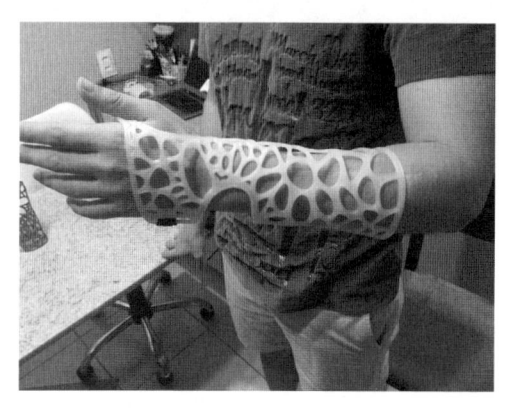

Figura 2.11
Órtese impressa em impressora 3D.
Fonte: Arquivo das autoras.

a **Princípio da compressão**: promove a estabilidade absoluta no foco de fratura, o que acarreta uma consolidação direta (sem a formação de calo ósseo). Os métodos de estabilidade absoluta são os parafusos de tração, as placas de compressão (**Fig. 2.12**) e as bandas de tensão.
b **Princípio do tutor**: promove uma estabilidade relativa, a qual acarreta uma consolidação indireta (com a formação de calo ósseo). Os métodos de estabilidade relativa são a haste intramedular, a placa em ponte e o fixador externo (**Fig. 2.13**).

A fixação externa é considerada um método de tratamento cirúrgico com princípio de tutor, porém, como os pinos metálicos são aplicados percutaneamente, ela é um método de redução fechada. Dessa forma, está no meio termo entre o tratamento cirúrgico e o conservador. Os fios ou pinos de fixação são inseridos acima e abaixo do local da fratura e são externamente unidos para estabilizá-la. Eles são mais frequentemente utilizados para a fixação das fraturas expostas associadas a lesões de tecidos moles, o que permite o acesso ao tecido lesado para observação e

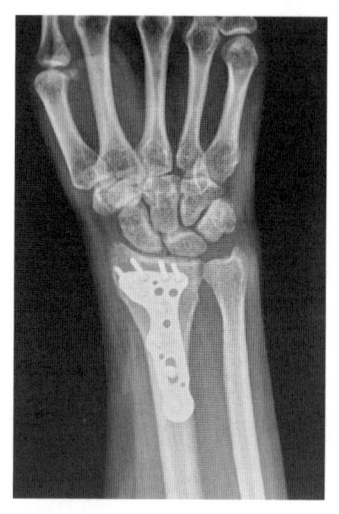

Figura 2.12
Placa de compressão.
Fonte: Imagem gentilmente cedida pelo Dr. Marco Aurélio Sertório Grecco.

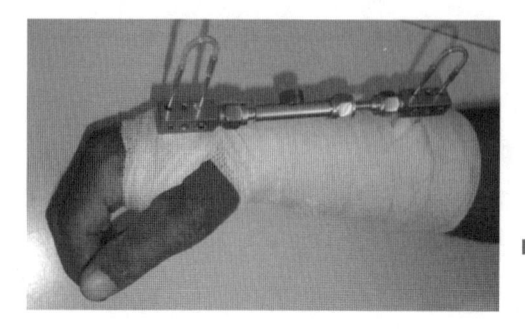

Figura 2.13
Fixador externo.
Fonte: Arquivo das autoras.

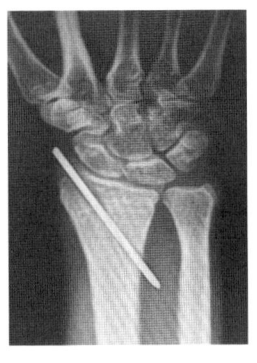

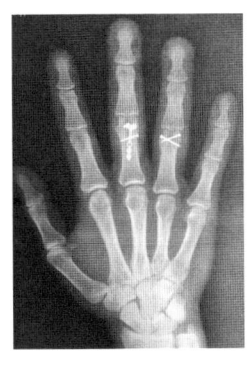

Figura 2.14
Diferentes tipos de osteossíntese.
Fonte: Imagens gentilmente cedidas pelo Dr. Jefferson Calume.

tratamento adequado. Contudo, eles também podem ser utilizados para o tratamento definitivo de fraturas.[6]

A artroscopia tem sido utilizada para avaliar e monitorar a redução de fraturas. Em virtude de ser uma técnica minimamente invasiva, ela evita a exposição extensa e o dano ligamentar e/ou capsular.[5] Muitos métodos de fixação e tipos diferentes de osteossínteses são encontrados na literatura (**Fig. 2.14**). Entretanto, o método de fixação ideal ainda é um tema em discussão, pois não há evidência científica sobre qual é o melhor tratamento para a maioria das fraturas descritas neste capítulo.[27,28]

Independentemente do tipo de tratamento da fratura, durante o período de consolidação, tanto o médico quanto o fisioterapeuta devem estar atentos aos sinais de perda de redução, inflamações ou infecções, aderências, retrações, encurtamentos e atrofias dos tecidos vizinhos, que podem comprometer a recuperação funcional.

AVALIAÇÃO CINÉTICO-FUNCIONAL

Antes de iniciar o tratamento fisioterapêutico, faz-se necessária a realização de uma avaliação sistemática e completa do paciente. Todas as informações coletadas durante a avaliação são importantes para a construção do raciocínio clínico e, consequentemente, para a tomada de decisão quanto ao plano de tratamento. A seguir, serão abordados os itens para a avaliação fisioterapêutica das fraturas.

- **Condições clínicas**: deve-se mensurar a pressão arterial (PA), a frequência cardíaca (FC), a temperatura e a intensidade da dor. Além disso, é preciso ter atenção especial a qualquer mudança nesses sinais durante a avaliação ou o tratamento fisioterapêutico também na fase ambulatorial.
- **Avaliação subjetiva**: deve-se coletar informações sobre a data e a descrição do trauma, o nível da lesão, as estruturas acometidas, o tipo de imobilização e os medicamentos em uso. No caso de tratamento cirúrgico, além das informações citadas, deve-se acrescentar data da cirurgia, técnica cirúrgica, tipo de fixação da fratura, complicações intraoperatórias e/ou pós-operatórias e tempo de internação hospitalar, bem como antecedentes pessoais, antecedentes familiares e hábitos de vida. É preciso ter atenção quando o paciente apresentar queixa de parestesia, dor e desconforto, principalmente quando esta estiver fora de proporção com o estágio de consolidação óssea ou de pós-operatório. Queixa de parestesias, ausência de sensibilidade na mão e paralisia dos músculos distais devem ser investigadas. Na avaliação da dor, devem-se considerar: intensidade, localização, frequência e fatores associados (durante a palpação, o curativo ou as transferências).
- **Avaliação objetiva**: na observação geral, o fisioterapeuta deve atentar-se a aspectos relacionados à face, à postura e à marcha (considerando a dissociação dos membros superiores). Já na observação local, é preciso considerar presença de imobilização ou de materiais de fixação, presença de edema, hematoma ou deformidades, coloração e aspecto da pele e da cicatriz.

- **Avaliação cinético-funcional**: deve-se realizar a palpação da pele, da cicatriz e do tônus muscular. Na avaliação da cicatriz, a aderência é observada durante a palpação e a mobilização da cicatriz, e a retração, durante o movimento articular.[29] Além disso, deve-se avaliar a ADM (**Fig. 2.15**) ativa das articulações não envolvidas e das ADMs ativa e passiva das articulações envolvidas, bem como goniometrias ativa (**Fig. 2.16**) e passiva para quantificar a ADM das articulações envolvidas.[30]

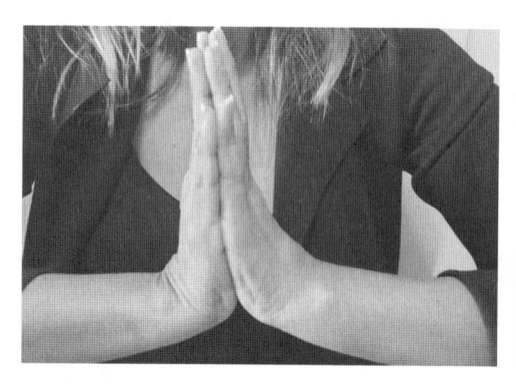

■ **Figura 2.15**
Amplitude de movimento (ADM) do punho.
Fonte: Arquivo das autoras.

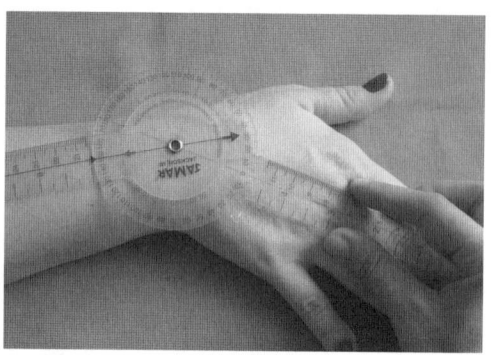

■ **Figura 2.16**
Goniometria passiva do punho.
Fonte: Arquivo das autoras.

Deve-se, ainda, checar a força muscular manual dos grupos musculares e de músculos isolados, visando a identificar os músculos fracos ou paralisados (no caso de lesões nervosas associadas). A força muscular instrumental é avaliada por meio de preensão palmar no dinamômetro Jamar® (**Fig. 2.17**) e pode ser realizada nas avaliações iniciais após fraturas do ombro e do cotovelo como um parâmetro da força muscular do membro superior. Para as fraturas da extremidade distal (fraturas no punho e da mão), a força de preensão palmar é avaliada de 6 a 8 semanas após a fratura ou após a sua consolidação.[29]

Devem ser utilizadas: perimetria, para mensurar o edema do membro superior; perimetria em 8 (**Fig. 2.18**), para mensurar o edema do dorso da mão; e perimetria dos dedos, para edema dos dedos. A perimetria dos dedos pode ser feita com a fita antropométrica tradicional ou com a régua de perimetria de dedos (**Fig. 2.19**).[29]

Nos casos de lesão nervosa periférica associada à fratura, a sensibilidade deve ser avaliada. O teste mais utilizado é o de percepção do toque/pressão, realizado por meio dos monofilamentos de Semmes--Weinstein (**Fig. 2.20**).[29]

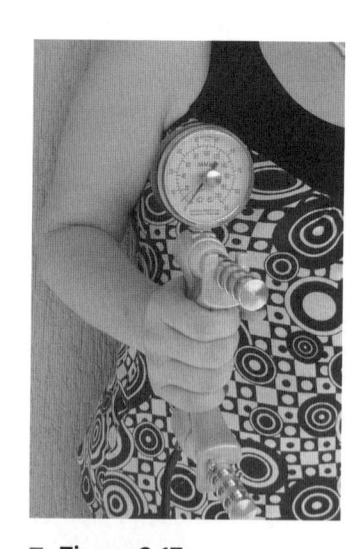

■ **Figura 2.17**
Avaliação da força de preensão palmar.
Fonte: Arquivo das autoras.

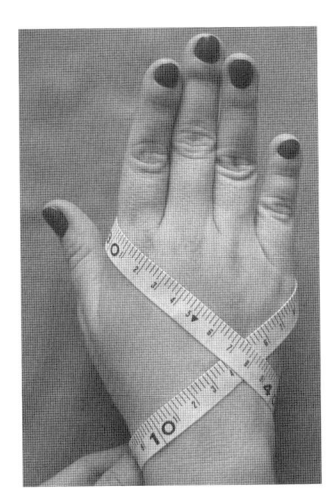

Figura 2.18
Perimetria em 8 da mão.
Fonte: Arquivo das autoras.

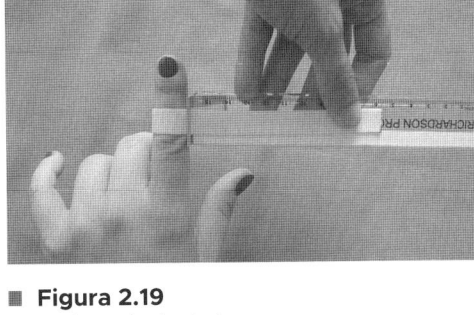

Figura 2.19
Perimetria de dedos com a régua de perimetria.
Fonte: Arquivo das autoras.

Os questionários Shoulder Pain and Disability Index (SPADI),[31] Disabilities of arm, shoulder and hand (DASH)[32] e Patient Rated Wrist Evaluation (PRWE)[30] são os mais utilizados para a avaliação funcional.

- **Fatores psicossociais e fatores socioeconômicos**: a vida familiar, a situação econômica e outros fatores socioeconômicos podem ajudar ou dificultar o processo de reabilitação. Se esses fatores não forem levados em consideração no planejamento do tratamento, a terapia pode falhar.

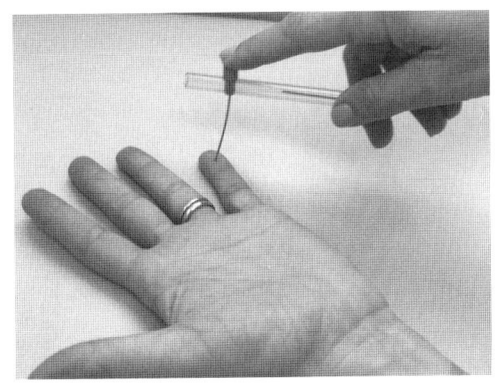

Figura 2.20
Avaliação da sensibilidade com monofilamento.
Fonte: Arquivo das autoras.

INTERVENÇÃO FISIOTERAPÊUTICA

O tratamento fisioterapêutico deve respeitar as fases de recuperação tecidual da lesão e balancear o estresse a ser dado no local da lesão, visando a não causar mais inflamação e comprometimento estrutural.[33] A dor é o melhor indicador da consolidação da fratura, visto que as evidências radiográficas ficam aquém da consolidação clínica. Se um paciente não tem muita dor com o movimento ativo, a fratura provavelmente é estável. Nos casos de redução fechada e fixação externa, o fisioterapeuta deve inspecionar o local, verificando se há sinais de inflamação ou infecção e orientando a higiene da região. A seguir, serão apresentadas propostas de intervenção fisioterapêutica para cada fratura apresentada neste capítulo (**Tabs. 2.1 a 2.7**).

TABELA 2.1
INTERVENÇÃO FISIOTERAPÊUTICA PARA FRATURAS DIAFISÁRIAS DO ÚMERO

Fratura diafisária do úmero – tratamento conservador

FASE INICIAL: 0–8 SEMANAS (COM IMOBILIZAÇÃO)

Imobilização	• Imobilização com gesso até a quarta semana e substituição por órtese funcional de 8 a 12 semanas. • Assegurar o posicionamento adequado da imobilização.
Educação do paciente	• Educar o paciente sobre os benefícios do início do movimento precoce. • Prevenir os padrões de movimento inadequados ou compensatórios da articulação do ombro.
Orientação sobre os exercícios domiciliares	• Exercícios ativos das articulações adjacentes. • Exercícios funcionais leves da extremidade distal, conforme a tolerância do paciente à dor (sem sustentação de peso). • Exercícios ativos para a coluna cervical. • Orientações posturais.
Manejo da dor	• Educação em dor. • Uso de recursos terapêuticos para o alívio da dor. • Imagética motora graduada (**Fig. 2.21**).
Controle do edema	• Elevação associada a exercícios ativos dos dedos. • Mobilização do edema e enfaixamento compressivo, se necessário.
Ganho da amplitude de movimento	• Mobilização articular (terapia manual) da escápula em todos os planos, conforme a tolerância do paciente à dor (**Fig. 2.22**). • Não são indicados exercícios para ADM de ombro e cotovelo para as articulações mantidas em imobilização na primeira semana. • A partir da segunda semana, são indicados exercícios ativos suaves, e entre a quarta e a sexta semanas, deve-se aumentar os exercícios progressivamente.
Fortalecimento muscular	• Entre a quarta e sexta semanas, deve-se iniciar os exercícios isométricos dos músculos do ombro e do cotovelo. • Exercícios resistidos (isométricos e isotônicos) para os músculos intrínsecos e extrínsecos da mão (**Fig. 2.23**).
Funcionalidade	• O paciente deve usar o membro contralateral para a higiene e os cuidados pessoais. A partir da quarta e sexta semanas, deve-se realizar uma leve sustentação de peso na extremidade, com o uso do punho e da mão para a realização das atividades de vida diária (AVDs). Após a retirada da imobilização, associar o treino funcional aos exercícios de fortalecimento.

FASES INTERMEDIÁRIA E FINAL: 8–12 SEMANAS (APÓS A RETIRADA DA IMOBILIZAÇÃO)

Ganho da amplitude de movimento	• Sem imobilização e com a fratura consolidada, os exercícios para ganho de ADM do ombro e do cotovelo devem ser mais intensos. • Terapia manual em todos os planos para ombro e cotovelo.
Fortalecimento muscular	• Exercícios isotônicos para os músculos do ombro e do cotovelo com carga progressiva.
Propriocepção	• Exercícios proprioceptivos (cadeia fechada e cadeia aberta) coerentes com as características do paciente e com o tratamento da fratura.

TABELA 2.1
INTERVENÇÃO FISIOTERAPÊUTICA PARA FRATURAS DIAFISÁRIAS DO ÚMERO

Funcionalidade	▪ Associar treino funcional aos exercícios de fortalecimento.

Fratura diafisária do úmero – tratamento cirúrgico

FASE INICIAL: 0–2 SEMANAS

Imobilização	▪ A critério do cirurgião.
Educação do paciente	▪ Educar o paciente para evitar os padrões de movimento inadequados ou compensatórios do membro superior, pois os exercícios precoces no ombro e no cotovelo não são indicados no tratamento conservador.
Orientação dos exercícios domiciliares	▪ Exercícios ativos das articulações adjacentes. ▪ Exercícios funcionais leves da extremidade distal, conforme a tolerância do paciente à dor (sem sustentação de peso). ▪ Exercícios pendulares. ▪ Exercícios ativos para a coluna cervical. ▪ Orientações posturais.
Manejo da dor	▪ Educação em dor. ▪ Uso de recursos terapêuticos para o alívio da dor. ▪ Imagética motora graduada.
Controle do edema	▪ Exercícios ativos dos dedos. ▪ Para os pacientes tratados cirurgicamente: elevação associada a exercícios ativos de dedos, mobilização do edema e enfaixamento compressivo, se necessário.
Ganho da amplitude de movimento	▪ Mobilização articular (terapia manual) da escápula e do ombro em todos os planos, conforme a tolerância do paciente à dor. ▪ Se a fixação estiver estável, o paciente pode iniciar os exercícios ativos para ganho da ADM de ombro e cotovelo progressiva, conforme a sua tolerância à dor.
Funcionalidade	▪ Iniciar a sustentação limitada de peso (dependendo do tipo de fixação).
Manejo da cicatriz	▪ Tratamento da cicatriz de acordo com a fase de cicatrização.

FASE INTERMEDIÁRIA: 2–8 SEMANAS

Ganho da amplitude de movimento	▪ Progressão nos exercícios para ganho da ADM do ombro e do cotovelo.
Fortalecimento muscular	▪ Entre a quarta e sexta semanas, iniciar os exercícios isotônicos para os músculos do ombro e do cotovelo com carga progressiva.
Funcionalidade	▪ Sustentação de pesos leves. ▪ Associar treino funcional aos exercícios de fortalecimento.
Manejo da cicatriz	▪ Tratamento da cicatriz de acordo com a fase de cicatrização.

FASE FINAL: APÓS 8 SEMANAS
COMPLETO RETORNO ÀS ATIVIDADES.

Fonte: Araya-Quintanilla e colaboradores;[34] Hoppenfeld e Murthy.[35]

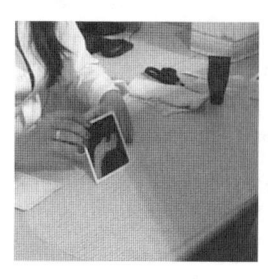

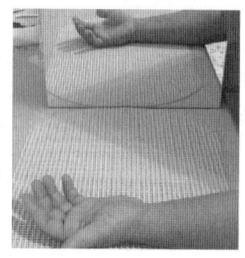

■ **Figura 2.21**
Imagética motora graduada.
Fonte: Arquivo das autoras.

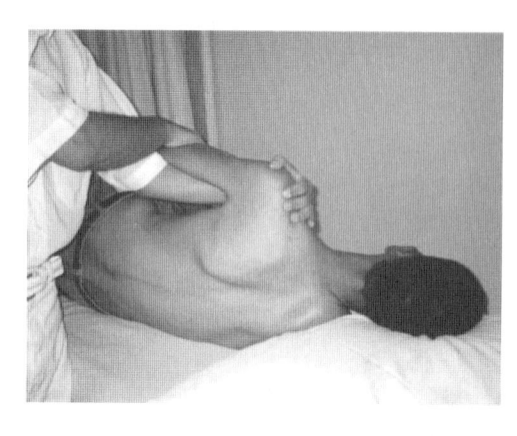

■ **Figura 2.22**
Mobilização articular da escápula.
Fonte: Arquivo das autoras.

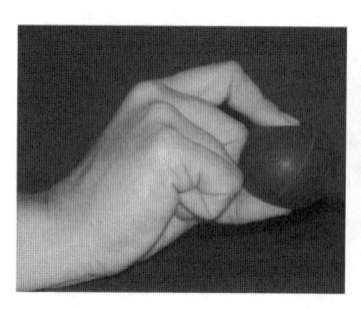

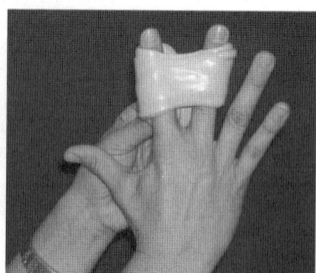

■ **Figura 2.23**
Exercícios resistidos (isométricos e isotônicos) para os músculos intrínsecos e extrínsecos da mão.
Fonte: Arquivo das autoras.

TABELA 2.2
INTERVENÇÃO FISIOTERAPÊUTICA PARA FRATURAS DE OLÉCRANO

Fratura de olécrano – tratamento conservador

FASE INICIAL: 0-3 SEMANAS (COM IMOBILIZAÇÃO)

Imobilização	• Nas fraturas estáveis, uma imobilização acima do cotovelo é utilizada, mantendo o cotovelo a 90° e o punho neutro (**Fig. 2.24**).
Educação do paciente	• Educar o paciente sobre o uso contínuo da tipoia para manter o membro junto ao corpo. O paciente é orientado a apoiar o membro em um travesseiro em uma posição confortável na hora de dormir.
Orientação sobre os exercícios domiciliares	• Durante a fase inicial, os exercícios com o membro acometido não são indicados, respeitando-se a fase de imobilização.

FASE INTERMEDIÁRIA: 3-8 SEMANAS

Imobilização	• A tala ou gesso axilopalmar é retirada, sendo confeccionada uma órtese em termoplástico para ser utilizada entre os exercícios e à noite, com o cotovelo a, aproximadamente, 45° de flexão.
Ganho da amplitude de movimento	• Movimentos ativos de cotovelo, antebraço e punho são iniciados. • Movimentos ativos e passivos apenas com o punho e a mão. • A flexão ativa do cotovelo não deve ultrapassar 90°.
Controle de edema	• Mobilização manual do edema e enfaixamento compressivo, se necessário.
Funcionalidade	• Uso da mão sem restrições durante as AVDs.

FASE TARDIA: 8 SEMANAS OU MAIS

Ganho da amplitude de movimento	• Movimentos ativo-assistidos são iniciados, seguidos de movimento ativo irrestrito para o cotovelo. Os movimentos passivos só devem ser iniciados após 1 semana dos movimentos ativos.
Fortalecimento muscular	• Exercícios progressivos com o uso de pesos para todo o membro superior.
Alongamento	• Alongamentos se o encurtamento muscular ainda estiver presente.
Funcionalidade	• O paciente deve ser capaz de realizar as suas atividades de vida diária sem restrições. Se ainda houver limitação de amplitude articular, o uso de órteses dinâmicas (**Fig. 2.25**) pode ser necessário para o ganho de flexão do cotovelo.

Fratura de olécrano – tratamento cirúrgico

FASE INICIAL: 0-2 SEMANAS

Fixação	• Redução aberta e fixação interna.

»

TABELA 2.2
INTERVENÇÃO FISIOTERAPÊUTICA PARA FRATURAS DE OLÉCRANO

Imobilização	No pós-operatório, o paciente usará tala gessada, com o cotovelo a 90° e o antebraço em posição neutra. A tala poderá ser trocada por uma de termoplástico na mesma posição, que será retirada durante a fisioterapia.
Educação do paciente	Segue a mesma proposta do tratamento conservador.
Controle de edema	Mobilização manual do edema, com atenção para o edema na mão, sendo necessário utilizar ataduras autoaderentes nos dedos (Coban), e movimentação ativa dos dedos.
Ganho da amplitude de movimento	Movimentação ativa de punho e dedos. Durante o período de imobilização, não são realizados exercícios no cotovelo.
Funcionalidade	Para ganho de extensão total do cotovelo, órteses estáticas progressivas ou dinâmicas podem ser utilizadas.
Manejo da cicatriz	Tratamento da cicatriz de acordo com a fase de cicatrização.
FASE INTERMEDIÁRIA: 3-4/5 SEMANAS	
Ganho da amplitude de movimento	Exercícios ativo-assistidos seguidos de movimentos passivos são iniciados assim que houver garantia da consolidação da fratura, indicada pelo médico. Movimentos ativos do cotovelo além de 90° ainda não são permitidos nessa fase.
Fortalecimento muscular	Exercícios com carga progressiva para todo o membro superior.
FASE TARDIA: 4/5-12 SEMANAS	
Ganho da amplitude de movimento	Seguem a mesma proposta do tratamento conservador, acrescentando: movimento ativo do cotovelo além de 90°.
Fortalecimento muscular	
Alongamento	
Funcionalidade	

Fonte: Hoppenfeld e Murthy;[35] Cannon.[36]

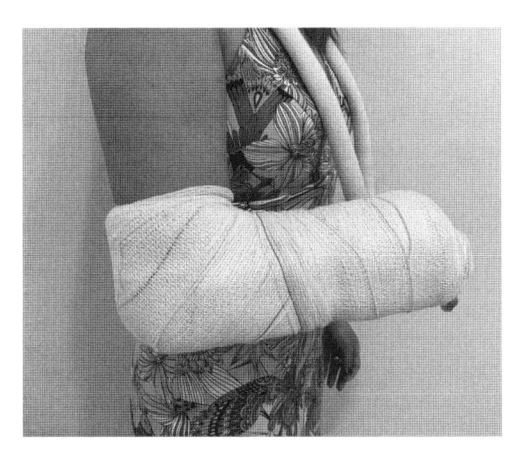

Figura 2.24
Imobilização do cotovelo, antebraço e punho.
Fonte: Imagem gentilmente cedida pela Dra. Rosana Martins.

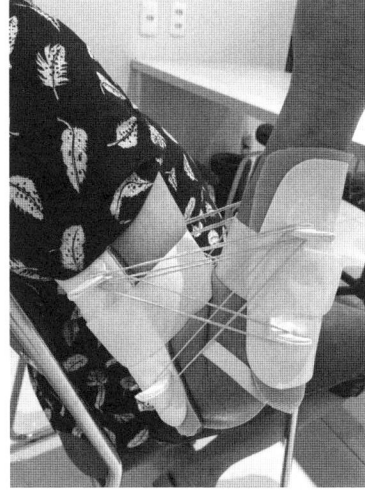

Figura 2.25
Órtese dinâmica para o ganho da ADM de flexão de cotovelo.
Fonte: Imagem gentilmente cedida pela Dra. Rosana Martins.

TABELA 2.3
INTERVENÇÃO FISIOTERAPÊUTICA PARA FRATURAS DA CABEÇA DO RÁDIO

Fratura da cabeça do rádio – tratamento conservador	
FASE INICIAL: 0-3 SEMANAS (COM IMOBILIZAÇÃO)	
Imobilização	A imobilização axilopalmar é utilizada, mantendo o cotovelo a 90° e o punho neutro. Uma órtese em termoplástico pode ser utilizada entre os exercícios e à noite. Fraturas tipos I e II.
Educação do paciente	Educar o paciente sobre o uso contínuo da tipoia para manter o membro junto ao corpo. O paciente é orientado a apoiar o membro sobre um travesseiro em uma posição confortável na hora de dormir.
FASES INTERMEDIÁRIA E TARDIA: 3-8 SEMANAS OU MAIS	
Ganho da amplitude de movimento	Movimentos ativos de cotovelo, antebraço e punho são iniciados.
Controle de edema	Mobilização manual do edema e enfaixamento compressivo, se necessário.
Fortalecimento muscular	Exercícios progressivos com o uso de pesos para todo o membro superior.
Alongamento	Alongamentos se o encurtamento muscular ainda estiver presente.
Funcionalidade	Uso da mão sem restrições durante as AVDs.

TABELA 2.3
INTERVENÇÃO FISIOTERAPÊUTICA PARA FRATURAS DA CABEÇA DO RÁDIO

Fratura da cabeça do rádio – tratamento cirúrgico

FASE INICIAL: 0-2 SEMANAS

Fixação	- Redução aberta e fixação interna.
Imobilização	- No pós-operatório, o paciente usará tala gessada, com o cotovelo a 90° e o antebraço em posição neutra. A tala poderá ser trocada por uma na mesma posição de termoplástico, que será retirada durante a fisioterapia. Fraturas tipo II e todas as dos tipos III e IV.
Educação do paciente	- Segue a mesma proposta do tratamento conservador.
Controle de edema	- Segue a mesma proposta do tratamento conservador.
Ganho da amplitude de movimento	- Exercícios ativos para cotovelo, antebraço e punho, seguidos de movimentos passivos assim que for confirmado pelo médico que a fratura está estável.
Funcionalidade	
Manejo da cicatriz	- Tratamento da cicatriz de acordo com a fase de cicatrização.

FASES INTERMEDIÁRIA E TARDIA: 3-12 SEMANAS

Ganho da amplitude de movimento	- Exercícios ativos e passivos devem enfatizar o movimento de extensão do cotovelo. Uma órtese progressiva (**Fig. 2.26**) pode ser utilizada para facilitar esse ganho.
Fortalecimento	- Exercícios com carga progressiva para cotovelo, antebraço e punho. Exercícios resistidos para ganho de força da mão não devem ser esquecidos.
Alongamento	- Alongamentos se o encurtamento muscular ainda estiver presente.
Funcionalidade	- Uso da mão e do cotovelo sem restrições durante as AVDs.

Fonte: Hoppenfeld e Murthy;[35] Cannon.[36]

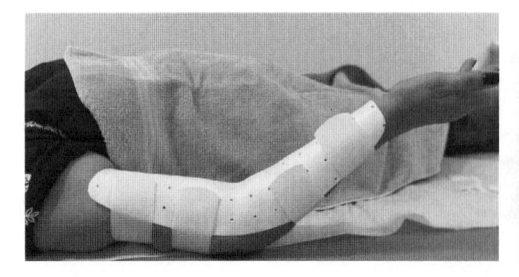

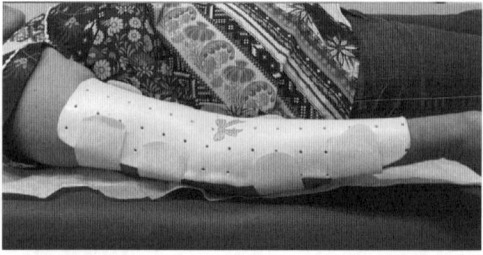

Figura 2.26
Órtese estática progressiva em termoplástico de baixa temperatura visando o ganho de ADM de extensão.
Fonte: Imagens gentilmente cedidas pela Dra. Rosana Martins.

TABELA 2.4
INTERVENÇÃO FISIOTERAPÊUTICA PARA FRATURAS DISTAIS DO RÁDIO

Fratura distal do rádio – tratamento conservador

FASE INICIAL: 0-6 SEMANAS (COM IMOBILIZAÇÃO)

Imobilização	• Gesso circular longo ou curto.
Educação do paciente	• Educar o paciente para evitar os padrões de movimento inadequados ou compensatórios do membro superior.
Orientação sobre os exercícios domiciliares	• Exercícios ativos das articulações adjacentes. • Exercícios ativos para a coluna cervical. • Orientações posturais.
Manejo da dor	• Educação em dor. • Uso de recursos terapêuticos para o alívio da dor nas regiões da coluna cervical ou do ombro. • Imagética motora graduada. • Especial atenção às queixas de dor ou desconforto e aos sinais de suspeita de síndrome da dor regional complexa (SDRC).
Controle do edema	• Elevação associada a exercícios ativos dos dedos. • No caso de edema de dedos, associar com enfaixamento compressivo.
Ganho da amplitude de movimento	• Durante o período de imobilização, não são realizados exercícios do punho. • Exercícios de supinação e pronação têm restrições.
Fortalecimento muscular	• Exercícios isométricos para os músculos intrínsecos da mão.
Funcionalidade	• Dificuldade para realizar as atividades funcionais devido à imobilização.

FASE INTERMEDIÁRIA: 6-8 SEMANAS (SEM IMOBILIZAÇÃO)

Ganho da amplitude de movimento	• Mobilização articular (terapia manual) do punho em todos os planos, conforme a tolerância do paciente à dor. • Exercícios ativos suaves do antebraço e do punho com ADM progressiva, conforme a tolerância do paciente à dor.
Fortalecimento muscular	• Exercícios de fortalecimento para os músculos do punho com resistência leve.
Funcionalidade	• O membro superior acometido é utilizado para as AVDs, entretanto, o membro contralateral pode ser necessário para algumas atividades.

FASE FINAL: 8-12 SEMANAS

Ganho da amplitude de movimento	• Exercícios ativos do antebraço e do punho com ADM devem ser mais intensos. • Mobilização articular (terapia manual).

»

TABELA 2.4
INTERVENÇÃO FISIOTERAPÊUTICA PARA FRATURAS DISTAIS DO RÁDIO

Fortalecimento muscular	• Exercícios isotônicos para os músculos do punho (**Fig. 2.27**) e os músculos intrínsecos e extrínsecos da mão com carga progressiva.
Alongamento	• Alongamentos se o encurtamento muscular ainda estiver presente.
Funcionalidade	• O paciente deve ser capaz de usar o membro superior acometido sem limitações significativas na sua vida diária e nos cuidados pessoais. Completa sustentação de peso, conforme a tolerância do paciente.
Propriocepção	• Exercícios proprioceptivos (cadeia fechada e cadeia aberta) coerentes com as características do paciente e com o tratamento da fratura.

Fratura distal do rádio – tratamento cirúrgico

FASE INICIAL: 0–6 SEMANAS

Fixação	• Redução fechada e fixação externa (RFFE). • Redução aberta e fixação interna (RAFI).
Imobilização	• O uso de tala gessada após a RFFE fica a critério do cirurgião. • O uso de uma tala gessada na primeira semana de pós-operatório da RAFI pode possibilitar a cicatrização e o controle da dor.
Educação do paciente	• Educar o paciente sobre os benefícios do início do movimento ativo precoce dos dedos no caso do fixador externo e do movimento ativo precoce do punho e dos dedos nas RAFI. • Prevenir padrões de movimento inadequados ou compensatórios do membro superior.
Orientação sobre os exercícios domiciliares	• Exercícios ativos das articulações adjacentes. • Realização de atividades funcionais leves (preensão e pinças), conforme a tolerância do paciente à dor (sem sustentação de peso). • Exercícios ativos para a coluna cervical. • Orientações posturais. • No caso do fixador externo, orientar o paciente quanto à higiene dos pinos e à inspeção constante da ferida.
Manejo da dor	• Educação em dor. • Uso de recursos terapêuticos para o alívio da dor nas regiões da coluna cervical ou do ombro. • Imagética motora graduada. • Especial atenção às queixas de dor ou desconforto e aos sinais de suspeita de SDRC, bem como às queixas de parestesias ou incapacidades (acometimento do nervo sensitivo radial no REFE e do nervo mediano na RAFI).
Controle do edema	• Exercícios ativos dos dedos. • Elevação associada a exercícios ativos dos dedos. • Mobilização manual do edema e enfaixamento compressivo, se necessário.

»

TABELA 2.4
INTERVENÇÃO FISIOTERAPÊUTICA PARA FRATURAS DISTAIS DO RÁDIO

Ganho da amplitude de movimento	• Para os pacientes tratados com RFFE: exercícios ativos livres apenas das articulações adjacentes. • Para os pacientes tratados com RAFI: exercícios ativos das articulações adjacentes e exercícios ativos com ADM progressiva para o punho, conforme a sua tolerância à dor (se a fixação estiver rígida); mobilização articular (terapia manual) do punho em todos os planos, conforme a sua tolerância à dor.
Fortalecimento muscular	• Exercícios isométricos para os músculos intrínsecos da mão e para os músculos flexores e extensores do punho.
Funcionalidade	• O membro superior acometido é utilizado para os cuidados pessoais e a alimentação. Entretanto, o membro contralateral pode ser necessário para algumas atividades.
Manejo da cicatriz	• Para os pacientes tratados com RAFI: tratamento da cicatriz de acordo com a fase de cicatrização.
FASE INTERMEDIÁRIA: 6-8 SEMANAS	
Fixação externa	• O fixador externo é retirado.
Ganho da amplitude de movimento	• Para os pacientes tratados com RFFE: exercícios ativos com ADM progressiva para o punho e o antebraço, conforme a sua tolerância à dor. • Para os pacientes tratados com RAFI: exercícios ativos e passivos com ADM progressiva para o punho e o antebraço, conforme a sua tolerância à dor.
Fortalecimento muscular	• Exercícios leves de resistência para os músculos do punho. • Exercícios com resistência progressiva para os músculos da mão.
Funcionalidade	• O membro superior acometido é utilizado para as AVDs.
Manejo da cicatriz	• Para os pacientes tratados com RAFI: tratamento da cicatriz de acordo com a fase de cicatrização.
FASE FINAL: 8-12 SEMANAS	
Ganho da amplitude de movimento	• Exercícios ativos e passivos com ADM progressiva para o punho e o antebraço.
Fortalecimento muscular	• Exercícios com resistência progressiva para os músculos do punho e da mão.
Alongamento	• Alongamentos se o encurtamento muscular ainda estiver presente.
Propriocepção	• Exercícios proprioceptivos (cadeia fechada e cadeia aberta) coerentes com as características do paciente e com o tratamento da fratura.

»

TABELA 2.4
INTERVENÇÃO FISIOTERAPÊUTICA PARA FRATURAS DISTAIS DO RÁDIO

Funcionalidade	• O membro superior acometido é utilizado para as AVDs e a sustentação de peso conforme a tolerância do paciente.
Manejo da cicatriz	• Para os pacientes tratados com RAFI: tratamento da cicatriz de acordo com a fase de cicatrização.

Fonte: Araya-Quintanilla e colaboradores;[34] Hoppenfeld e Murthy;[35] Cannon;[36] Reid e colaboradores;[37] Brotzman e Manske.[38]

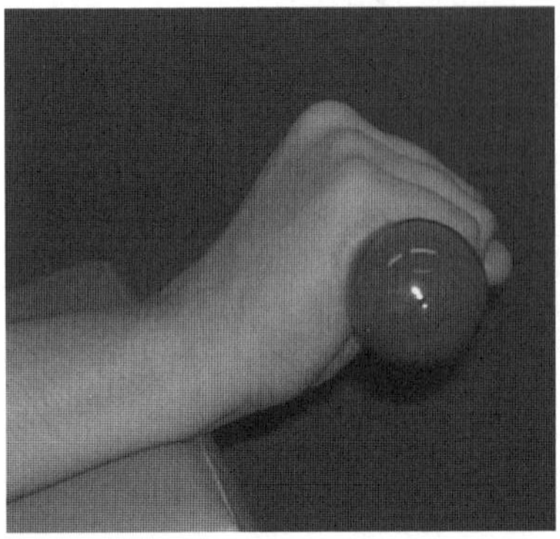

■ **Figura 2.27**
Exercício para fortalecimento dos extensores de punho.
Fonte: Arquivo das autoras.

TABELA 2.5
INTERVENÇÃO FISIOTERAPÊUTICA PARA FRATURAS DO ESCAFOIDE

Fratura do escafoide – tratamento conservador	
FASE INICIAL: 0–6/8 SEMANAS (COM IMOBILIZAÇÃO)	
Imobilização	• Imobilização com gesso circular longo ou curto.
Educação do paciente	• Educar o paciente para evitar os padrões de movimento inadequados ou compensatórios do membro superior.
Orientação sobre os exercícios domiciliares	• Exercícios ativos das articulações adjacentes. • Exercícios ativos para a coluna cervical. • Orientações posturais.
Manejo da dor	• Educação em dor. • Uso de recursos terapêuticos para o alívio da dor. • Imagética motora graduada.
Controle do edema	• Exercícios ativos dos dedos.
Ganho da amplitude de movimento	• Os exercícios de supinação e pronação têm restrições.

»

TABELA 2.5
INTERVENÇÃO FISIOTERAPÊUTICA PARA FRATURAS DO ESCAFOIDE

Fortalecimento muscular	• Exercícios isométricos para os músculos do ombro e do cotovelo.
Funcionalidade	• Dificuldade para a realização das atividades funcionais devido à imobilização.

FASE INTERMEDIÁRIA: 6/8-12 SEMANAS (SEM IMOBILIZAÇÃO)

Ganho da amplitude de movimento	• Mobilização articular (terapia manual) do punho em todos os planos, conforme a tolerância do paciente à dor. • Exercícios ativos suaves do punho e do polegar com ADM progressiva, conforme a tolerância do paciente à dor. • Exercícios leves de pronação e supinação.
Fortalecimento muscular	• Exercícios isométricos e isotônicos com carga progressiva para os músculos intrínsecos da mão a partir da 10ª semana.
Funcionalidade	• O membro superior acometido é utilizado para as AVDs. Entretanto, o membro contralateral pode ser necessário para algumas atividades.

FASE FINAL: 12-16 SEMANAS

Ganho da amplitude de movimento	• Exercícios ativos do antebraço e do punho devem ser mais intensos. • Mobilização articular (terapia manual).
Fortalecimento muscular	• Exercícios isotônicos para os músculos do punho e os músculos intrínsecos e extrínsecos da mão com carga progressiva.
Alongamento	• Alongamentos se o encurtamento muscular ainda estiver presente.
Funcionalidade	• O paciente deve ser capaz de usar o membro superior acometido sem limitações significativas à sua vida diária e aos seus cuidados pessoais. Completa sustentação de peso, conforme a tolerância do paciente.
Propriocepção	• Exercícios proprioceptivos (cadeia fechada e cadeia aberta) coerentes com as características do paciente e com o tratamento da fratura.

Fratura do escafoide - tratamento cirúrgico

FASE INICIAL: 0-6 SEMANAS (COM IMOBILIZAÇÃO)

Fixação	• Redução aberta e fixação interna (RAFI).
Imobilização	• Uso de aparelho gessado curto. • Retirada do aparelho gessado em 6 semanas se a fixação for por meio do parafuso de Herbert.
Educação do paciente	• Educar o paciente sobre os benefícios do início do movimento ativo precoce dos dedos durante a fase com o gesso e do punho e dos dedos após a retirada do gesso. • Educar o paciente para evitar os padrões de movimento inadequados ou compensatórios do membro superior.

TABELA 2.5
INTERVENÇÃO FISIOTERAPÊUTICA PARA FRATURAS DO ESCAFOIDE

Orientação sobre os exercícios domiciliares	• Exercícios ativos das articulações adjacentes. • Exercícios ativos para a coluna cervical. • Orientações posturais.
Manejo da dor	• Educação em dor. • Uso de recursos terapêuticos para o alívio da dor. • Imagética motora graduada.
Controle do edema	• Exercícios ativos dos dedos. • Elevação associada a exercícios ativos dos dedos. • Mobilização manual do edema e enfaixamento compressivo, se necessário.
Ganho da amplitude de movimento	• Exercícios ativos livres dos dedos. • Exercícios de pronação e supinação com restrição.
Fortalecimento muscular	• Exercícios isométricos para os músculos intrínsecos da mão e do cotovelo e isotônicos para os músculos do ombro.
Funcionalidade	• Dificuldade para a realização das atividades funcionais devido à imobilização.
Manejo da cicatriz	• Tratamento da cicatriz de acordo com a fase de cicatrização.
FASE INTERMEDIÁRIA: 6-12 SEMANAS (SEM IMOBILIZAÇÃO)	
Ganho da amplitude de movimento	• Exercícios ativos com ADM progressiva para o punho e o antebraço, conforme a tolerância do paciente à dor.
Fortalecimento muscular	• Exercícios com resistência progressiva para os músculos da mão.
Funcionalidade	• O membro superior acometido é utilizado para as AVDs.
Manejo da cicatriz	• Tratamento da cicatriz de acordo com a fase de cicatrização.
FASE FINAL: 12-16 SEMANAS	
Ganho da amplitude de movimento	• Exercícios ativos e passivos com ADM progressiva para o punho e o antebraço.
Fortalecimento muscular	• Exercícios com resistência progressiva para os músculos do punho e da mão.
Alongamento	• Alongamentos se o encurtamento muscular ainda estiver presente.
Propriocepção	• Exercícios proprioceptivos (cadeia fechada e cadeia aberta) coerentes com as características do paciente e com o tratamento da fratura.
Funcionalidade	• O membro superior acometido é utilizado para as AVDs e a sustentação de peso, conforme a tolerância do paciente.
Manejo da cicatriz	• Para os pacientes tratados com RAFI: tratamento da cicatriz de acordo com a fase de cicatrização.

Fonte: Araya-Quintanilla e colaboradores;[34] Hoppenfeld e Murthy;[35] Cannon;[36] Brotzman e Manske.[38]

TABELA 2.6
INTERVENÇÃO FISIOTERAPÊUTICA PARA FRATURAS DE METACARPO

Fratura de metacarpo – tratamento conservador

FASE INICIAL: 0-4 SEMANAS (COM IMOBILIZAÇÃO)

Imobilização	- Tala gessada com o punho em leve extensão e flexão das articulações metacarpofalangeana e interfalangeana em extensão do dedo fraturado e seu adjacente.
Educação do paciente	- Educar o paciente sobre o movimento ativo do ombro e do cotovelo e a elevação da mão para evitar edema.

FASES INTERMEDIÁRIA E TARDIA: 4-8 SEMANAS (APÓS CONFIRMAÇÃO DA ESTABILIDADE)

Imobilização	- A tala gessada é retirada e é confeccionada uma órtese em termoplástico, com 15° de extensão de punho e 70° de flexão das articulações metacarpofalangeana e interfalangeana em total extensão do dedo fraturado e seu adjacente (**Fig. 2.28**), a qual deve ser utilizada à noite e após a fisioterapia.
Ganho da amplitude de movimento	- Movimentos ativos de flexão e extensão isolada das articulações metacarpofalangeanas e deslizamento tendinoso dos tendões flexores superficiais e profundo, com punho neutro, em quatro posições: flexão em gancho, flexão com extensão das articulações interfalangeanas distais, flexão total dos dedos e retorno à extensão completa dos dedos. Em seguida, devem ser realizados movimentos passivos para as articulações interfalangeanas e, por fim, movimentos passivos para as articulações metacarpofalangeanas. - Movimentos irrestritos para os dedos não acometidos. São recomendados exercícios intrínsecos *minus* ativos e passivos suaves com metacarpofalangeanas estendidas enquanto as interfalangeanas são flexionadas e exercícios intrínsecos *plus* ativos e passivos com as articulações metacarpofalangeanas fletidas enquanto as interfalangeanas são mantidas em extensão (**Fig. 2.29**).
Controle de edema	- Mobilização manual do edema e enfaixamento compressivo, se necessário.
Fortalecimento muscular	- Fortalecimento progressivo para as mãos com o uso de recursos terapêuticos resistidos, como massa, *handhelper* (**Fig. 2.30**) e *digiflex*. O uso de bola rígida é contraindicado, por não permitir a flexão total das articulações, ficando apenas nos graus iniciais do movimento.
Funcionalidade	- Uso da mão sem restrições durante as AVDs.

Fratura de metacarpo – tratamento cirúrgico

FASES INICIAL E INTERMEDIÁRIA: 0-5 SEMANAS

Fixação	- Redução aberta e fixação interna (RAFI).

»

TABELA 2.6
INTERVENÇÃO FISIOTERAPÊUTICA PARA FRATURAS DE METACARPO

Imobilização	• No pós-operatório, o paciente usará tala gessada com o punho em leve extensão, articulações metacarpofalangeanas com 70° de flexão e interfalangeanas em extensão do dedo fraturado e seu adjacente. Essa tala poderá ser trocada por uma na mesma posição de termoplástico, que será utilizada à noite e retirada durante a fisioterapia.
Educação do paciente	• Educar o paciente sobre os movimentos ativos com o ombro e o cotovelo e a elevação da mão para evitar edema.
Controle de edema	• Mobilização manual do edema e enfaixamento compressivo, se necessário.
Ganho da amplitude de movimento	• Movimento ativo seguido de passivo da flexão e extensão total dos dedos. • Flexão da articulação metacarpofalangeana isoladamente.
Funcionalidade	
Manejo da cicatriz	• Tratamento da cicatriz de acordo com a fase de cicatrização.
FASE TARDIA: 5-12 SEMANAS	
Órtese	• Descontinuidade do uso.
Ganho da amplitude de movimento	• Movimentos ativos de flexão e extensão isolada das articulações metacarpofalangenas, deslizamento tendinoso dos tendões flexores superficiais e profundo, com punho neutro, em quatro posições: flexão em gancho, flexão com extensão das articulações interfalangeanas distais, flexão total dos dedos e retorno à extensão completa dos dedos. Em seguida, devem ser realizados movimentos passivos para as articulações interfalangeanas e, por fim, movimentos passivos para as metacarpofalangeanas. • Movimentos irrestritos para os dedos não acometidos. Os exercícios intrínsecos *minus* ativos e passivos suaves e intrínsecos *plus* ativos e passivos também são encorajados nessa fase (semelhante ao tratamento conservador).
Fortalecimento muscular	• Fortalecimento com carga progressiva para as mãos com o uso de recursos terapêuticos resistidos, como massa, *handhelper* e *digiflex*. O uso de bola rígida é contraindicado, por não permitir a flexão total das articulações, ficando apenas nos graus iniciais do movimento.
Alongamento	• Alongamentos se o encurtamento muscular ainda estiver presente.
Funcionalidade	• O paciente é encorajado a usar a mão em todas as AVDs.

Fonte: Neumeister e colaboradores;[39] Villeco.[40]

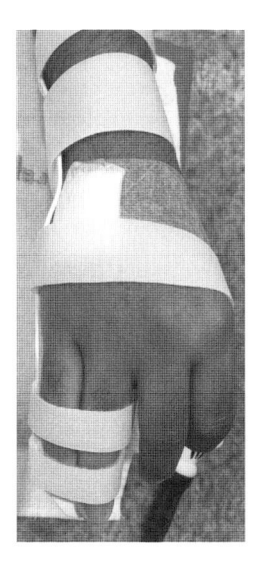

Figura 2.28
Órtese em termoplástico.
Fonte: Arquivo das autoras.

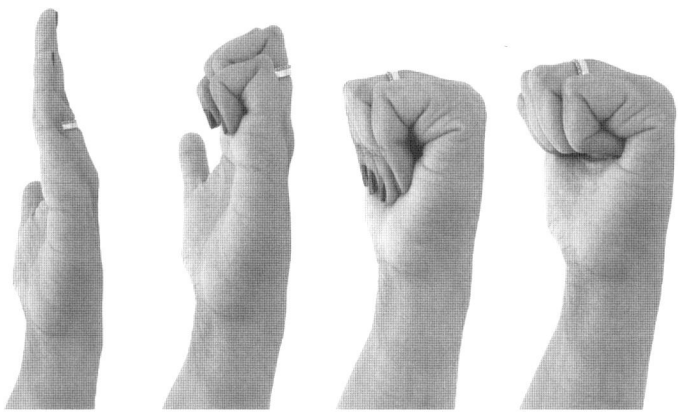

Figura 2.29
Exercício instrínseco *minus* ativo para os dedos.
Fonte: Arquivo das autoras.

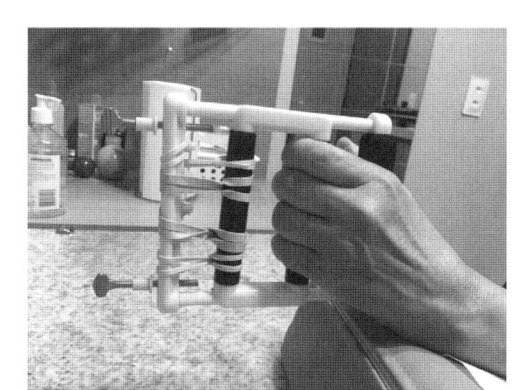

Figura 2.30
Fortalecimento da preensão palmar com uso de resistência elástica.
Fonte: Arquivo das autoras.

TABELA 2.7
INTERVENÇÃO FISIOTERAPÊUTICA PARA FRATURAS DE FALANGES

Fratura de falange: tratamento conservador	
FASE INICIAL: 0-4 SEMANAS (COM IMOBILIZAÇÃO)	
Objetivos	• Intervenção fisioterapêutica.
Imobilização	• Uso de tala gessada com o punho em leve extensão, flexão das articulações metacarpofalangeana e interfalangeana em extensão do dedo fraturado e seu adjacente.
Educação do paciente	• Educar o paciente sobre o movimento ativo do ombro e do cotovelo e a elevação da mão para evitar edema.
FASES INTERMEDIÁRIA E TARDIA: 4-8 SEMANAS (APÓS CONFIRMAÇÃO DA ESTABILIDADE)	
Imobilização	• A tala gessada é retirada e é confeccionada uma órtese em termoplástico, com 70° de flexão das articulações metacarpofalangeana e interfalangeana em total extensão do dedo fraturado e seu adjacente, a qual deve ser utilizada à noite e após a fisioterapia.
Ganho da amplitude de movimento	• Os exercícios ativos devem ser iniciados para todos os dedos, tanto com a flexão total de todos os dedos em conjunto como com a flexão individualizada de cada articulação, dedo por dedo, isolando, assim, a atuação do flexor profundo e superficial do movimento de flexão. Também devem ser realizados exercícios de extensão total dos dedos, com deslizamento diferencial tendinoso, seguido dos exercícios passivos. • Exercícios funcionais (**Figs. 2.31**).
Controle de edema	• Mobilização manual do edema e enfaixamento compressivo, se necessário.
Fortalecimento muscular	• Fortalecimento progressivo para as mãos com o uso de recursos terapêuticos resistidos, como massa (**Fig. 2.32**), pegadores (**Fig. 2.33**), *handhelper* e *digiflex*.
Funcionalidade	• Uso da mão sem restrições durante as AVDs.
Fratura de falange - tratamento cirúrgico	
FASES INICIAL E INTERMEDIÁRIA: 0-5 SEMANAS	
Fixação	• Redução aberta e fixação interna.
Imobilização	• O uso da tala gessada depende da localização e da estabilidade da fratura. Existe a indicação de tala gessada com o punho em leve extensão, articulações metacarpofalangeanas com 70° de flexão e interfalangeanas em extensão do dedo fraturado e seu adjacente ou até uma simples dedeira.
Educação do paciente	• Educar o paciente sobre o movimento ativo do ombro, do cotovelo e do punho e a elevação da mão para evitar edema.

TABELA 2.7
INTERVENÇÃO FISIOTERAPÊUTICA PARA FRATURAS DE FALANGES

Controle de edema	• Mobilização manual do edema, movimentação ativa dos dedos adjacentes e enfaixamento compressivo, se necessário.
Ganho da amplitude de movimento	• Os exercícios ativos devem ser iniciados para todos os dedos, tanto com a flexão total de todos os dedos em conjunto como com a flexão individualizada de cada dedo.
Manejo da cicatriz	• Tratamento da cicatriz de acordo com a fase de cicatrização.
FASE TARDIA: 5-12 SEMANAS	
Órtese	• Descontinuidade do uso.
Ganho da amplitude de movimento	• Os exercícios ativos devem ser iniciados para todos os dedos, tanto com a flexão total de todos os dedos em conjunto como com a flexão individualizada de cada articulação, dedo por dedo, isolando, assim, a atuação do flexor profundo e superficial do movimento de flexão. Também devem ser realizados exercícios de extensão total dos dedos, com deslizamento diferencial tendinoso, seguidos dos exercícios passivos. • Exercícios funcionais.
Fortalecimento muscular	• Fortalecimento progressivo para as mãos com o uso de recursos terapêuticos resistidos, como massa, pegadores, *handhelper* e *digiflex*.
Alongamento	• Alongamentos se o encurtamento muscular ainda estiver presente.
Funcionalidade	• O paciente é encorajado a usar a mão em todas as AVDs.

Fonte: Feehan;[20] Carpenter e Rohde;[24] Comer e colaboradores.[41]

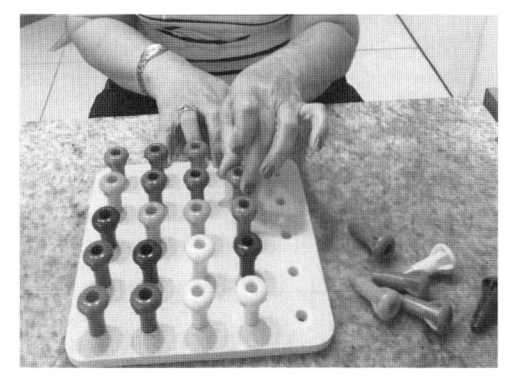

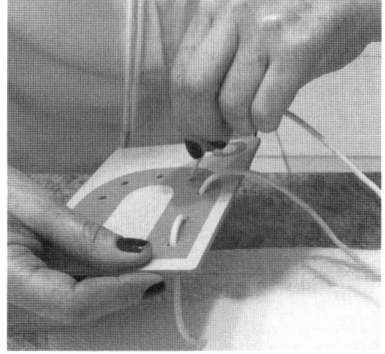

■ **Figura 2.31**
Exemplos de exercícios funcionais para fraturas das falanges.
Fonte: Arquivo das autoras.

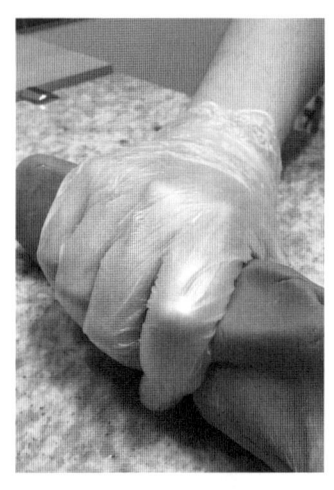

Figura 2.32
Exercício de fortalecimento muscular com massa.
Fonte: Arquivo das autoras.

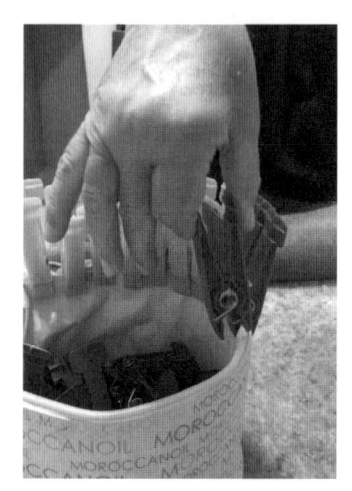

Figura 2.33
Exercício de fortalecimento muscular com pegadores.
Fonte: Arquivo das autoras.

As propostas de intervenções fisioterapêuticas apresentadas nas **Tabelas 2.1** a **2.7** foram construídas com base na literatura científica, porém é importante ressaltar que cada paciente é único, e a evolução após lesão, trauma, fratura ou cirurgia depende de diferentes fatores. Dessa forma, o programa de tratamento fisioterapêutico deve ser baseado na necessidade individual do paciente, considerada por meio de uma avaliação fisioterapêutica detalhada.

REFERÊNCIAS

1. Báča V, Klimeš J, Tolar V, Zimola P, Balliu I, Vitvarová I, et al. A 1-year prospective monocentric study of limb, spinal and pelvic fractures: can monitoring fracture epidemiology impact injury prevention programmes? Cent Eur J Public Health. 2018;26(4):298-304.
2. Ribak S, de Oliveira EJN, Rosolino GP, Neto PO, Tietzmann A. Epidemiology of traumatic injuries of the upper limbs in a university hospital. Acta Ortop Bras. 2018;26(6):370-3.
3. Barbosa RI, Raimundo KC, Fonseca MCR, Coelho DM, Ferreira AM, Hussein AM, et al. Profile of patients with traumatic injuries of the upper limb treated in a tertiary hospital. Acta Fisiatr. 2013;20(1):14-9.
4. Campos FA, Fernandes LFRM. Caracterizar o perfil clínico e sociodemográfico dos pacientes com trauma no punho e mão atendidos no ambulatório de mão e membro superior. Revisbrato. 2017;1(4):499-508.
5. Levine AM. Atualização em conhecimentos ortopédicos: trauma. São Paulo: Atheneu; 1998.
6. Pozzi I, Reginaldo S, de Almeida MV, Cristante AF, coordenadores. Manual de trauma ortopédico. São Paulo: Sociedade Brasileira de Ortopedia e Traumatologia; 2011.
7. Oliver WM, Searle HKC, Ng ZH, Wickramasinghe NRL, Molyneux SG, White TO, et al. Fractures of the proximal- and middle-thirds of the humeral shaft should be considered as fragility fractures - an epidemiological study of 900 consecutive injuries. Bone Joint J. 2020; 102B(11):1475-83.
8. Xiao K, Zhang J, Li T, Dong YL, Weng XS. Anatomy, definition, and treatment of the "terrible triad of the elbow" and contemplation of the rationality of this designation. Orthop Surg. 2015;7(1):13-8.
9. Burkhart KJ, Wegmann K, Müller LP, Gohlke FE. Fractures of the Radial Head. Hand Clin. 2015;31(4):533-46.
10. Lott A, Broder K, Goch A, Konda SR, Egol KA. Results after radial head arthroplasty in unstable fractures. J Shoulder Elbow Surg. 2018;27(2):270-5.
11. Duckworth A, Clement N, Jenkins P, Aitken SA, Court-Brown CM, McQueen MM. The epidemiology of radial head and neck fractures. J Hand Surg Am. 2012;37(1):112-9.
12. Powell AJ, Farhan-Alanie OM, Bryceland JK, Nunn T. The treatment of olecranon fractures in adults. Musculoskelet Surg. 2017;101(1):1-9.

13. Beredjiklian PK. Management of fractures and dislocations of the elbow. In: Skirven TM, Osterman AL, Fedorczyk JM, Amadio PC. Rehabilitation of the hand and upper extremity. 6th ed. Philadelphia: Elsevier; 2011. p. 1049-60. v. 1.
14. Wolfe SW. Distal radius fractures. In: Wolfe SW, Hotchkiss RN, Pederson WC, Kozin SH. Green's operative hand surgery. 6th ed. London: Churchill Livingstone; 2010. p. 2240.
15. Brotzman SB. Hand and wrist injuries. In: Brotzman SB, Manske RC. Clinical orthopaedic rehabilitation: an evidence-based approach. 3rd ed. Philadelphia: Elsevier; 2011. p. 154.
16. Chen NC, Huang JI, Trumble TE, Jupiter JB. Fractures and malunions of the distal radius. In: Trumble TE, Rayan GM, Budoff JE, Baratz ME. Principles of hand surgery and therapy. 2nd ed. Philadelphia: Elsevier; 2010. p. 602.
17. Katayama T, Furuta K, Ono H, Omokawa S. Clinical outcomes of unstable metacarpal and phalangeal fractures treated with a locking plate system: a prospective study. J Hand Surg Eur Vol. 2020;45(6):582-7.
18. Alhumaid FA, Alturki ST, Alshareef SH, Alobaidan OS, Alhuwaymil AA, Alohaideb NS, et al. Epidemiology of hand fractures at a tertiary care setting in Saudi Arabia. Saudi Med J. 2019;40(7):732-6.
19. Shin EK. Fractures: general principles of surgical management. In: Skirven TM, Osterman AL, Fedorczyk JM, Amadio PC. Rehabilitation of the hand and upper extremity. 6th ed. Philadelphia: Elsevier; 2011. p. 351-60. v. 1.
20. Feehan LM. Extra-articular hand fractures, Part II: therapist's management. In: Skirven TM, Osterman AL, Fedorczyk JM, Amadio PC. Rehabilitation of the hand and upper extremity. 6th ed. Philadelphia: Elsevier; 2011. p. 386-401. v. 1.
21. Diaz-Garcia R, Waljee JF. Current management of metacarpal fractures. Hand Clin. 2013;29(4):507-18.
22. Soong M, Got C, Katarincic J. Ring and little finger metacarpal fractures: mechanisms, locations, and radiographic parameters. J Hand Surg Am. 2010;35(8):1256-9.
23. Yoon JO, Baek H, Kim JK. The Outcomes of extension block pinning and nonsurgical management for mallet fracture. J Hand Surg Am. 2017;42(5):387.e1-387.e7.
24. Carpenter S, Rohde RS. Treatment of phalangeal fractures. Hand Clin. 2013;29(4):519-34.
25. Shewring DJ, Trickett RW, Smith A. Fractures at the junction of diaphysis and metaphysis of the proximal phalanges in adults. J Hand Surg Eur Vol. 2018;43(5):506-12.
26. Cheah AE, Yao J. Hand fractures: indications, the tried and true and new innovations. J Hand Surg Am. 2016;41(6):712-22.
27. Handoll HHG, Madhok R, Howe TE. Rehabilitation for distal radial fractures in adults (Review). Cochrane Database Syst Rev. 2008;3:1-63.
28. van de Wall BJM, Ochen Y, Beeres FJP, Babst R, Link BC, Heng M, et al. Conservative vs. operative treatment for humeral shaft fractures: a meta-analysis and systematic review of randomized clinical trials and observational studies. J Shoulder Elbow Surg. 2020;29(7):1493-1504.
29. Skirven TM, Osterman AL, Fedorczyk JM, Amadio PC. Rehabilitation of the hand and upper extremity. 6th ed. Philadelphia: Elsevier; 2011. v. 2
30. Rodrigues EKS, Fonseca MCR, MacDermid JC. Brazilian version of the Patient Rated Wrist Evaluation (PRWE-BR): cross-cultural adaptation, internal consistency, test-retest reliability and construct validity. J Hand Ther. 2015;28(1) 69-76.
31. Martins J, Napoles BV, Hoffman CB, Oliveira AS. Versão brasileira do shoulder pain and disability index: Tradução, adaptação cultural e confiabilidade. Rev Bras Fisioter. 2010;14(6): 527-36.
32. Orfale AG, Araújo PMP, Ferraz MB, Natour J. Translation into Brazilian Portuguese, cultural adaptation and evaluation of the reliability of the disabilities of the arm, shoulder and hand questionnaire. Braz J Med Biol Res. 2005;38(2):293-302.
33. Dávila SA. Therapist's management of fracture and dislocations of the elbow. In: Skirven TM, Osterman AL, Fedorczyk JM, Amadio PC. Rehabilitation of the hand and upper extremity. 6th ed. Philadelphia: Elsevier; 2011. v.1, p. 1061-74.
34. Araya-Quintanilla F, Gutiérrez-Espinoza H, Muñoz-Yanez MJ, Rubio-Oyarzún D, Cavero-Redondo I, Martínez-Vizcaino V, et al. The short-term effect of graded motor imagery on the affective components of pain in subjects with chronic shoulder pain syndrome: open-label single-arm prospective study. Pain Med. 2020;21(10):2496-2501.
35. Hoppenfeld S, Murthy VL. Tratamento e reabilitação de fraturas. Barueri: Manole; 2001.
36. Cannon NM, editor. Diagnosis and treatment manual for physicians and therapists: upper extremity rehabilitation. 4th ed. Indianapolis: Hand Rehabilitation Center of Indiana; 2001.
37. Reid SA, Andersen JM, Vicenzino B. Adding mobilisation with movement to exercise and advice hastens the improvement in range, pain and function after non-operative cast immobilisation for distal radius fracture: a multicentre, randomised trial. J Physiother. 2020;66(2):105-12.
38. Brotzman SB, Manske RC. Clinical orthopaedic rehabilitation: an evidence-based approach. 3rd ed. Philadelphia: Elsevier; 2011.
39. Neumeister MW, Webb K, McKenna K. Non-surgical management of metacarpal fractures. Clin Plast Surg. 2014;41(3):451-61.
40. Villeco JP. Edema: therapist's management. In: Skirven TM, Osterman AL, Fedorczyk JM, Amadio PC. Rehabilitation of the hand and upper extremity. 6th ed. Philadelphia: Elsevier; 2011. v. 1.
41. Comer GC, Clark SJ, Yao J. Hand therapy modalities for proximal interphalangeal joint stiffness. J Hand Surg Am. 2015;40(11):2293-6.

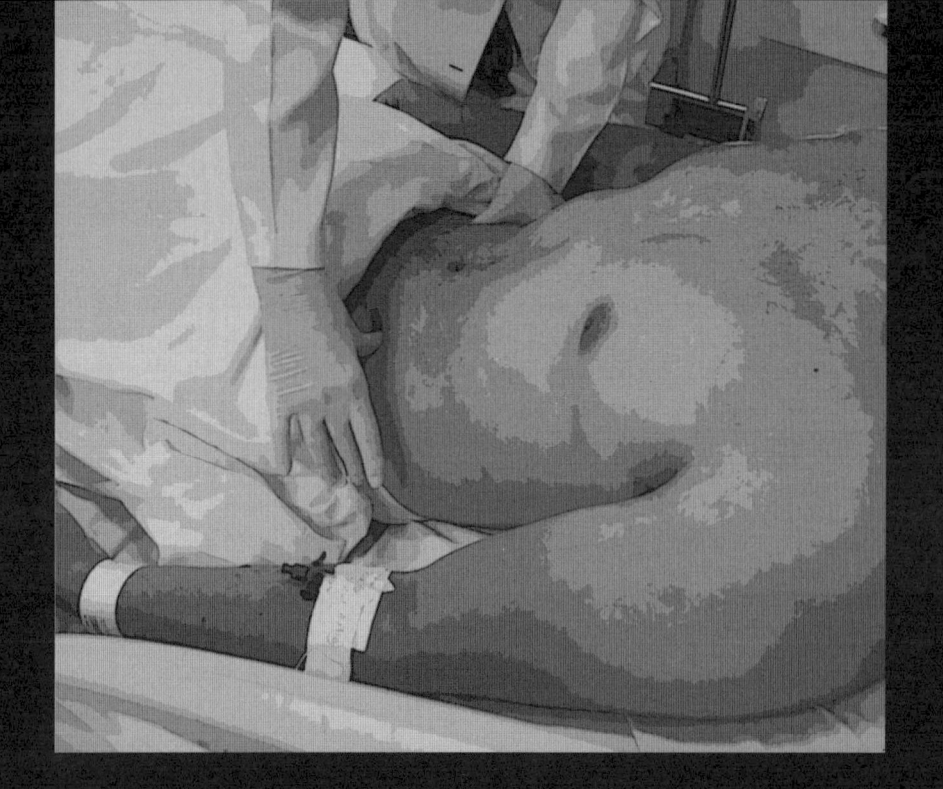

3
Tratamento Fisioterapêutico nas Fraturas da Coluna Vertebral

ANDRÉA LICRE PESSINA GASPARINI
ANDERSON ALVES DIAS
DANIEL MARTINS COELHO

Em um hospital de urgências terciário, o trauma ortopédico responde, em média, por 45 a 65% do movimento cirúrgico semanal[1] e atinge, em sua maioria, a população produtiva.[2,3] Entre os vários segmentos envolvidos, a coluna vertebral recebe destaque, em decorrência da possibilidade de agravos advindos de fraturas complexas e politraumas resultantes de mecanismos externos diversos, como a queda de altura, que representa o mecanismo mais frequente, seguida por acidente automobilístico e pela possibilidade de ocorrência de lesão medular.

Nos serviços de saúde, os dados de entrada com trauma de coluna vertebral registram 40% para fraturas cervicais, 20% para fraturas torácicas e 15% para fraturas lombares.[4] Neste capítulo, o raciocínio será direcionado para o entendimento do cenário clínico e cirúrgico das fraturas de coluna vertebral e para a intervenção fisioterapêutica no pós-operatório dessas fraturas, sem lesão medular, nas fases hospitalar e ambulatorial.

CARACTERÍSTICAS CLÍNICAS E DIAGNÓSTICAS

■ FRATURAS DA COLUNA CERVICAL ALTA

As fraturas da coluna cervical correspondem a 3 a 4% de todas as fraturas. O diagnóstico e o tratamento precisos fazem parte do tratamento bem-sucedido desse tipo de fratura. As fraturas que ocorrem entre o occipício e o C2 são chamadas de fraturas da coluna cervical alta e, em geral, resultam de uma rápida desaceleração da cabeça ou de um impacto do crânio com vetor de força direcionado ao atlas ou áxis. As forças de impacto podem variar nas direções e, raramente, ocorrem em rotação.

O sentido mais perigoso da força de trauma é o anteroposterior, uma vez que pode resultar em instabilidade importante, devido à lesão do complexo ligamentar.

EXAME FÍSICO

Muitas lesões cervicais altas não são diagnosticadas na avaliação inicial do trauma, de modo que lesões neurológicas tardias e até mesmo óbito podem ocorrer devido à falha diagnóstica inicial. Por isso, um exame físico detalhado é fundamental na primeira avaliação. Em consequência de um trauma craniano, o nível de consciência do paciente pode estar comprometido na avaliação, o que dificulta de forma significativa a identificação de lesões. Quando o paciente está em alerta, a avaliação de dor cervical alta ou occipital durante a palpação é um sinal indireto de provável lesão.

Embora uma grande quantidade de síndromes neurológicas possa ocorrer nesses tipos de lesões, as lesões medulares são raras, devido ao tamanho do canal vertebral e ao seu conteúdo/contingente em relação à lesão medular na proporção de 1/3. A avaliação dos pares de nervos cranianos IX, X, XI e XII deve fazer parte da propedêutica inicial. Pacientes com lesão medular alta ou do tronco cerebral podem estar com a função ventilatória prejudicada e necessitam de suporte ventilatório com urgência.

CLASSIFICAÇÕES E TRATAMENTO

Atualmente, as classificações são muito questionadas nas discussões médicas de modo geral, bem como as suas interpretações a partir dos exames de imagem. No contexto da fisioterapia, elas também abrem margem para uma ampla discussão quanto à sua utilização como recurso na tomada de decisão clínica.

De modo geral, as classificações levam em consideração o tipo de fratura, a associação com a lesão ligamentar e a instabilidade.[5-8] Além da caracterização da fratura, as classificações definem o tratamento a ser instituído. A **Tabela 3.1**, a seguir, apresenta as principais classificações das fraturas em coluna cervical alta.

TABELA 3.1
PRINCIPAIS CLASSIFICAÇÕES DAS FRATURAS EM COLUNA CERVICAL ALTA

Tipo	Descrição	Estabilidade	Tratamento
FRATURAS DO CÔNDILO OCCIPITAL (CLASSIFICAÇÃO DE ANDERSON E MONTESANO)			
I	Fratura cominutiva	Estável	Colar cervical
II	Fratura da base do crânio	Estável	Colar/Halovest
		Instável	Fixação occipitocervical (raro)
III	Fratura/avulsão do ligamento alar	Estável	Colar cervical
		Instável	Fixação occipitocervical
FRATURAS DO ATLAS (CLASSIFICAÇÃO DE LEVINE)			
1	Fraturas do processo transverso	Estável	Colar cervical
2	Fratura do arco posterior	Estável	Colar cervical
3	Fratura da massa lateral	Estável	Colar cervical
		Instável*	Fixação
4	Fratura do arco anterior	Estável	Colar/Halovest
		Instável*	Fixação
5	Fratura de Jefferson	Estável	Colar/Halovest
		Instável*	Fixação
FRATURA DO ODONTOIDE (CLASSIFICAÇÃO DE ANDERSON D'ALONZO)			
I	Fratura do ápice do odontoide	Estável	Órtese cervical
		Instável	Fusão occipitocervical Halovest
II	Fratura do dente do odontoide IIa: sem desvio	Instável	Halovest Colete cervical Parafuso odontoide Fixação C1-C2
	IIb: Oblíquo no sentido de anterossuperior para posteroinferior com ou sem desvio		Parafuso de tração Fixação C1-C2 Halovest

TABELA 3.1
PRINCIPAIS CLASSIFICAÇÕES DAS FRATURAS EM COLUNA CERVICAL ALTA

Tipo	Descrição	Estabilidade	Tratamento
III	Fratura do odontoide afetando o corpo de C2	Instável	Halovest Colar cervical Parafuso de tração Fixação C1-C2
ESPONDILOLISTESE TRAUMÁTICA DO ÁXIS (CLASSIFICAÇÃO DE EFFENDI)			
I	Fratura da *pars* sem desvio ou desvio inferior a 3 mm	Estável	Colar rígido Halovest
II	Fratura da *pars* com desvio superior a 3 mm e angulação	Instável	Redução com halo de tração + halovest
	IIa Fratura da *pars* com mínimo desvio e angulação importante, devido ao mecanismo de flexodistração	Muito instável	Redução com halo de tração + gesso Minerva ou artrodese C2-C3
III	Fratura da *pars* com angulação e desvio acentuados associados à luxação facetária C2-C3	Instável	Artrodese C2-C3

Fonte: Elaborada com base em Neumann;[9] American Spinal Injury Association.[10]

■ FRATURAS DA COLUNA CERVICAL BAIXA

A coluna cervical baixa corresponde às vértebras entre C3 e T1. Esse segmento é responsável por 83% da flexoextensão, por 90% da inclinação lateral e por cerca de 50% da rotação da cabeça. Estima-se que 3 a 4% dos pacientes atendidos em centros de traumas apresentem esse tipo de fratura. Nos pacientes politraumatizados e com associação de traumatismo cranioencefálico, as fraturas da coluna cervical baixa devem ser investigadas. Em geral, essas fraturas apresentam distribuição bimodal e ocorrem em pacientes jovens envolvidos em trauma de alta energia, como, por exemplo, acidente automobilístico, e em pacientes acima de 55 anos que tenham sofrido traumas de menor energia.

O mecanismo do trauma e um exame físico detalhado são importantes para o diagnóstico de lesões cervicais baixas em pacientes conscientes. Exames de imagem, como radiografias, tomografia computadorizada (TC) e ressonância da coluna cervical, também fazem parte da propedêutica diagnóstica.[11]

CLASSIFICAÇÕES E CRITÉRIOS DE ESTABILIDADE DA COLUNA CERVICAL BAIXA

A instabilidade clínica da coluna cervical é definida como a incapacidade de manter uma relação normal entre os elementos da coluna cervical e a curvatura fisiológica com possibilidade de deformidade, dor e lesão neurológica. White e Punjabi determinaram critérios clínicos e radiográficos de instabilidade cervical que são importantes, inclusive, para as novas classificações preditoras do tratamento (**Tab. 3.2**).

TABELA 3.2
CRITÉRIOS DE AVALIAÇÃO DE WHITE-PUNJABI

Elementos anteriores destruídos ou sem função	2
Elementos posteriores destruídos ou sem função	2
Translação relativa do plano sagital > 3,5 mm	2
Angulação relativa do plano sagital > 11°	2
Teste do estiramento positivo	2
Lesão medular	2
Lesão de raiz	1
Estiramento anormal do disco	1
Sobrecarga	1
Somatória > 5 instável	

Fonte: Neumann;[9] American Spinal Injury Association.[10]

Recentemente, foi descrita uma classificação para as lesões da coluna cervical baixa, conhecida como SLIC (Subaxial Cervical Spine Injury Classification; **Tabs. 3.3** e **3.4**), que leva em consideração três características importantes, a saber: morfologia da lesão, integridade ligamentar e *status* neurológico do paciente.

TABELA 3.3
SUBAXIAL CERVICAL SPINE INJURY CLASSIFICATION (SLIC)

Categoria	Pontuação
MORFOLOGIA DA LESÃO	
Sem anomalidade	0
Compressão	1
Explosão	+1 = 2
Distração	3
Translação ou rotação	4
INTEGRIDADE DO COMPLEXO DISCOLIGAMENTAR	
Intacto	0
Indeterminado	1
Lesionado	2

TABELA 3.3
SUBAXIAL CERVICAL SPINE INJURY CLASSIFICATION (SLIC)

Categoria	Pontuação
STATUS NEUROLÓGICO	
Intacto	0
Lesão da raiz	1
Lesão medular completa	2
Lesão medular incompleta	3

Fonte: Neumann;[9] American Spinal Injury Association.[10]

TABELA 3.4
CLASSIFICAÇÃO AO – MAGERL

A	Compressão
A1	Impacção
A2	*Split*
A3	Explosão
B	Distração
B1	Lesão posterior com corpo vertebral íntegro
B2	Fratura posterior + fratura tipo A
B3	Distração anterior – hiperextensão
C	Rotação
C1	Fratura de luxação facetária unilateral
C2	Luxação facetária unilateral
C3	Fratura de separação do maciço articular + tipo A + tipo B

Fonte: Neumann;[9] American Spinal Injury Association.[10]

TRATAMENTO

As fraturas do tipo compressão envolvem somente o corpo vertebral, podendo ser tratadas de forma conservadora, com colar Philadelphia, halogesso ou halovest na maioria dos casos. As fraturas do tipo explosão podem ser mais instáveis e, em geral, são tratadas cirurgicamente por via anterior.

As fraturas do tipo distração envolvem uma lesão anterior associada a lesões posteriores, sendo cirúrgicas na maioria dos casos, necessitando de fixação por dupla via (anterior e posterior). As fraturas com mecanismos rotacionais são muito instáveis e necessitam, obrigatoriamente, de fixação de dupla via.[12] A **Figura 3.1**, a seguir, apresenta exemplos de fratura de luxação da coluna cervical.

■ FRATURAS DA COLUNA TORACOLOMBAR

As fraturas da coluna toracolombar incluem desde traumas de baixa energia, como, por exemplo, fraturas por osteoporose, até traumas de alta de energia, em que pode ocorrer deslocamento dos elementos da coluna associados à trauma raquimedular. Aproximadamente 90% das fraturas ocorrem na transição toracolombar. As fraturas que envolvem traumas de alta energia com maior chance de lesão raquimedular ocorrem em homens na segunda e terceira décadas de vida.

Com frequência, esse tipo de lesão está associado a politraumatismo e à presença de lesões associadas. Outras fraturas podem estar presentes, de forma que um exame físico detalhado seguindo os protocolos do ATLS (Advanced Trauma Life Support) deve ser seguido. Um exame neurológico minucioso de forma sistemática é importante para a detecção precoce de lesões e comparação *a posteriori*. A avaliação do nível neurológico (i.e., o limite inferior no qual as funções motoras e sensitivas estão normais em ambos os lados) e a identificação de choque medular, estado em que ocorre uma alteração fisiológica do funcionamento da medula, com ausência das funções motoras e sensitivas caudais ao nível da lesão, são importantes nas primeiras 24 a 48 horas.

Exames de imagem, como radiografias, TC e ressonância da coluna toracolombar, fazem parte da propedêutica diagnóstica.[13]

CLASSIFICAÇÕES DAS FRATURAS TORACOLOMBARES

Diversas classificações foram introduzidas desde a década de 1980, apoiadas em diferentes metodologias. Em 1984, Denis[14] criou um sistema de classificação baseado nas teorias de es-

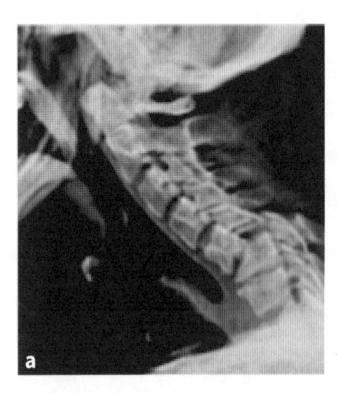

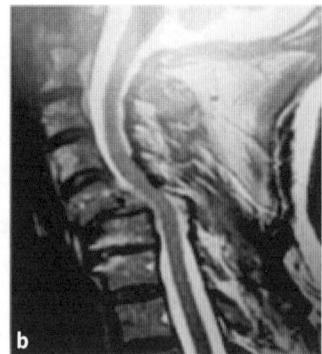

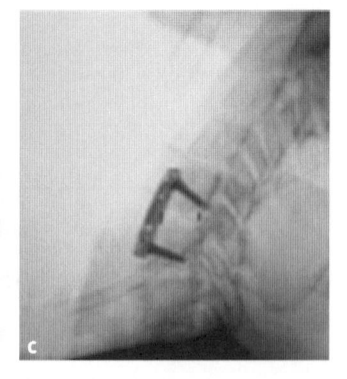

■ **Figura 3.1**
Fratura de luxação da coluna cervical.
[a] Radiografia em perfil da coluna cervical com presença de fratura de luxação C5-C6. **[b]** Ressonância nuclear magnética da coluna cervical, importante para a avaliação de lesão ligamentar e herniações traumáticas. **[c]** Controle intraoperatório com radioscopia, evidenciando redução satisfatória da luxação com fixação anterior com Cage, placa e parafusos.
Fonte: Arquivo dos autores.

tabilidade da coluna vertebral e formulou uma divisão em três componentes: coluna anterior, coluna média e coluna posterior.

Em 2007, Vaccaro e colaboradores[15] elaboraram uma classificação enfatizando aspectos práticos, o que também colaboraria para a definição do tratamento. A TLICS (Thoracolumbar Injury Classification System) avalia a morfologia da fratura, a integridade do ligamento longitudinal posterior e o estado neurológico do paciente, atribuindo uma pontuação a cada um deles. Uma pontuação menor que 4 sugere tratamento conservador com uso de colete, e uma maior que 4, tratamento cirúrgico (**Tab. 3.5**).

Outra classificação amplamente difundida é a AOSpine, que inclui a morfologia da lesão (tipo A, fraturas por compressão; tipo B, fraturas com lesão da banda de tensão anterior ou posterior; tipo C, fraturas com desvio translacional) e o estado neurológico do paciente (desde ausência de déficit neurológico até lesão medular ou da cauda equina completa). Recentemente, foi publicada uma atualização da classificação, com a adição dos modificadores específicos que identificam lesões que aparentam ser estáveis do ponto de vista da integridade óssea, porém nas quais a presença de lesão ligamentar pode indicar conduta cirúrgica, além de identificar comorbidades capazes de influenciar na opção terapêutica, como, por exemplo, osteoporose.[16]

TABELA 3.5
MORFOLOGIA/ESTADO NEUROLÓGICO/COMPLEXO LIGAMENTAR

	Pontuação
MORFOLOGIA DA LESÃO	
Compressão	1
Explosão	2
Translação/rotação	3
Distração	4
ESTADO NEUROLÓGICO	
Intacto	0
Lesão da raiz	2
Lesão medular/cauda equina completa	2
Lesão medular/cauda equina incompleta	3
INTEGRIDADE DO COMPLEXO LIGAMENTAR POSTERIOR	
Intacto	0
Indeterminado	1
Lesionado	2

Fonte: Neumann;[9] American Spinal Injury Association.[10]

TRATAMENTO

O tratamento conservador com o uso de órtese é indicado para as fraturas estáveis sem déficits neurológicos, com deformidade em cifose inferior a 30 graus, perda de altura do corpo vertebral inferior a 50% e sem lesão do ligamento longitudinal posterior associado. As órteses são importantes para o controle de dor e a mobilização precoce do paciente, além de permitirem que ele deambule precocemente. Os coletes mais utilizados são: colete de Jewett, Putti alto e Putti baixo.

Quando as fraturas são consideradas instáveis ou há a presença de déficit neurológico, está indicado o tratamento cirúrgico. Os principais objetivos do tratamento cirúrgico são a descompressão dos tecidos neurais e o restabelecimento da estabilidade e do alinhamento da coluna.[17] A **Figura 3.2**, a seguir, apresenta exemplos de uma fratura de luxação toracolombar.

AVALIAÇÃO CINÉTICO-FUNCIONAL

A abordagem do paciente vítima de fraturas na coluna vertebral envolve a identificação da gravidade da lesão e das suas disfunções associadas. As fraturas na região cervical acometem, predominantemente, indivíduos entre 25 e 50 anos, ativos, podendo ou não gerar dano neurológico, caracterizado como o maior dano funcional. Os principais mecanismos de trauma são os acidentes automobilísticos e motociclísticos e as quedas de altura com alta energia, respectivamente.[18] A grande maioria das fraturas cervicais, após exames e avaliação dos critérios de instabilidade, é tratada cirurgicamente.[4]

Em geral, as fraturas na coluna toracolombar têm por mecanismo de trauma quedas de alturas ou acidentes automobilísticos de alta energia. Os níveis de T10 a L3 são mais acometidos, presumidamente devido à característica biomecânica de ser a transição da coluna torácica rígida e da coluna lombar com maior mobilidade.[19] Devido ao mecanismo de lesão de

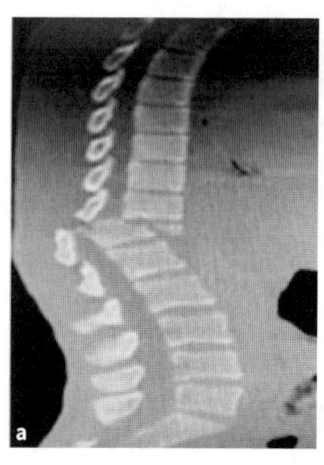

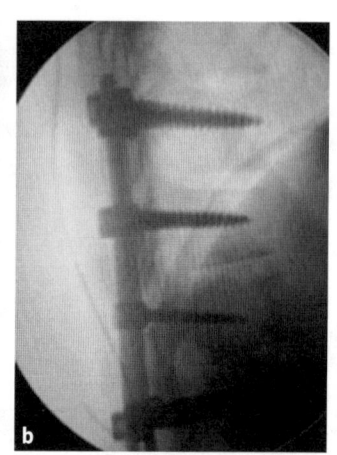

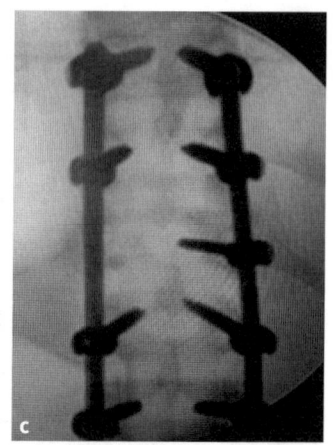

■ **Figura 3.2**
Fratura de luxação toracolombar.
[a] Tomografia computadorizada da coluna toracolombar, demonstrando fratura de luxação com comprometimento importante do canal medular. **[b]** Controle intraoperatório com radioscopia em perfil, evidenciando o posicionamento dos parafusos pediculares e das hastes, com redução da luxação toracolombar. **[c]** Controle intraoperatório em anteroposterior de redução e fixação de fratura.
Fonte: Arquivo dos autores.

alta energia, lesões associadas intra-abdominais, de pelve ou membros inferiores podem exigir destreza do terapeuta para associar os cuidados da coluna vertebral aos outros segmentos acometidos. As fraturas de T1 a T10 apresentam quadros neurológicos em aproximadamente 70% dos casos, sendo 53 lesões neurológicas completas.[20]

As amplitudes normais para os seguimentos cervicais para cada um dos movimentos estão apresentadas na **Tabela 3.6**, porém, antes de estabelecer uma meta de amplitude de movimento, deve-se analisar a complexidade da lesão, o tipo de tratamento realizado e as precauções de cada fase para terapias voltadas ao ganho de movimento.

A avaliação das amplitudes de movimentos após fraturas na coluna cervical deve ser realizada após estabilizar a fratura, permitindo a movimentação do segmento. A documentação adequada e a utilização do mesmo método em reavaliações proporcionam fidelidade e confiança nos resultados encontrados, sendo, assim, parâmetros importantes de mensuração de evolução do tratamento.

Considerando os tratamentos cirúrgicos que envolvem a artrodese de segmentos vertebrais, espera-se que haja redução de amplitude para movimentos específicos. Por exemplo, artrodeses de cervical inferior têm maior propensão de levar à redução de movimentos de flexão e extensão em comparação com as rotações, considerando-se que, nessa região, ocorre aproximadamente 85% de todo o movimento de flexoextensão e 50% das rotações.

As amplitudes normais para os segmentos torácicos e lombares para cada um dos movimentos estão apresentadas na **Tabela 3.7**. Assim como na condição cervical, antes de estabelecer uma meta de amplitude de movimento, deve-se analisar a complexidade da lesão, o tipo de tratamento realizado e as precauções de cada fase para terapias voltadas ao ganho de movimento.

TABELA 3.6
ARCO DE MOVIMENTOS APROXIMADOS PARA OS TRÊS PLANOS DE MOVIMENTO PARA AS ARTICULAÇÕES DA REGIÃO CERVICAL

Articulação ou região	Flexão (graus)	Extensão (graus)	Rotação (graus)	Flexão lateral (graus)
Articulação atlanto-occipital	5	10	Desprezível	5
Articulação atlantoaxial	5	10	35-40	Desprezível
Cervical inferior (C2-C7)	35-40	55-60	30-35	30-35

Fonte: Neumann.[9]

TABELA 3.7
ARCO DE MOVIMENTO NOS TRÊS PLANOS DE MOVIMENTO DAS REGIÕES TORÁCICA E LOMBAR

Movimento	Região torácica (graus)	Região lombar (graus)
Flexão	30-40	40-50
Extensão	20-25	15-20
Rotação axial	30-35	5-7
Flexão lateral	25-30	20

Fonte: Neumann.[9]

A avaliação das amplitudes de movimentos após fraturas na coluna toracolombar deve ser realizada após estabilizar a fratura, permitindo a movimentação dos segmentos sem expor o paciente a riscos. Considerando os tratamentos cirúrgicos que envolvem a artrodese de segmentos vertebrais, espera-se que haja redução de amplitude para movimentos específicos. Contudo, a perda de amplitude de movimento deve ser analisada com critério, pois a mobilidade do tronco envolve movimentos de pelve adjacentes à articulação coxofemoral, os quais podem confundir o avaliador, gerando a impressão de maior ou menor amplitude, sendo que esta é uma compensação de outro segmento.

A função muscular configura outra importante variável no processo de avaliação do paciente vítima de fratura na coluna vertebral. Na cervical, os músculos-chave das raízes cervicais e lombares devem ser testados em busca de identificar déficits relacionados com o trauma no primeiro contato com o paciente, de forma periódica em casos de redução do desempenho de músculos específicos (**Fig. 3.3**). A avaliação da força muscular visa, ainda, a identificar possíveis déficits relacionados com imobilismo, dor ou compensações adquiridas no

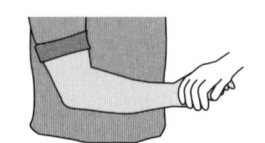

C5 – Bíceps – flexores do antebraço

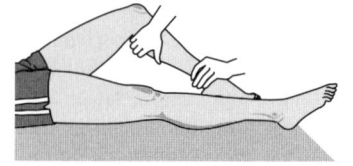

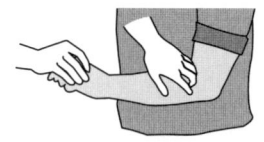

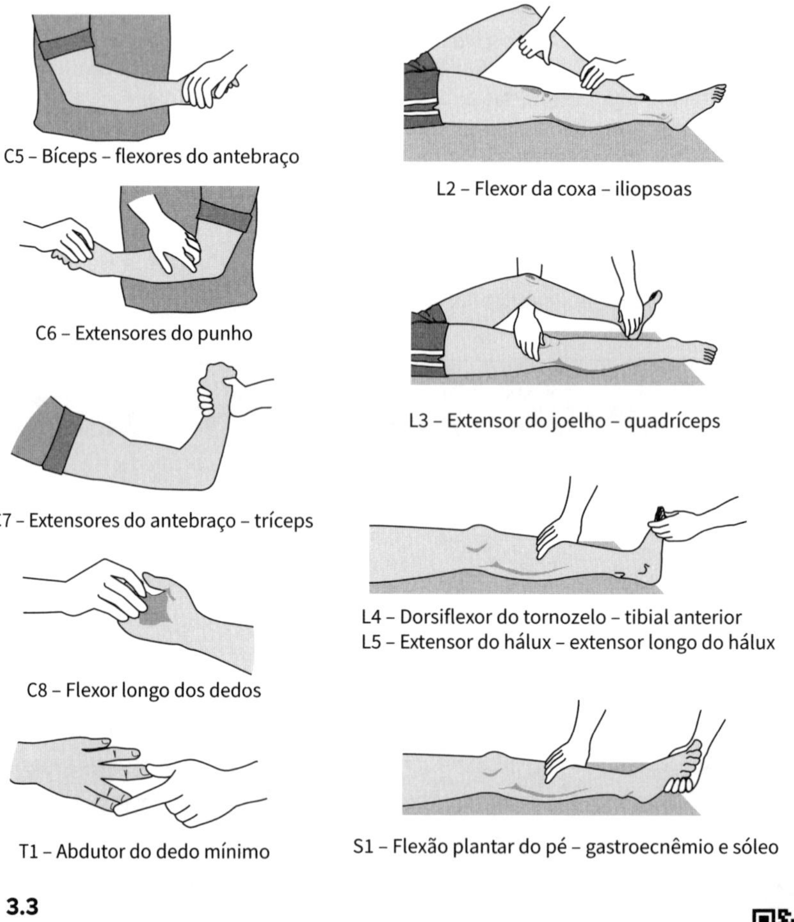

C6 – Extensores do punho

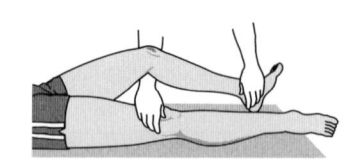

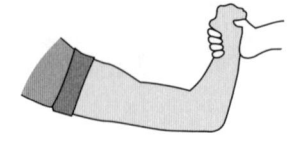

C7 – Extensores do antebraço – tríceps

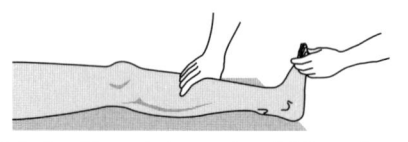

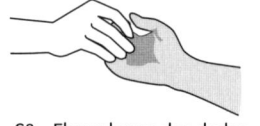

C8 – Flexor longo dos dedos

T1 – Abdutor do dedo mínimo

L2 – Flexor da coxa – iliopsoas

L3 – Extensor do joelho – quadríceps

L4 – Dorsiflexor do tornozelo – tibial anterior
L5 – Extensor do hálux – extensor longo do hálux

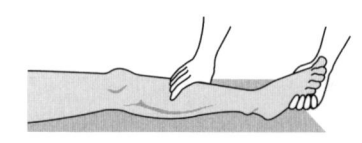

S1 – Flexão plantar do pé – gastrocnêmio e sóleo

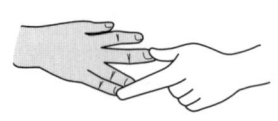

■ **Figura 3.3**
Exame neurológico dos músculos-chave por segmento. Para estudo do exame neurológico conforme recomendado pela ASIA, sugere-se a leitura de Motor Exam Guide, disponível em por meio do QR Code ao lado.
Fonte: American Spinal Injury Association.[10]

processo de tratamento da fratura. O uso de dispositivos para a imobilização da coluna cervical pode levar a alterações de força da musculatura cervical, além de reduzir a função da musculatura escapulotorácica, devido ao bloqueio mecânico gerado por esses dispositivos.

A avaliação cinético-funcional tem por função possibilitar a identificação e a interpretação de condições físicas e funcionais do paciente pertinentes à fratura apresentada. Para além da coleta de dados e o uso de manobras ou testes, o processo semiológico permite ao fisioterapeuta avaliar, quantificar e qualificar a condição físico-funcional do paciente. Além disso, auxilia na interpretação e na construção de raciocínio direcionado à execução de um plano estratégico de intervenção fisioterapêutica, como avaliar as respostas do paciente diante dessa intervenção. Esse mesmo processo de avaliação possibilita ao paciente uma real percepção de sua condição físico-funcional e da sua evolução, minorando crenças eventualmente existentes. A **Tabela 3.8**, a seguir, apresenta os demais detalhes semiológicos de destaque na avaliação hospitalar.

INTERVENÇÃO FISIOTERAPÊUTICA

O tratamento cirúrgico para o trauma ortopédico de coluna vertebral, independentemente da região acometida, exige, inicialmente, repouso, o que reflete em imobilidade. Pela ótica positiva, a imobilidade é necessária para a proteção da cirurgia e para a promoção do início do processo de cicatrização dos tecidos lesados. Contudo, sem o gerenciamento da equipe, prin-

TABELA 3.8
AVALIAÇÃO FISIOTERAPÊUTICA

Exame clínico	Exame físico	Testes	Percepções

• Sinais clínicos
  – pressão arterial;
  – frequência respiratória;
  – frequência cardíaca;
  – ausculta pulmonar;
  – saturação de O^2
• Exames laboratoriais
  – Hematimetria: concentração de hemoglobina (devido à função de carrear o oxigênio e subsidiar a nutrição das funções celulares e musculares)
• Exames de imagem
  – radiografia;
  – tomografia computadorizada (acompanhar as condições da osteossíntese e da cirurgia);
  – ressonância magnética (importante para acompanhar as condições dos tecidos moles)
	• Edema
	• Dor
	• Palpação óssea e tecido mole
	• Amplitude de movimento de articulações adjacentes
	• Força muscular
	• Coordenação
	• Reflexos
	• Sensibilidade
		• Testes da panturrilha (Sinal da Bandeira)
		• Sinal de Homans
			• Escala Tampa de Cinesiofobia[21]
			• Escala de Pensamentos Catastróficos (Anexo B, p. 114, do conteúdo do QR Code da esquerda – Confira artigo sobre validação por meio do QR Code da direita)[22,23]
			• Inventário de Dor[24]
			• Escala de Frankel

cipalmente do fisioterapeuta, ocorrerá perda de funcionalidade e descondicionamento, que raramente serão exclusivos ao tecido ósseo fraturado[25] (**Tab. 3.9**).

A imobilidade reduz a reserva funcional do sistema musculoesquelético, resultando em fraqueza, atrofia e baixa resistência à fadiga. O cerceamento imposto às articulações envolvidas causa incapacidades funcionais, como atividade muscular reduzida, com diminuição da capacidade funcional do sistema musculoesquelético, instalação de rigidez articular, reforçando a inatividade, além de prováveis alterações dos sistemas respiratório, vascular, urogenital, endócrino e nervoso.[26] Os efeitos adversos da imobilidade podem ser definidos sob o termo geral *descondicionamento*, com potencialidade para dor e incapacidade.

Portanto, o objetivo da avaliação é gerenciar a disfunção sistêmica, a fim de minimizar sequelas e estabelecer a reabilitação. Nesse processo de gerenciamento, o importante é definir o por que é importante (objetivos da proposta de intervenção), no que é possível ou não intervir (fases de intervenção) e até quando intervir (alta). Isso fará a diferença para o período de recuperação adequado, garantindo habilidades físicas a longo prazo.

Considerando a evidência científica para as fraturas de coluna vertebral, têm-se, em larga escala, evidências de análises biomecânicas das disfunções traumáticas e não traumáticas da coluna vertebral, bem como evidências limitadas sobre a prática de intervenção fisioterapêutica no pós-operatório inicial e tardio dessas fraturas e as especificidades ambulatoriais.

Após o tratamento cirúrgico das fraturas de coluna vertebral, faz-se fundamental o planejamento de estratégias terapêuticas que compreendem um conjunto de coordenadas e práticas harmonizadas para o alcance de objetivos terapêuticos.[27]

A avaliação sistematizada e organizada e os exercícios fisioterapêuticos representam componentes fundamentais das ações estratégicas para o sucesso do processo de reabilitação. Para o restabelecimento da função motora, deve-se atentar para: amplitude do movimento, força muscular dos músculos-chave envolvidos na lesão e no controle de tronco, padrão de marcha, controle da dor, prevenção de sequelas funcionais e função para autocuidado e autonomia para o desempenho de papéis sociais, laborais e recreacionais que tenham significado para o indivíduo.

TABELA 3.9
CONSEQUÊNCIAS DA IMOBILIDADE

Sistema tegumentar	Úlcera de pressão		
Sistema musculoesquelético	Edema	Atrofia e redução da força muscular	Contraturas articulares
Sistema respiratório	Diminuição da atividade diafragmática	Diminuição da expansibilidade	Diminuição da efetividade da tosse
Sistema cardíaco	Aumento da frequência cardíaca	Estagnação venosa	Hipotensão postural
Sistema urogenital	Estagnação urinária	Dificuldade de esvaziamento da bexiga	
Sistema gastrintestinal	Constipação intestinal		
Sistema nervoso	Privação sensorial	Alteração da coordenação	Alteração cinestésica

Fonte: Neumann;[9] American Spinal Injury Association.[10]

EXERCÍCIOS

Na condição pós-operatória, preconiza-se a execução de movimentos tão logo seja permitido, para alcançar um rápido retorno às atividades previamente realizadas e para as compensações dos déficits de controle motor, coordenação e equilíbrio. Um dos objetivos mais importantes da intervenção, para além de flexibilidade, coordenação, equilíbrio e desempenho, é recuperar a força muscular. No entanto, sabe-se que as forças musculares aumentam as cargas vertebrais a níveis perigosos no pós-operatório, colocando em risco os resultados da cirurgia. Nesse cenário, é muito importante que as fases pós-operatórias e ambulatoriais sejam respeitadas,[28] as quais são orientadas por objetivos específicos que têm por finalidade promover a restauração da capacidade funcional do paciente com liberdade física.[29]

PRESCRIÇÃO DE EXERCÍCIOS

A prescrição da cinesioterapia deve fornecer condições musculoesqueléticas satisfatórias para que ocorram respostas aos estímulos, além de garantir adaptações em relação aos critérios de eficácia e funcionalidade.[30] Assim, ela necessita de frequência adequada de estímulos de treinamento, volume em cada uma das sessões, intensidade adequada e organização metodológica das tarefas (**Tab. 3.10**).

Merece destaque: inicialmente, deve-se realizar duas séries de 3 a 5 repetições para cada exercício, com intervalos entre os exercícios. No decorrer dos dias, deve-se aumentar progressivamente o volume de séries e a intensidade dos exercícios. A escolha do exercício deve ter significado para o paciente e ocorrer com a solicitação gradual de intensidade, respeitando-se a tolerância e o registro da sua percepção de dor.

TABELA 3.10
PRESCRIÇÃO DE CINESIOTERAPIA

Exercícios ativos, ativo-assistidos e passivos:	Exercícios isométricos:	Alongamento:
• Mínimo: 2 séries de 5 repetições • Máximo: 3 séries de 8 a 10 repetições	• Mínimo: 2 séries de 3 repetições de 6 segundos cada • Máximo: 2 séries de 5 a 10 repetições de 6 segundos cada	• Mínimo: 1 série de 3 repetições de 30 segundos cada • Máximo: 1 série de 5 repetições de 30 segundos cada

Fonte: Giangregorio e colaboradores.[30]

INTERVENÇÃO NO PÓS-OPERATÓRIO DE FRATURA DE COLUNA VERTEBRAL CERVICAL E TORACOLOMBAR

FASE HOSPITALAR

Pós-operatório

1° e 2° dias/Fase 1 – inicial

▶ **1° dia de pós-operatório**
O pós-operatório inicial representa uma fase muito importante no processo de reabilitação, principalmente para a evolução da intervenção da fisioterapia. Ele representa o momento de

controlar reações adversas do processo de intervenção cirúrgica, de apresentar ao paciente a importância da adesão à proposta de intervenção e de a equipe estar atenta à comunicação assertiva, com informações técnicas precisas sobre o procedimento cirúrgico e o planejamento de intervenção com exercícios, garantindo a confiança do paciente quanto às fases do tratamento clínico e da fisioterapia.[31]

O plano de intervenção deve ser individualizado, com intensidade e exposição aos exercícios de forma gradual, por dia de pós-operatório e progresso do paciente, com o objetivo de otimizar a aquisição funcional e controlar a dor.[32,33]

Nessa fase do processo, preconiza-se:

1 Posicionamento no leito: deve-se ter cuidados com as compressões de extremidades ósseas que provocam isquemia na área e úlceras de pressão. Os posicionamentos no leito também são importantes para evitar a posição de posturas viciosas de segmentos específicos, como a rotação externa de quadril e a rotação interna de ombro.

2 Controle de edema: uso de drenagem manual com ativação de cadeia linfática da cabeça e do pescoço para a região cervical e cadeia linfática abdominal e inguinal para a região torácica, que se apresenta como uma condição inevitável no pós-trauma e no pós-operatório. A preocupação com o edema tem relação com as ocorrências de aumento de pressões articulares inibindo a função articular. Na fase inicial do edema, a fase solúvel, o manejo de drenagem com técnicas manuais é mais prático, devido à característica líquida do exsudato.

3 Manejo da dor: na fase aguda do pós-operatório de fratura de coluna vertebral, garantir o controle da dor resultará em maior participação do paciente durante a intervenção. Além disso, com a orientação do fisioterapeuta, isso facilitará o entendimento e o autogerenciamento do processo de percepção da dor durante os dias de pós-operatório, o que pode evitar que a dor persista, sem parâmetros de referência, transitando para a dor crônica, com sensibilização do sistema nervoso central, e tornando o processo de reabilitação mais difícil. Vale destacar, como critério fundamental, que se deve conhecer sobre a dor do paciente, pois fatores psicológicos negativos, como o medo do movimento em combinação com pensamentos catastróficos, têm apresentado forte referência com a incapacidade.[34] Assim, o fisioterapeuta e a equipe de assistência devem dar crédito ao relato de dor do paciente, ter escuta qualificada e usar escalas e questionários validadores de dor para auxiliar no gerenciamento do sintoma. Além disso, deve-se dar *feedback* ao paciente na compreensão do processo, uma vez que este é imbuído de fatores que excedem a condição do trauma e, em vários momentos, representa uma condição abstrata de interpretação para o paciente.

Os questionários e escalas ajudam a concretizar os fatos e, consequentemente, o processo e o manejo. Ainda como parte do manejo da dor, é de extrema relevância modular expectativas. Segundo Souza,[27] deve-se estar atento às necessidades relatadas pelo paciente no momento presente e às crenças que este tem em relação à sua condição atual. Além disso, deve-se detectar se há expectativa alta em relação ao desaparecimento dos sintomas ou baixa em relação à importância do comprometimento com o tratamento. Nesse sentido, é de grande importância esclarecer ao paciente os limites tangíveis do tratamento e dar um novo significado cognitivo e emocional associado a essa experiência vivenciada.

Durante o manejo da dor, insere-se, no plano de ação na fase hospitalar, o uso da combinação educação, gerenciamento e exercícios, dentro do contexto de significado ao paciente, o que o fará refletir sobre a importância do exercício proposto para as reconquistas de habilidades físicas, respeitando-se as fases de pós-operatório e os limites biomecânicos.

O manejo da dor representa um desafio para a equipe, contudo, é uma ação necessária para o sucesso da reabilitação e da devolutiva de função ao paciente.

Merece destaque: quando o efeito de tratamento e a expectativa do paciente são similares, existe motivação, autoconfiança e sucesso, contudo, o oposto gera frustação, vulnerabilidade e insucesso.[27]

4 **Exercícios metabólicos**: contribuem com o retorno de volume sanguíneo com reflexos para a função cardíaca, ajustando a frequência e o débito cardíacos. Nessa fase, os exercícios metabólicos também auxiliam na prevenção da trombose venosa profunda (TVP), que tem a fisiopatologia explicada pela tríade de Virchow (lesão endotelial, hipercoagulabilidade e estase venosa, eventos que podem ocorrer devido ao ato cirúrgico e ao imobilismo).

Merece destaque: a avaliação prévia da panturrilha, com os testes de Sinal da Bandeira (menor mobilidade da panturrilha) e Sinal de Homans (dor ou desconforto na panturrilha após a dorsiflexão passiva do tornozelo), faz-se necessária e indispensável antes da intervenção pela fisioterapia.

5 **Exercícios respiratórios**: exercícios respiratórios de inspiração fracionada, seguidos de expiração prolongada com freno labial e estímulo de tosse, devem ser programados, incentivando a expansibilidade torácica, a ação diafragmática e a inibição do acúmulo de secreção.

▶ **2° dia de pós-operatório**

1 **Posicionamento no leito**.

2 **Controle de edema**.

3 **Manejo da dor**.

4 **Exercícios metabólicos**.

5 **Exercícios respiratórios**.

6 **Exercícios isométricos**: exercícios de quadríceps e glúteos que têm como objetivo a manutenção da ativação e da força de músculos estabilizadores de membros inferiores, evitando, por fraqueza, padrões compensatórios de marcha. Ainda, exercícios isométricos de abdome. O controle da ativação abdominal do conjunto superficial/reto abdominal e oblíquos interno e externo e do conjunto profundo/transverso do abdome por coativação *multifidus* é fator-chave para a estabilização da coluna, o que contribuirá para a estabilidade do tronco, bem como na fase de imobilidade pós-operatória, nas funções de eliminação urinária e intestinal.

Merece destaque: os exercícios de isometria abdominal devem ter como regra de ouro o controle respiratório para o gerenciamento da pressão intra-abdominal, principalmente nessa fase.

3° ao 5° dias/Fase 2 – intermediária

1 **Posicionamento no leito**.

2 **Manejo da dor**.

3   **Exercícios metabólicos.**

4   **Exercícios respiratórios e estímulo de tosse.**

5   **Exercícios isométricos de quadríceps, glúteos e abdome.**

6   **Exercícios ativos e exercícios resistidos de membros superiores e inferiores**: exercícios de baixa intensidade (uso de faixas elásticas), feitos em diagonais de movimentos e simulando funções.

Merece destaque: os exercícios aumentam a expressão de substâncias analgésicas e endógenas e reduzem a atividade dos nociceptores. Para os exercícios de membros inferiores nessa fase do processo de reabilitação, deve existir cautela quanto à angulação de flexão de quadril, evitando sobrecarga na região toracolombar, em decorrência da mudança da curva lombar. Ainda sobre os exercícios, é muito importante a proteção quanto ao movimento de flexão de tronco, devendo-se inibir a carga aplicada na coluna anterior das vértebras e o movimento combinado de flexão e rotação.

Merece destaque: a curva lombar deve assumir a posição neutra durante os exercícios de membros inferiores, a fim de evitar o aumento da angulação da lordose lombar.

7   **Alongamentos de membros inferiores**: garantem a manutenção da flexibilidade dos músculos ao conservarem a extensibilidade musculotendínea e o tecido conectivo periarticular, facilitando os exercícios ativos de membros inferiores.

8   **Treino de imagética motora**: a utilização dessa estratégia é muito importante na fase hospitalar e durante todo o processo de reabilitação, pois mantém a representação cortical do segmento que ficará imobilizado ou com movimentos restritos durante um determinado intervalo temporal, estimulando imagens motoras implícitas.[35] Para a coluna vertebral, essa sequência deve abordar o treino da imagem do segmento e sua função. A sequência é distribuída em 1 a 2 minutos de mentalização do segmento e da funcionalidade, com a voz de comando do fisioterapeuta direcionando a instrução, previamente combinada com o paciente.

Merece destaque: durante a explicação ao paciente, deve-se reforçar o princípio da imagética motora, isto é, mentalizar, e não movimentar. A intervenção exigirá concentração por parte do paciente, portanto, será crucial que ele entenda o porquê dessa prática, assim como exigirá do fisioterapeuta uma ação organizada e direcionada.

9   **Mobilização neural**: o tecido neural necessita de intervenção para que se mantenha em equilíbrio com o funcionamento articular e muscular. Os exercícios de mobilização neurodinâmica das raízes cervicais (fraturas cervicais) e lombares (fraturas torácicas) promovem a excursão da raiz nervosa periférica, que deve ocorrer livre de dor e de forma suave. Isso gera a redução da mecanossensibilidade do nervo, que ocorre devido à imobilização e à restrição de amplitude de movimento imposta ou pelo trauma, ou pelo processo de limitação de movimento no pós-operatório.[36,37] A manobra deslizante é a alternativa de escolha, por mobilizar o nervo com o mínimo de tensão, com uma vasta excursão longitudinal do nervo. A técnica de aplicação ocorre com amplitude controlada em 4 ou 5 ciclos, com 6 repetições por ciclo na mesma sessão e intervalo de 10 segundos entre os ciclos.[37]

Merece destaque: para a tomada de decisão sobre o uso dessa estratégia no plano de ação de intervenção fisioterapêutica, é obrigatório avaliar se existe algum sinal de contraindicação (p. ex., dor severa, presença de déficits neurológicos, condições, impostas pela osteossíntese) que gere barreira de interface para o deslizamento nervoso.[37] Além disso, se houver possibilidade de uso da estratégia durante a intervenção, deve-se verificar a ocorrência de resposta adversa, que indica a suspenção imediata do movimento de deslizamento e do uso da estratégia, necessitando de reavaliação.

10 **Mudanças de decúbito**: no início dessa fase, é importante a mudança de posição, com a sedestação no leito. Para tanto, faz-se fundamental a presença do fisioterapeuta e mais uma pessoa da equipe, devido à estabilidade de movimento do tronco e aos cuidados necessários quanto à hipotensão postural, inerente à primeira troca de posição após o ato cirúrgico. Na sequência dos dias, há a progressão de mudanças de decúbito para bipedestação, considerando-se que, para tal conquista, deve haver uma troca de ideias entre cirurgião e fisioterapeuta e a adesão do paciente para o início.

Merece destaque: antes mesmo da decisão entre fisioterapeuta e médico sobre a mudança de decúbito para sedestação, no caso das fraturas toracolombares, é importante que as mudanças de decúbito no leito ocorram em "bloco", com a participação de membros da equipe de assistência.

Merece destaque: durante a fase hospitalar de reabilitação, todos os exercícios fisioterapêuticos devem ser realizados de acordo com análises biomecânicas adequadas, considerando-se que altas forças musculares do tronco causam altas cargas na região da coluna correspondente, o que pode resultar em afundamento do implante, afrouxamento do parafuso do pedículo ou mesmo falha do implante. Portanto, exercícios fisioterapêuticos que podem causar altas cargas na coluna devem ser evitados.[28]

Pré-alta/Fase 3 – final

1 **Posicionamento no leito**.

2 **Manejo da dor**.

3 **Exercícios respiratórios**.

4 **Exercícios resistidos de membros superiores**: exercícios com graduada oferta de diferentes resistências pelas faixas elásticas, de moderada intensidade, e exercícios de membros inferiores com graduação de força.

5 **Deambulação**: é importante que o paciente treine a deambulação junto à equipe para receber orientação sobre o deslocamento, principalmente com proteção a combinações de movimentos do tronco.

6 **Educação do paciente e autonomia**: nesse ponto, precisamos pensar que a ação é necessária, contudo, não representa uma tarefa fácil. Transformar o abstrato em realidade, ideias em ação, com o entendimento do processo da dor e suas influências demandará uma construção conjunta da equipe e a aceitação do paciente. Contudo, apesar do desafio, isso é necessário e fará a diferença para a fase ambulatorial de intervenção. Nesse cenário, o paciente deverá ser educado sobre a interpretação e o significado da dor, com entendimento do ato cirúrgico, das possibilidades de demandas físicas nas fases do pós-operatório e dos cuidados pessoais e de higiene. De modo simultâneo, nessa fase, faz-se fundamental o trabalho da equipe de assistência para introduzir outro princípio muito importante: a autonomia do paciente no processo, com transferência de méritos para que exista um sujeito ativo no processo. Lembre-se de que, ao fisioterapeuta, atribui-se o mérito do planejamento, da escuta e

da prescrição, ao passo que, ao paciente, atribui-se o mérito das conquistas, e assim é estabelecida a relação terapêutica, que será o diferencial do processo de reabilitação.[20]

Merece destaque: faz-se necessária uma educação para atividades físicas prudentes, a curto e longo prazos, otimizando a saúde da coluna vertebral.[38,39]

FASE AMBULATORIAL

Nessa fase, o processo de reabilitação visa ao restabelecimento da função motora, devendo ser dada atenção à amplitude de movimento, à força muscular dos músculos-chave envolvidos na lesão, ao padrão de marcha e à prevenção de sequelas funcionais ou dor.

Deve-se levar em consideração alguns conceitos gerais que envolvem a amplitude de movimento e o recrutamento muscular na fase ambulatorial, sendo fundamental conhecer a função normal dos segmentos envolvidos e as suas inter-relações com os outros segmentos corporais.

■ INTERVENÇÃO FISIOTERAPÊUTICA DE PACIENTES COM FRATURA NA COLUNA CERVICAL

De 2 a 4 semanas

1   Amplitude de movimento: o fisioterapeuta, ciente das amplitudes de cada região, o restabelecimento do movimento deve respeitar o processo de estabilidade da fratura. Com a utilização de dispositivos de imobilização da coluna cervical, são contraindicados movimentos cervicais, porém deve-se manter a mobilidade das regiões adjacentes, como ombro e coluna torácica.

2   Exercícios de recrutamento muscular: o recrutamento muscular do membro superior deve ser estimulado na fase inicial, porém sem a adição de cargas que possam gerar tração no segmento cervical ou movimentos no segmento, de forma a expor a riscos a estabilidade da fratura. A musculatura intrínseca cervical pode ser trabalhada de forma isométrica não máxima, com a utilização do colar cervical por meio de movimentos craniocervicais.

3   Mobilidade e marcha: em casos de imobilização com órteses, o paciente pode se movimentar na cama com rolamento do corpo e adquirir posições sentadas ou ortostáticas. Essas mudanças devem ser realizadas de forma gradativa, a fim de evitar hipotensão postural e, consequentemente, risco de queda do paciente.

Estando o paciente apto a manter o ortostatismo, aconselha-se o uso de dispositivos auxiliares para a realização de marcha. Contudo, a utilização desse recurso não visa a aumentar a estabilidade e a prevenção de quedas ou traumas adicionais que o tempo de imobilismo ou a diminuta mobilidade cervical devido à órtese possam causar.

4   Manejo da dor: são frequentes as queixas de dor em pacientes vítimas de fraturas na coluna cervical, sejam elas causadas pelo trauma em si, pelo procedimento cirúrgico, caso necessário, ou pela imobilização por órteses. Cada queixa dolorosa deve ser tratada dentro de sua característica, sendo necessário identificar o tecido que é fonte do sintoma ou a disfunção presente.

De 4 a 8 semanas

1 **Amplitude de movimento**: nessa fase, ainda não estão indicados exercícios para o ganho de movimento da coluna cervical, porém deve-se estimular a mobilidade dos outros segmentos corporais, como tronco e membros superiores e inferiores.

2 **Exercícios de recrutamento muscular**: deve-se manter a ativação da musculatura dos membros superiores e inferiores e do tronco. A ativação da musculatura estabilizadora cervical pode ser realizada de forma isométrica não máxima e sem reprodução de queixas álgicas.

3 **Mobilidade e marcha**: com a melhora da função e a estabilidade na posição ortostática, pode-se evoluir para dispositivos com menor estabilidade ou mesmo realizar a marcha de modo independente. Para fazer o planejamento de marcha, deve-se levar em consideração a idade, a condição geral do paciente e as lesões associadas, como fraturas em outros segmentos.[37]

4 **Manejo da dor**: mantém-se a atenção às queixas álgicas conforme padrão doloroso individual, estando contraindicadas técnicas de mobilização articular na coluna cervical.

De 8 a 12 semanas

1 **Amplitude de movimento**: assim que o movimento cervical for seguro, deve-se iniciar o ganho de movimento ativo e ativo-assistido. Deve-se estimular o paciente a realizar exercícios nas direções deficitárias repetidas vezes durante o dia e evitar a proteção do segmento, pois, em condições pós-operatórias na coluna cervical, o medo de movimento está associado a péssimos desfechos para função e dor.[40]

2 **Exercícios de recrutamento muscular**: após a retirada do dispositivo para a imobilização cervical, deve-se iniciar o recrutamento da musculatura cervical com movimentos ativos livres ou por meio de isometrias não máximas em diferentes amplitudes, em todas as direções. O treino de força muscular de membro superior deve evoluir de carga conforme a capacidade física do paciente, sempre respeitando-se a evolução de carga e a amplitude gradual.

Em casos de perda de força muscular relacionada ao trauma e com perda ou redução de condutibilidade de uma ou mais raízes nervosas, deve-se estimular o recrutamento dessa musculatura dentro de sua capacidade de gerar força e resistência à fadiga. Além disso, deve-se considerar a utilização de órteses para evitar deformidades ou para melhorar as funções do membro superior.

3 **Mobilidade e marcha**: nessa fase, o paciente está independente quanto a mobilidade no leito, transferências e marcha.

4 **Manejo da dor**: dores axiais devido a traumas facetários em uma lesão em chicote podem perdurar por longos períodos, assim como dores neuropáticas relacionadas com o estresse neural em acidentes de média e alta energias. Em geral, as dores relacionadas com o procedimento cirúrgico apresentam melhores prognósticos e estão relacionadas com feridas operatórias ou alodíneas na cicatriz e nas regiões adjacentes. O uso de órtese para a imobilização cervical leva a padrões alterados da musculatura da cintura escapular e tende a desencadear pontos de disfunções miofasciais em trapézio superior, elevador da escápula, romboides, entre outros.

De 12 a 16 semanas

Nessa fase, a reabilitação visa a melhorar disfunções específicas do paciente. Deve-se evitar atividades com possibilidades de traumas, como esportes de contato. A realização de marchas, treino de força muscular e amplitudes de movimentos não apresenta mais restrições.

■ INTERVENÇÃO FISIOTERAPÊUTICA DE PACIENTES COM FRATURA NA COLUNA TORACOLOMBAR

Os movimentos das colunas torácica e lombar ocorrem de maneiras associadas, apesar das diferenças anatômicas. Os planos articulares determinados pelas articulações facetárias, a configuração das curvas e a presença do gradil costal diferenciam funcionalmente os segmentos, determinando uma lombar com maior mobilidade para flexão e extensão e uma coluna torácica mais rígida, porém com maior capacidade rotacional. A combinação dos dois segmentos na movimentação do tronco determina a característica ampla e sinérgica das atividades diárias.

De 2 a 4 semanas

1 Amplitude de movimento: nessa fase, não se deve prescrever exercícios de amplitude de movimento para a coluna toracolombar. Os exercícios realizados nessa fase devem focar em manter as amplitudes de movimento dos membros inferiores, com atenção especial para as articulações coxofemorais, fundamentais para a realização da marcha e para a posição sentada, além das articulações do tornozelo, que podem apresentar padrão de contratura em equino em casos de imobilismo prolongado.

2 Exercícios de recrutamento muscular: a reabilitação da função muscular deve focar em exercícios isotônicos com cargas leves para os membros inferiores, ou, em caso de insuficiência muscular importante, exercícios ativo-assistidos para evitar sequelas causadas pelo imobilismo. A ênfase inicial deve ser nos glúteos, nos quadríceps e nos músculos do tornozelo.

3 Mobilidade e marcha: a mobilidade no leito deve ser feita em bloco, evitando-se rotações da coluna. Estando o paciente apto a manter o ortostatismo, aconselha-se o uso de dispositivos auxiliares para a realização de marcha na fase inicial da reabilitação. A utilização desse recurso visa a aumentar a estabilidade e a prevenção de quedas ou traumas adicionais que o tempo de imobilismo ou a diminuta mobilidade toracolombar devido à órtese possam causar.

4 Manejo de dor: são frequentes as queixas de dor em pacientes vítimas de fraturas na coluna toracolombar, sejam elas causadas pelo trauma em si, pelo procedimento cirúrgico, caso necessário, ou pela imobilização por órteses. Cada queixa dolorosa deve ser tratada dentro de sua característica, sendo necessário identificar o tecido que é fonte do sintoma ou a disfunção presente. As dores relacionadas ao procedimento cirúrgico normalmente apresentam melhores prognósticos e estão relacionadas com feridas operatórias ou alodíneas na cicatriz e nas regiões adjacentes. As feridas operatórias devem ser inspecionadas com frequência, em busca de alterações que possam sugerir infecções; na presença destas, o paciente deve ser encaminhado para tratamento médico.

De 4 a 8 semanas

1 **Amplitude de movimento**: pode-se iniciar exercícios de amplitude de movimento para a extensão em caso de fraturas estáveis após a remoção de dispositivos auxiliares. A movimentação para as outras direções deve ser realizada gradativamente, não devendo gerar dor durante ou após a execução. Os exercícios para os outros segmentos continuam recomendados.

2 **Exercícios de recrutamento muscular**: mantém-se a ênfase em musculatura dos membros inferiores, sendo possível, em caso de fraturas estáveis, após a retirada do dispositivo auxiliar, a realização de exercícios para músculos extensores do tronco. A isometria dos músculos flexores e rotadores deve ser inserida gradativamente, sem gerar sintomas álgicos.

Em casos de perda de força muscular relacionada com o trauma e com perda ou redução de condutibilidade de uma ou mais raízes nervosas, deve-se estimular o recrutamento dessa musculatura dentro da sua capacidade de gerar força e resistência à fadiga. Além disso, deve-se considerar a utilização de órteses para evitar deformidades ou para melhorar as funções do membro inferior durante a marcha.

3 **Mobilidade e marcha**: a mobilidade no leito deve continuar sendo em bloco, devendo-se evitar o decúbito ventral. A marcha pode ser independente, a não ser em casos de instabilidade postural ou insuficiência muscular dos membros inferiores. Ela pode apresentar padrão alterado devido à redução do tamanho da passada e à alteração na cadência. Da mesma forma, a oscilação dos braços fica reduzida. Para fazer o planejamento da marcha, deve-se levar em consideração a idade, a condição geral do paciente e as lesões associadas, como fraturas em outros segmentos.[41]

4 **Manejo da dor**: se o paciente apresentar algum padrão doloroso, este deve ser avaliado para identificar a fonte da queixa e tratar a disfunção.

De 8 a 12 semanas

1 **Amplitude de movimento**: nessa fase, os exercícios para ganho de mobilidade não apresentam contraindicações em caso de fratura com consolidação normal.

2 **Exercícios de recrutamento muscular**: deve-se estimular o paciente a executar exercícios ativos e funcionais baseados em sua necessidade e sua capacidade individual, sempre evoluindo a resistência de maneira segura e gradual.

3 **Mobilidade e marcha**: não existem restrições para marcha ou mobilidade, podendo o paciente assumir qualquer posição no leito.

4 **Manejo da dor**: se o paciente apresentar algum padrão doloroso, este deve ser avaliado para identificar a fonte da queixa e tratar a disfunção.

REFERÊNCIAS

1. Kfouri Junior M. O Trauma Ortopédico no Brasil. Rev Bras Ortop. 2011;46(Suppl 1).
2. Whitaker IY, Gutiérrez MGR, Koizumi MS. Gravidade do trauma avaliada na fase pré-hospitalar. Rev Assoc Med Bras. 1998;44(2): 111-9.
3. Brasil. Ministério da Saúde. Informações de Saúde (TABNET) [Internet]. Brasília: DATASUS – Departamento de Informática do SUS; c2021 [capturado em 17 fev. 2021]. Disponível em: http://tabnet.datasus.gov.br.
4. Fernandes RB, Gomes EGF, Gusmão MS, Amorim Junior DC, Simões MTV, Gomes JF, et al. Estudo clínico epidemiológico das fraturas da coluna vertebral. Coluna/Columna. 2012;11(3):230-3.
5. van der Burg SJ, Pouw MH, Brink M, Dekker H, Kunst HPM, Hosman AJF. Clinical relevance of occipital condyle fractures. J Craniovertebr Junction Spine. 2020;11(3): 173-9.
6. Fiedler N, Spiegl UJA, Jarvers JS, Josten C, Heyde CE, Osterhof G. Epidemiology and management of atlas fractures. Eur Spine J. 2020;29:2477-83.
7. Goz V, Spiker WR, Lawrence B, Brodke D, Spina N. Odontoid fractures – A critical analysis review. JBJS Rev. 2019;7(8):e1.
8. Younus A, Kelly A. Traumatic spondylolisthesis of the axis A South African surgical case series. Interdiscip Neurosurg. 2021;23:100950.
9. Neumann DA. Cinesiologia do aparelho musculoesquelético: fundamentos para reabilitação. 2. ed. Rio de Janeiro: Elsevier; 2011.
10. American Spinal Injury Association. International Standards for the Classification of Spinal Cord Injury: motor exam guide [Internet]. Richmond: ASIA; 2020 [capturado em 17 fev. 2021]. Disponível em: https://asia-spinalinjury.org/wp-content/uploads/2016/02/Motor_Exam_Guide.pdf.
11. Wanga TY, Mehta VA, Dalton T, Sankey EW, Goodwin CR, Karikari IO, et al. Biomechanics, evaluation, and management of subaxial cervical spine injuries: a comprehensive review of the literature. J Clin Neurosci. 2021;83:131-9.
12. Yang JS, Liu P, Liu TJ, Zhang HP, Zhang ZP, Yan L, et al. When is the circumferential stabilization necessary for subaxial cervical fracture dislocations? The posterior ligament-bone injury classification and severity score: a novel treatment algorithm. Eur Spine J. 2020;30:524-33.
13. Nagaraj BN. Management of thoracolumbar fractures: a prospective study. Int J Orthop Sci. 2019;5(4):768-9.
14. Denis F. Spinal instability as defined by the three-column spine concept in acute spinal trauma. Clin Orthop Relat Res. 1984;(189):65-76.
15. Vaccaro AR, Hulbert RJ, Patel AA, Fisher C, Dvorak M, Lehman RA Jr, et al. The subaxial cervical spine injury classification system: A novel approach to recognize the importance of morphology, neurology, and integrity of the disco-ligamentous complex. Spine (Phila Pa 1976). 2007;32(21):2365-74.
16. Divi SN, Schroeder GD, Oner FC, Kandziora F, Schnake KJ, Dvorak MF, et al. AOSpine-Spine Trauma Classification System: the value of modifiers: a narrative review with commentary on evolving descriptive principles. Global Spine J. 2019;9(1 Suppl):77S-88S.
17. Joaquim AF, Patel AA, Schroeder GD, Vaccaro AR. A simplified treatment algorithm for treating thoracic and lumbar spine trauma. J Spinal Cord Med. 2019;42(4):416-22.
18. Lomaz MB, Salles Neto LAF, Garrote Filho MS, Alves AP, Canto FRT. Epidemiological profile of patients with traumatic spinal fracture. Coluna/Columna. 2017;16(3): 224-7.
19. Gnanenthiran SR, Adie S, Harris IA. Nonoperative versus operative treatment for thoracolumbar burst fractures without neurologic deficit: a meta-analysis. Clin Orthop Relat Res. 2012;470(2):567-77.
20. Schouten R, Keynan O, Lee RS, Street JT, Boyd MC, Paquette SJ, et al. Health-related quality-of-life outcomes after thoracic (T1-T10) fractures. Spine J. 2014;14(8):1635-42.
21. Siqueira FB, Teixeira-Salmela LF, Magalhães LC. Análise das Propriedades Psicométricas da Versão Brasileira da Escala Tampa de Cinesiofobia. Acta Ortop Bras. 2007;15(1).
22. Sehn FC. Validação da escala de pensamentos castróficos e associação do catastrofismo com marcadores biológicos [Internet]. [dissertação]. Porto Alegre: UFRGS; 2012 [capturado em 22 jun. 2021]. Disponível em: https://www.lume.ufrgs.br/bitstream/handle/10183/53129/000852344.pdf.
23. Sehn F, Chachamovich E, Vidor LP, Dall-Agnol L, de Souza IC, Torres IL, Fregni F, Caumo W. Cross-cultural adaptation and validation of the Brazilian Portuguese version of the pain catastrophizing scale. Pain Med. 2012;13(11): 1425-35.
24. Pesquisa em dor. Ferramentas para os profissionais [Internet]. Rio de Janeiro: PED; c2021 [capturado em 17 fev. 2021]. Disponível em: http://pesquisaemdor.com.br/?page_id=118.
25. Kramer A, Gollhofer A, Armbrecht G, Felsenberg D, Gruber M. How to prevent the detrimental effects of two months of bed-rest on muscle, bone and cardiovascular system: an RCT. Sci Rep (Nat Publ Group). 2017;7:13177.
26. Halar EM, Bell KR. Imobilidade: alterações e efeitos fisiológicos e funcionais da inatividade nas funções corporais. In: DeLisa JA, Gans BM, Bockenek WL, Currie DM, Geiringer SR, Gerber LH, et al. Tratado de Medicina de Reabilitação: princípios e prática. 3. ed. Barueri: Manole; 2002. p. 1067-85. v. 2.
27. Souza JB. Estratégias terapêuticas para o tratamento da dor. Florianópolis: Educa a Dor; 2020.
28. Rohlmann A, Schwachmeyer V, Graichen F, Bergmann G. Spinal loads during post-operative physiotherapeutic exercises. PLoS One. 2014;9(7):e102005.
29. Gibbs JC, MacIntyre NJ, Ponzano M, Templeton JA, Thabane L, Papaioannou A, et al. Exercise for improving outcomes after osteoporotic vertebral fracture. Cochrane Database Syst Rev. 2019;7(7):CD008618.
30. Giangregorio LM, Gibbs JC, Templeton JA, Adachi JD, Asche MC, Bleakney RR, et al. Build better bones with exercise (B3E pilot trial): results of a feasibility study of a multicenter randomized controlled trial of 12 months of home exercise in older women with vertebral fracture. Osteoporos Int. 2018;29(11):2545-56.
31. Fors M, Enthoven P, Abbott A, Öberg B. Effects of pre-surgery physiotherapy on walking ability and lower extremity

strength in patients with degenerative lumbar spine disorder: Secondary outcomes of the PREPARE randomised controlled trial. BMC Musculoskelet Disord. 2019;20:468.
32. Marchand AA, Suitner M, O'Shaughnessy J, Châtillon CE, Cantin V, Descarreaux M. Effects of a prehabilitation program on patients' recovery following spinal stenosis surgery: study protocol for a randomized controlled trial. Trials. 2015;16:483.
33. Greenwood J, McGregor A, Jones F, Mullane J, Hurley M. Rehabilitation following lumbar fusion surgery: a systematic review and meta-analysis. Spine (Phila Pa 1976). 2016;41(1):E28-36.
34. Lotzke H, Gutke A, den Hollander M, Smeets R, Lundberg M. Developing an evidence-based prehabilitation programme designed to improve functional outcomes after lumbar fusion surgery – A feasibility study using the Medical Research Council framework. Eur J Physiother. 2019;22(1):51-61.
35. Moseley GL, Butler DS, Beames TB, Giles TJ. The Graded Motor Imagery Handbook [Internet]. Adelaide: Noigroup; 2012 [capturado em 17 fev. 2021]. Disponível em: https://edisciplinas.usp.br/pluginfile.php/4998085/mod_resource/content/1/The_Graded_Motor_Imagery_Handbook_ebook.pdf.
36. McFelly JA, Gracey J. Postoperative exercise programmes for lumbar spine decompression surgery: a systematic review of the evidence. Phys Ther Rev. 2006;11(4):248-62.
37. Gasparini ALP. Abordagem neurodinâmica no tratamento fisioterapêutico das disfunções musculoesqueléticas. In: Silva MF, Barbosa RI, organizadores. PROFISIO: Programa de Atualização em Fisioterapia Traumato-Ortopédica: Ciclo 3. Porto Alegre: Artmed Panamericana; 2020. p. 9-52. (Sistema de Educação Continuada a Distância; v. 3).
38. Mancuso CA, Duculan R, Girardi FP. Healthy physical activity levels below recommended thresholds two years after lumbar spine surgery. Spine (Phila Pa 1976). 2017;42(4):E241-7.
39. Gilmore SJ, McClelland JA, Davidson M. Physiotherapeutic interventions before and after surgery for degenerative lumbar conditions: a systematic review. Physiotherapy. 2015;101(2):111-8.
40. Archer KR, Wegener ST, Seebach C, Song Y, Skolasky RL, Thornton C, et al. The effect of fear of movement beliefs on pain and disability after surgery for lumbar and cervical degenerative conditions. Spine (Phila Pa 1976). 2011;36(19):1554-62.
41. Hoppenfeld S, Murthy VL, editores. Tratamento e reabilitação das fraturas. Barueri: Manole; 2001.

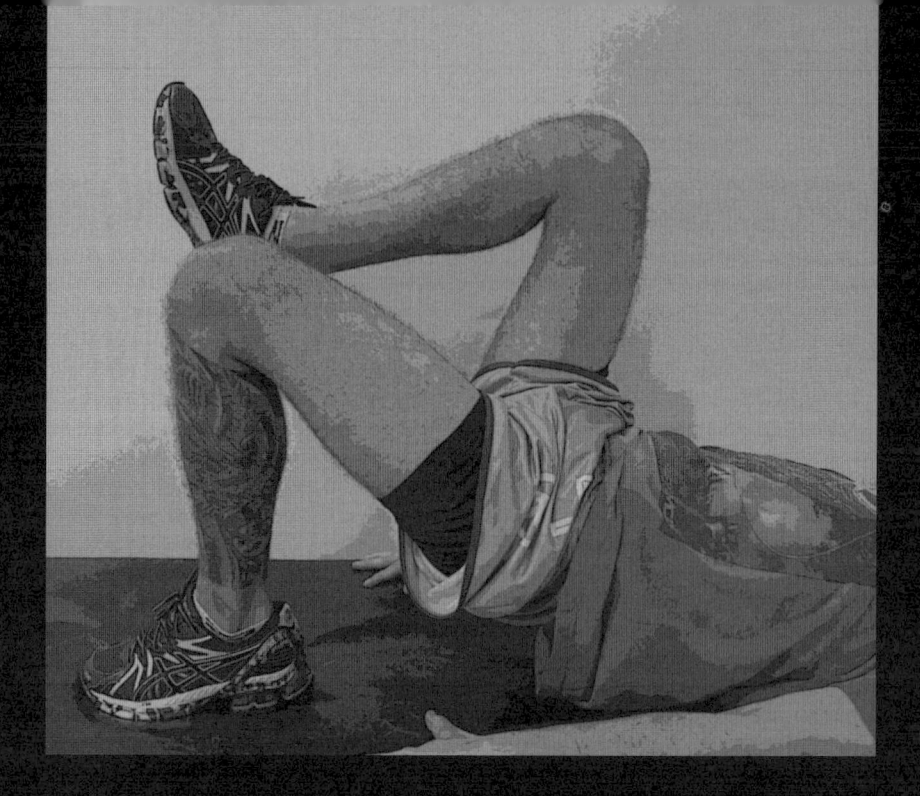

4
Tratamento Fisioterapêutico nas Fraturas dos Membros Inferiores

ALINE MIRANDA FERREIRA
ITALO VIANA FERREIRA

Características clínicas e diagnóstico —— 75
Tratamento conservador ou cirúrgico —— 79
Avaliação cinético-funcional —— 83
Intervenção fisioterapêutica —— 84
Considerações finais —— 92

As fraturas em membros inferiores normalmente ocorrem em duas faixas etárias distintas: em jovens, devido a traumas de alta energia, principalmente acidentes de trânsito, e em idosos, em decorrência de osteoporose. Com frequência, essas fraturas levam a um impacto significativo sobre a vida do paciente, o sistema de saúde e a Previdência Social.

Infelizmente, a literatura a respeito do tratamento fisioterapêutico é escassa. A maioria dos artigos aborda os tipos de osteossíntese e os resultados clínicos após a cirurgia. Este capítulo trata sobre as fraturas mais frequentes nos membros inferiores, bem como as principais características do tratamento conservador e cirúrgico, a avaliação cinético-funcional e a abordagem fisioterapêutica pós-cirúrgica em pacientes tratados com fixações interna e externa.

CARACTERÍSTICAS CLÍNICAS E DIAGNÓSTICO

■ FRATURA PROXIMAL DO FÊMUR

As fraturas proximais do fêmur são frequentes na população idosa e, na maioria das vezes, são decorrentes de queda de altura. Elas são consideradas um dos maiores problemas de saúde pública do mundo, pois têm alta mortalidade e causam incapacidade funcional, levando a custos médico-hospitalares elevados e a problemas sociofamiliares. Na população jovem, essas fraturas são menos frequentes – menos de 10% das fraturas proximais do fêmur ocorrem em sujeitos com idade inferior a 50 a 60 anos – e estão relacionadas com trauma de alto impacto, como acidentes de trânsito e queda de altura.

As fraturas da extremidade proximal do fêmur podem ser divididas em colo femoral, transtrocantéricas e subtrocantéricas (**Fig. 4.1**).

■ FRATURA DA DIÁFISE DO FÊMUR

As fraturas da diáfise do fêmur geralmente são ocasionadas por trauma de alta energia, como acidentes de trânsito, queda de altura, arma de fogo e acidentes laborais em indústrias. Portanto, afetam a população jovem e em idade produtiva. Essas fraturas costumam estar

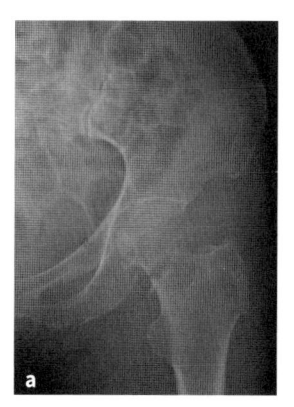

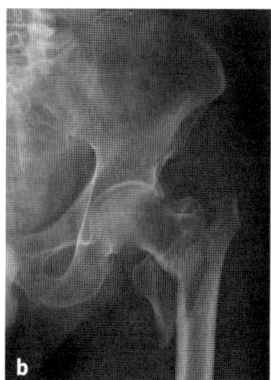

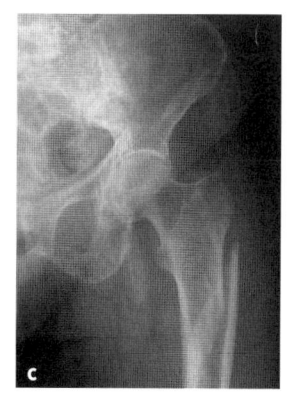

■ **Figura 4.1**
Topografia das fraturas proximais do fêmur.
[a] Fratura do colo femoral. **[b]** Fratura transtrocantérica. **[c]** Fratura subtrocantérica.
Fonte: Arquivo dos autores.

associadas à politrauma e podem ser fatais. Como a coxa tem um extenso envelope de partes moles, um trauma de alta energia pode causar, além da lesão óssea, uma lesão muscular considerável.

Traumas de baixa energia que ocasionam a fratura da diáfise do fêmur normalmente estão relacionados à osteoporose grave na população idosa e a tumores ósseos.

A classificação AO* de Müller (do alemão *arbeitsgemeinschaft für osteosynthesefragen*) classifica essas fraturas como 32. O número 3 representa o osso fêmur, e o número 2, o segmento diáfise (**Fig. 4.2**).

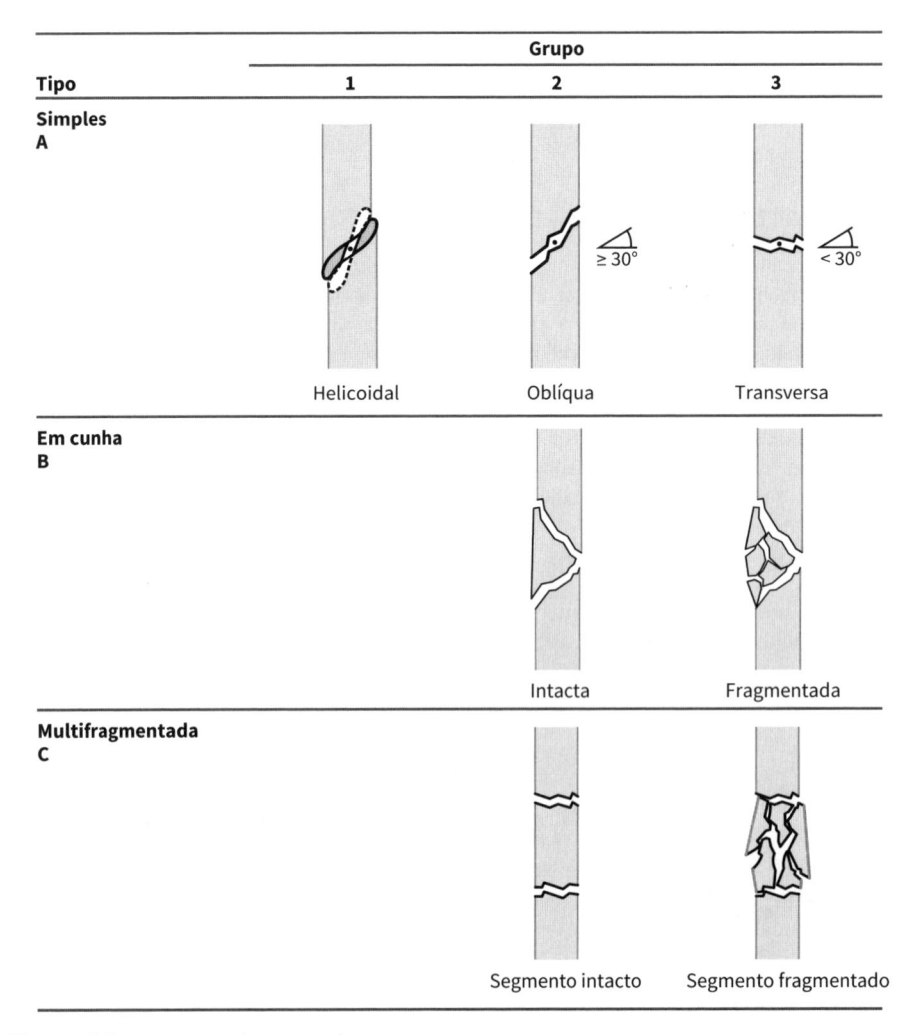

Tipo	Grupo		
	1	2	3
Simples A	Helicoidal	Oblíqua ≥ 30°	Transversa < 30°
Em cunha B		Intacta	Fragmentada
Multifragmentada C		Segmento intacto	Segmento fragmentado

■ **Figura 4.2**
Classificação AO de Müller das fraturas da diáfise do fêmur.
As letras **[A-C]** e os números **[1-3]** descrevem o tipo, o grupo e o subgrupo do traço de fratura.
Fonte: Buckley e colaboradores.[1]

---

* A AO Foundation é uma organização sem fins lucrativos orientada por médicos. Consiste em uma rede global de cirurgiões e é a principal organização de educação, inovação e pesquisa para o tratamento cirúrgico de traumas e distúrbios musculoesqueléticos.

■ FRATURA AO REDOR DO JOELHO

As fraturas ao redor do joelho podem estar localizadas na região distal do fêmur, na patela ou no planalto tibial. São fraturas ocasionadas por traumas de baixa energia na população geriátrica e alta energia na população jovem, frequentemente acompanhadas por outros traumas. Além disso, o fêmur distal e o planalto tibial são regiões próximas às estruturas neurovasculares e as lesões de nervos, sobretudo do nervo fibular, e vasos podem estar associadas. Fraturas por luxações também são comuns em traumas de alto impacto. Nas fraturas da patela, pode ocorrer lesão do mecanismo extensor.

Na classificação AO de Müller, as fraturas distais do fêmur são 33 (**Fig. 4.3**), o que significa que o osso fraturado é o fêmur no segmento distal.

- Tipo A: fratura extra-articular.
- Tipo B: fraturas articulares parciais.
- Tipo C: fraturas articulares completas.

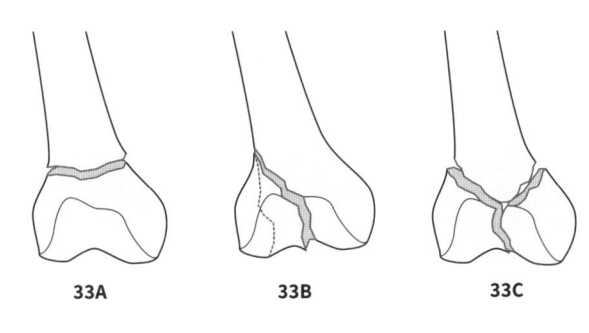

■ **Figura 4.3**
Classificação AO de Müller das fraturas distais do fêmur.

[33A] Fêmur, segmento da extremidade distal, fratura extra-articular.
[33B] Fêmur, segmento da extremidade distal, fratura articular parcial.
[33C] Fêmur, segmento da extremidade distal, fratura articular completa.
Fonte: Buckley e colaboradores.[2]

As fraturas da patela são classificadas como 34 (**Fig. 4.4**).

- Tipo A: fratura extra-articular, mecanismo extensor rompido.
- Tipo B: fratura parcial articular e vertical.
- Tipo C: fratura articular completa e transversa.

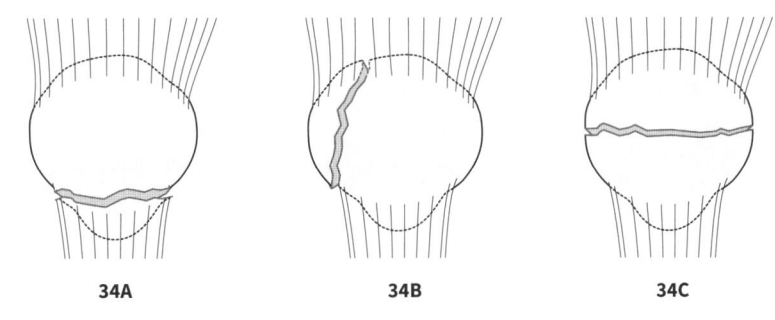

■ **Figura 4.4**
Classificação AO/OTA das fraturas da patela.
[34A] Patela, fratura extra-articular. **[34B]** Patela, fratura articular parcial. **[34C]** Patela, fratura articular completa, plano frontal/coronal.
Fonte: Buckley e colaboradores.[2]

A classificação de Shatzker é a mais utilizada para as fraturas do planalto tibial (**Fig. 4.5**).

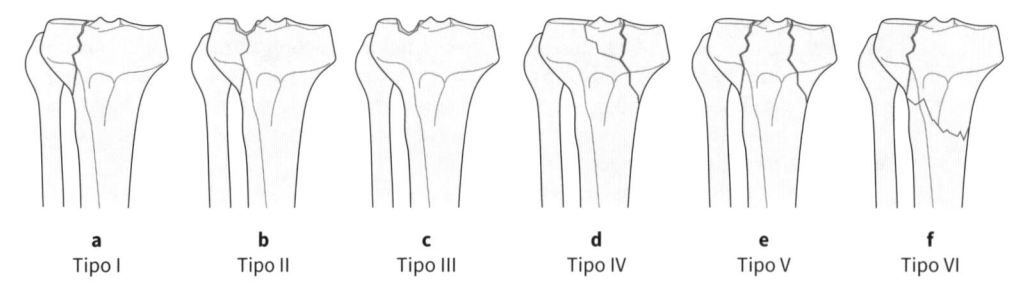

a	b	c	d	e	f
Tipo I	Tipo II	Tipo III	Tipo IV	Tipo V	Tipo VI

■ **Figura 4.5**
Classificação de Schatzker.
Fonte: Buckley e colaboradores.[2]

■ **FRATURA DA DIÁFISE DA TÍBIA**

As fraturas da tíbia ocorrem, majoritariamente, devido a traumas de alta energia, como acidentes de trânsito, quedas de altura e esportes de contato. Como a tíbia é um osso com pouca cobertura muscular, a maioria das suas fraturas – fechadas e expostas – está associada à lesão da pele e do tecido subcutâneo. A síndrome compartimental ocorre com mais frequência nas fraturas tibiais do que em quaisquer outras fraturas e necessita de cirurgia imediata para a liberação da fáscia.

O número 42 é utilizado na classificação AO de Müller. O número 4 representa o osso tíbia, e o número 2, o segmento diáfise (**Fig. 4.6**).

■ **FRATURA DO TORNOZELO E DO PÉ**

Sobre esse tipo de fratura, ver Capítulo 12, Fisioterapia nas lesões do tornozelo e do pé.

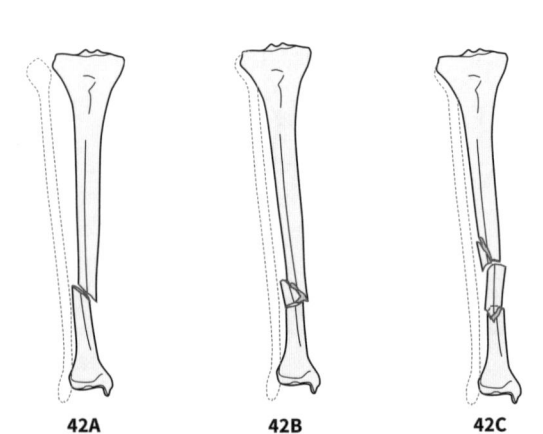

■ **Figura 4.6**
Classificação AO de Müller das fraturas da diáfise da tíbia.
[42A] Tíbia, segmento diafisário, fratura simples. **[42B]** Tíbia, segmento diafisário, fratura em cunha. **[42C]** Tíbia, segmento diafisário, fratura multifragmentada.
Fonte: Buckley e colaboradores.[1]

TRATAMENTO CONSERVADOR OU CIRÚRGICO

■ FRATURA PROXIMAL DO FÊMUR

O tratamento cirúrgico é indicado por gerar estabilidade e um retorno funcional mais precoce. Assim, o idoso não fica acamado por um longo período, agravando o seu estado de saúde, o que poderia levá-lo a um declínio funcional severo e até mesmo à morte. O tratamento não cirúrgico é normalmente reservado apenas para pacientes críticos, instáveis clinicamente para a cirurgia ou pacientes não deambuladores.

Entre os materiais de osteossíntese disponíveis para a abordagem cirúrgica dessas fraturas, têm-se os listados a seguir (**Fig. 4.7**).[3,4]

- Hastes cefalomedulares: indicadas para as fraturas transtrocantéricas e subtrocantéricas.
- Placa e parafuso: indicados para as fraturas do colo do fêmur e transtrocantéricas.
- Parafusos: indicados para as fraturas do colo femoral de grau I e II de Garden.[*4]
- Próteses parciais ou totais do quadril: indicadas para idosos com fraturas do colo de fêmur de grau III e IV de Garden.

As principais complicações pós-operatórias são: infecção, hipovolemia, consolidação viciosa, perda da redução, necrose avascular da cabeça do fêmur, pneumonia, insuficiência respiratória, estado confusional agudo, lesões por pressão (LPP), trombose venosa profunda (TVP), tromboembolismo pulmonar (TEP), acidente vascular encefálico (AVE), infecção urinária, gastroenterocolite aguda, anemia e desidratação e desnutrição.

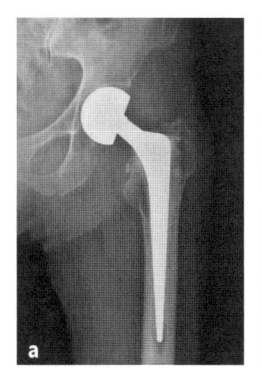

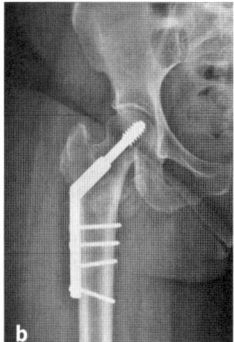

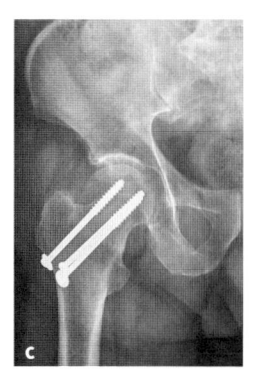

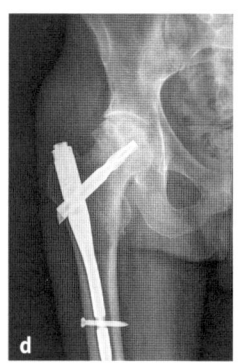

■ **Figura 4.7**
Implantes cirúrgicos para o tratamento das fraturas proximais do fêmur.
[a] Prótese parcial. **[b]** Placa e parafuso deslizante (DHS). **[c]** Parafusos canulados. **[d]** Haste cefalomedular.
Fonte: Arquivo dos autores.

---

* A classificação de Garden é a mais comumente utilizada para as fraturas do colo femoral. Grau I, fratura incompleta; grau II, fratura completa sem desvio; grau III, fratura completa com desvio parcial; grau IV, desvio total do foco da fratura.

■ FRATURA DA DIÁFISE DO FÊMUR

O tratamento de escolha das fraturas diafisárias do fêmur é, preferencialmente, o cirúrgico. A haste intramedular (HIM) é o tratamento mais comum em pacientes fisiologicamente estáveis (**Fig. 4.8a**). A fixação precoce diminui a dor e a morbidade respiratória, bem como o tempo de hospitalização.[5] Entretanto, o paciente precisa estar hemodinamicamente estável para a fixação operatória definitiva. Dessa forma, a fixação externa (**Fig. 4.8c**) temporária gera menos perda sanguínea e menor tempo operatório quando comparada ao tempo da HIM ou da placa (**Fig. 4.8b**). Além disso, a fixação externa é indicada para pacientes com fraturas expostas, lesões vasculares, politrauma e estabilização para transferência.

O local de inserção da HIM está fora da zona de lesão, preservando o fluxo sanguíneo ao redor. A entrada da haste no fêmur pode ser anterógrada, em que a haste entra pela parte superior do fêmur (**Fig. 4.9**), ou retrógrada, em que a entrada é intra-articular no joelho, entre os côndilos femorais. Uma queixa comum da inserção retrógrada é a dor no joelho, ao passo que, da anterógrada, é a dor no quadril.[6]

As placas são utilizadas excepcionalmente nas fraturas de diáfise do fêmur. Em caso de fraturas com extensão proximal ou distal ao fêmur, a HIM pode ser contraindicada. Além disso, as placas são utilizadas em fraturas periprotéticas ou perimplantes, canais femorais estreitos e fraturas abertas com lesão vascular. A redução aberta e a fixação com a placa requerem visualização do local da fratura e uma extensiva dissecção de tecidos moles. Técnicas minima-

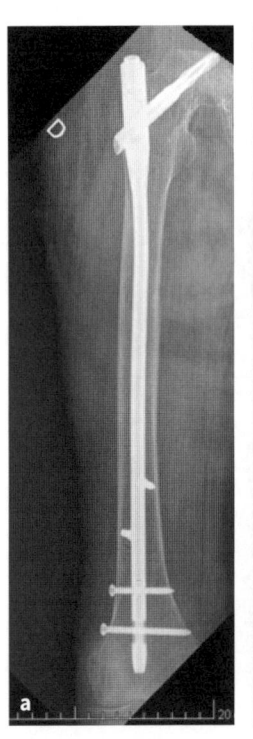

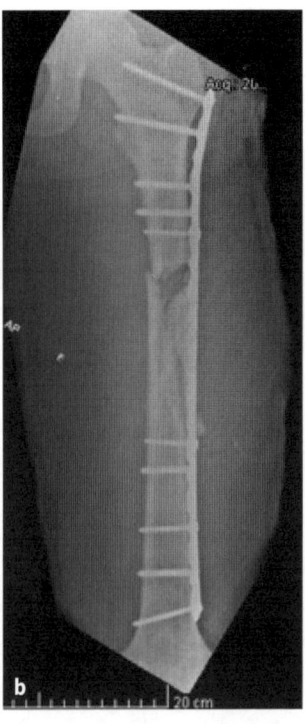

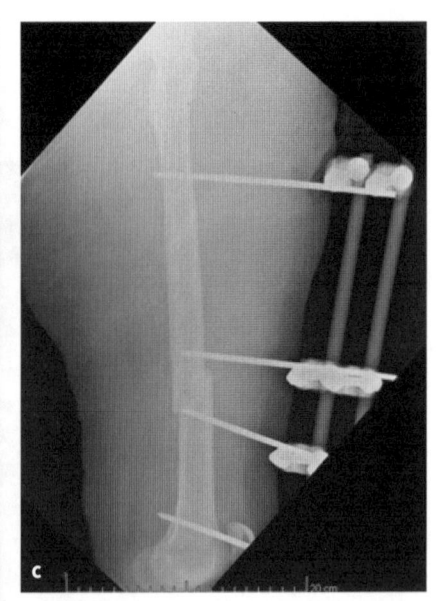

■ **Figura 4.8**
Implantes cirúrgicos para o tratamento das fraturas da diáfise do fêmur.
[a] Haste intramedular (HIM). **[b]** Placa ponte. **[c]** Fixador externo.
Fonte: Arquivo dos autores.

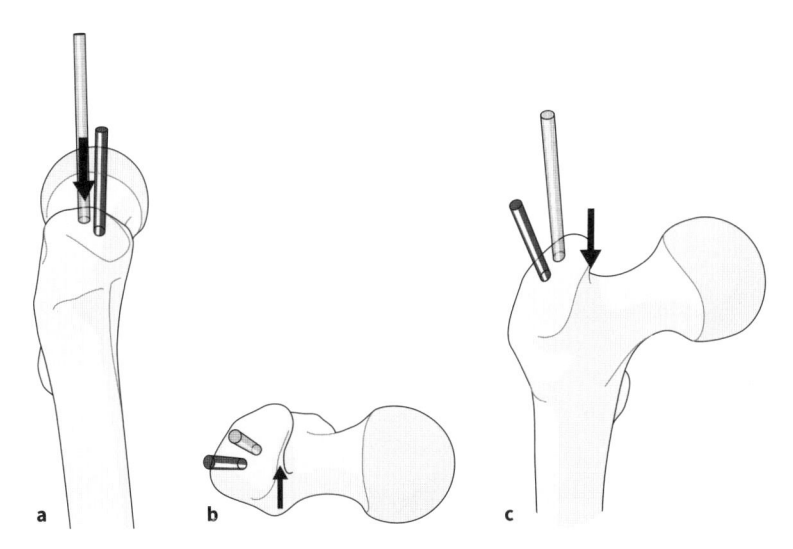

■ **Figura 4.9**
Pontos de entrada corretos para diversas hastes.
Cinza claro = Haste femoral proximal antirrotação. Cinza escuro = Haste femoral retrógrada/anterógrada especial.
Fonte: Buckley e colaboradores.[2]

mente invasivas, como as placas MIPO (do inglês *minimally invasive plate osteosynthesis*), têm a vantagem de ser introduzidas longe do sítio de fratura, posicionadas submuscularmente, mas acima do periósteo e fixadas percutaneamente, diminuindo os danos aos tecidos moles. As placas pontes (ver **Fig. 4.8**) são utilizadas para o tratamento de fraturas cominutivas com fixação proximal e distal à área afetada.[7]

O tratamento com trações esqueléticas, trações percutâneas, imobilização e gesso pode ser temporário ou definitivo em locais sem estrutura necessária para o tratamento cirúrgico com osteossíntese.

Entre as complicações possíveis, a embolia gordurosa é um distúrbio sistêmico prevalente em pacientes politraumatizados com fraturas diafisárias. Síndrome compartimental, infecção, osteomielite, mal união, pseudoartrose, encurtamento do membro e dor no joelho e no quadril também estão entre as complicações dessa fratura.

■ FRATURAS AO REDOR DO JOELHO

Essas fraturas, por estarem localizadas próximas a uma articulação, representam uma grande morbidade, e, em geral, o tratamento cirúrgico é necessário. Os objetivos da cirurgia são: reconstrução anatômica da superfície articular, reparo dos tecidos moles lesionados, restauração do eixo, congruência e estabilidade articular.

Nas fraturas distais do fêmur, o tratamento padrão é a redução aberta e a fixação interna. O tratamento conservador justifica-se somente em fraturas impactadas, não desviadas e extra-articulares, ou em pacientes considerados inoperáveis e não deambuladores.[5]

Na patela, é possível um tratamento não operatório em fraturas fechadas e sem desvio com um mecanismo extensor íntegro. Contudo, a maioria das fraturas requer redução aberta e osteossíntese. A aramagem em banda de tensão (**Fig. 4.10**) é a técnica mais utilizada, pois transforma a força de tensão do tendão quadricipital e patelar em força de compressão. De modo ocasional, as fraturas da patela consistem em separações verticais simples, de modo que a fixação com parafuso de tração isolado fornece estabilidade absoluta. O reparo do tendão é feito com sutura transóssea, que, muitas vezes, precisa ser protegida com um fio de cerclagem patelotibial (**Fig. 4.11**). A patelectomia é reservada para fraturas que não possam ser reconstruídas, pois causa perda importante da potência de extensão do joelho.[5]

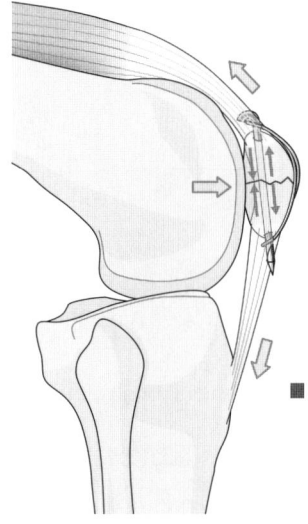

Figura 4.10
Princípio da banda de tensão. Com a flexão de joelho, a força tênsil é convertida em compressão na cortical oposta.
Fonte: Buckley e colaboradores.[2]

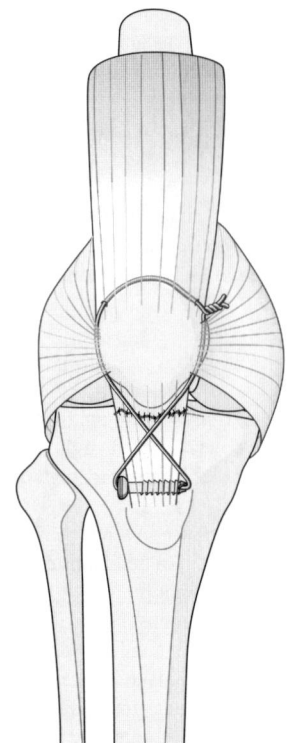

Figura 4.11
As suturas transósseas para reinserção ou reparo do tendão patelar são protegidas por um fio em configuração de oito entre a patela e a tuberosidade tibial.
Fonte: Buckley e colaboradores.[2]

O tratamento cirúrgico também é o mais utilizado nas fraturas do planalto tibial. Em alguns tipos de fraturas, há a necessidade do uso de autoenxerto esponjoso ou corticoesponjoso ou um substituto ósseo para dar suporte à superfície articular e preencher o defeito ósseo (**Fig. 4.12**).

As complicações mais citadas de fratura ao redor do joelho são: infecção, restrição ou perda do movimento do joelho, artrite pós-traumática e consolidação viciosa. Nas fraturas da patela, os pacientes podem ter queixas de dor e desconforto em torno da patela, o que requer remoção do implante.

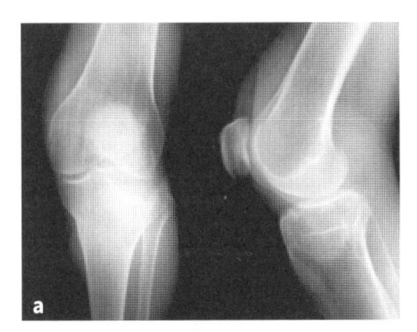

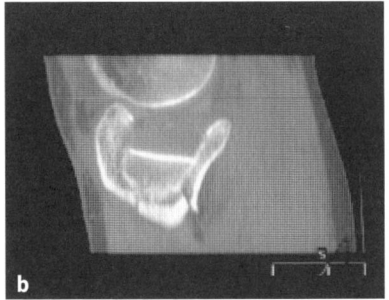

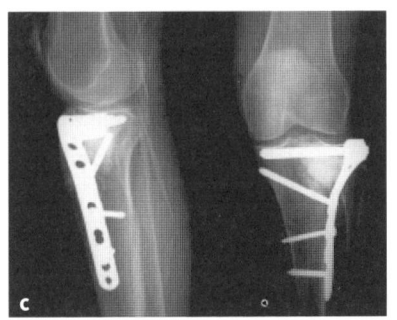

■ **Figura 4.12**
Preenchimento do defeito ósseo na fratura do planalto tibial por enxerto.
[a] Fratura 41B3 em uma mulher de 65 anos de idade.
[b] Exame de tomografia computadorizada sagital mostra depressoarticular. **[c]** Depois da redução da superfície articular, o defeito ósseo foi preenchido com substituto ósseo. A placa de suporte lateral com parafusos de cabeça bloqueada sustenta a fixação.
Fonte: Buckley e colaboradores.[2]

■ FRATURAS DA DIÁFISE DA TÍBIA

As fraturas estáveis e minimamente desviadas podem ser tratadas com gesso tipo Sarmiento/PTB (do inglês *patelar tendon bearing*), que permite a descarga de peso.

As HIM são indicadas para a maioria das fraturas médio-diafisárias. O ponto de entrada da haste pode ser alcançado por meio do afastamento do tendão patelar ou pela sua divulsão. Já as fraturas instáveis e desviadas dos terços proximal e distal são mais adequadamente fixadas com placas. A fixação externa é utilizada nas fraturas expostas mais graves, que envolvem perda óssea.[5]

TEP, síndrome compartimental, infecção, osteomielite, mal união, pseudoartrose e encurtamento do membro também estão entre as complicações dessa fratura.

AVALIAÇÃO CINÉTICO-FUNCIONAL

Para estabelecer os objetivos de tratamento do paciente, é importante realizar uma avaliação minuciosa. A habilidade de deambulação previamente à fratura e a presença de complicações, como instabilidade clínica ou alterações de cognição, infecção e lesões graves de partes moles, desempenham um papel importante na recuperação da capacidade funcional após a fratura. Portanto, esses itens devem ser questionados e averiguados durante a anamnese, bem como a data do trauma, a data da cirurgia e o tipo de cirurgia realizada.

No atendimento hospitalar, deve-se checar: valor da hemoglobina, frequência cardíaca, frequência respiratória, pressão arterial, estado mental, perfusão de extremidade distal, entre outros. Os exercícios de fortalecimento muscular e o treino de marcha não devem ser realizados enquanto o paciente não estiver clinicamente estável. É papel do fisioterapeuta a avaliação de bandeiras vermelhas, como TVP, TEP, alterações circulatórias e síndrome compartimental, com pronta notificação à equipe em caso de alguma suspeita. Em fraturas próximas a nervos, os dermátomos e os miótomos devem ser checados.

Compreender as limitações funcionais do paciente ajudará a traçar os objetivos do tratamento, bem como estabelecer um possível prognóstico. A dor pode ser avaliada pela escala visual analógica (EVA). A amplitude de movimento (ADM) deve ser avaliada por goniômetro ou inclinômetro, e, quando o maior objetivo do tratamento é o ganho de ADM, a sua avaliação deve ser feita antes e após cada atendimento.

Para a quantificação mais acurada da força muscular, aconselha-se o uso de dinamômetros portáteis ou dinamometria isométrica ou isocinética. Se o paciente está liberado para descarga de peso sobre o membro operado, o teste de Trendelenburg deve ser aplicado naqueles com alteração do padrão de marcha, visto ser uma complicação comum após fraturas dos membros inferiores. Além disso, deve-se realizar a avaliação do comprimento do membro sem carga e com carga.

Examinar atividades funcionais também é de suma importância. Não há testes específicos para pacientes com fraturas de membros inferiores. Sugere-se a avaliação da marcha e tarefas como subir/descer escadas, sentar-se e levantar-se, ou até mesmo testes de saltos, no caso de atletas.

Para a avaliação de idosos, a escala de equilíbrio Berg tem o objetivo de avaliar o equilíbrio e identificar os com maior predisposição a quedas. Indivíduos com valor igual ou acima de 50 apresentam menor risco de quedas.[8] O SPPB (do inglês *short physical performance battery*) tem o objetivo de mensurar o desempenho funcional dos membros inferiores de idosos por meio de três tarefas cronometradas: testes de equilíbrio em pé, curta caminhada e levantar-se de uma cadeira por cinco vezes. A pontuação varia de 0 (pior desempenho) a 12 (melhor desempenho). A baixa pontuação tem sido relacionada com perda da mobilidade, incapacidade, hospitalização, tempo de internação e morte. Outro teste comumente utilizado é o TUG (do inglês *timed up and go*), que consiste em cronometrar o tempo gasto na tarefa de levantar-se de uma cadeira, andar 3 metros até um demarcador no solo, girar e voltar, andando no mesmo percurso, sentando-se novamente. Sugere-se que os pacientes que realizem o teste no tempo ≥ 12 segundos apresentam maior risco de quedas.[8]

Para todos os pacientes, a aplicação de questionários de autorrelato deve fazer parte da avaliação. O LEFS (do inglês *lower extremity functional scale*), questionário traduzido e validado no Brasil, é utilizado para a investigação da função dos membros inferiores. As influências psicológicas, como autoeficácia, catastrofização da dor e cinesiofobia, também devem ser investigadas.

INTERVENÇÃO FISIOTERAPÊUTICA

O tratamento fisioterapêutico dependerá de diferentes fatores. Deve-se levar em consideração outras fraturas e traumas associados, o estado geral do paciente e a cirurgia realizada. O fisioterapeuta deve estar atento a lesões de partes moles e cirurgias, como enxerto de pele, retalhos miocutâneos e reparo de lesões tendíneas, nervosas e vasculares, para direcionar o tratamento.

A evolução das técnicas e dos implantes cirúrgicos favorece o início precoce da reabilitação do paciente com fraturas nos membros inferiores. O treino de mudanças de decúbitos e a aquisição da posição sentada no leito e fora dele com o mínimo de ajuda do fisioterapeuta devem ser precocemente estimulados, logo no primeiro dia de pós-operatório, caso não haja contraindicação. Além disso, deve ser dada atenção aos sinais de hipotensão ortostática. Muitas vezes, os pacientes ficam por alguns dias somente na posição deitada, de modo que, quando assumem a posição vertical, podem apresentar o quadro de hipotensão. Portanto, a evolução da posição deitada para a ortostática deve ser gradual e sempre em um ambiente seguro, para o caso de o paciente apresentar síncope. O paciente deve ser educado sobre o fato de que o quadro de hipotensão é normal e de que, em poucas tentativas, provavelmente, não apresentará mais os sintomas.

Medidas que previnam LPP e TVP/TEP e minimizem o edema são comuns a todas as fraturas de membros inferiores. A elevação do membro fraturado, sempre que possível, a movimentação ativa ou passiva do tornozelo e a crioterapia são recomendadas. A profilaxia mecânica por meio de dispositivos, como a bota pneumática, é uma alternativa para a prevenção dessas complicações. Entretanto, a eficácia do uso desses dispositivos na prevenção de eventos tromboembolíticos é controversa na literatura.

Na detecção de diminuição do comprimento do membro fraturado, é importante a prescrição de palmilha ou salto compensatório. No caso de lesão do nervo fibular, deve-se prescrever órtese para a correção do pé caído, além de medidas fisioterapêuticas para dor neuropática e alterações sensoriais, se presentes.

A prescrição de dispositivo auxiliar de marcha deve ocorrer no atendimento hospitalar. Deve-se treinar o uso correto e verificar as dimensões adequadas do dispositivo, como altura da muleta ou do andador. Uma boa estratégia é desenvolver cartilha impressa ou virtual que demonstre exercícios objetivos e de fácil execução para facilitar a adesão do paciente aos exercícios domiciliares.

■ TRATAMENTO PRÉ-OPERATÓRIO

Em casos de pacientes que necessitam aguardar por alguns dias a cirurgia definitiva e estão com algum tipo de imobilização provisória, há a oportunidade do atendimento pré-operatório durante a internação. O principal enfoque é orientar o paciente (caso esteja consciente) sobre o processo de tratamento pós-operatório e minimizar os efeitos deletérios da imobilização. Exercícios isométricos do segmento fraturado e exercícios ativos dos segmentos livres, do membro contralateral e dos membros superiores devem ser realizados. Esses exercícios devem ter o objetivo de facilitar a função, como, por exemplo, conseguir levantar o quadril para auxílio da higienização de partes íntimas, adquirir uma posição mais confortável para alimentar-se, entre outros.

■ FRATURAS PROXIMAIS DO FÊMUR

FASE HOSPITALAR

As Diretrizes Brasileiras para o tratamento da fratura do colo do fêmur em idosos, publicadas pelo Ministério da Saúde, recomendam fortemente o tratamento fisioterapêutico precoce (dentro de 48 horas de pós-operatório), visto que a literatura demonstra uma melhora na mobilidade e a independência do idoso.[9]

Exercícios ativos ou ativo-assistidos de flexoextensão do pé, do joelho e do quadril devem ser iniciados no primeiro dia de pós-operatório, conforme tolerância dolorosa, assim como os exercícios isométricos de quadríceps e glúteos. Exercícios metabólicos, de reexpansão pulmonar e higiene brônquica também devem ser realizados.

O treino de mudança de decúbitos e a aquisição da posição sentada no leito com o mínimo de ajuda do fisioterapeuta e/ou do cuidador devem ser precocemente estimulados, assim como sentar-se fora do leito. Os exercícios de mobilização ativa ou ativo-assistida dos membros inferiores e superiores podem ser realizados na posição sentada, pois isso auxiliará no treino de controle de tronco, na melhora da expansibilidade torácica e na percepção do ambiente pelo paciente, principalmente naqueles em estado confusional.

Exercícios ergométricos dos membros superiores também têm sido sugeridos no estágio inicial do tratamento de idosos com cirurgia do quadril. Um estudo clínico randomizado[10] mostrou que o grupo que adicionou o treinamento com cicloergômetro apresentou aumento significativo do pico de VO2 e melhor desempenho nos testes de mobilidade e equilíbrio após a alta fisioterapêutica, quando comparado ao grupo de pacientes submetidos somente à reabilitação convencional. A justificativa para esses resultados é que a capacidade aeróbica em idosos é determinante na independência funcional e uma forte preditora de qualidade de vida. Entretanto, deve-se levar em consideração o tamanho amostral pequeno desse estudo.

Nenhum exercício em particular tem se mostrado superior a outros, porém exercícios realizados em ortostase, que incentivem a descarga de peso sobre o membro fraturado, têm mostrado um impacto significante na recuperação funcional em relação aos exercícios passivos sentados ou no leito durante a internação hospitalar.

TREINO DE MARCHA

Estudos apontam que os exercícios que estimulam a descarga de peso dentro das primeiras 48 horas de pós-operatório têm mostrado inúmeros benefícios em idosos.[11] Entretanto, em pacientes jovens, a descarga total de peso imediata é desaconselhada.

Com o uso do andador, o paciente é treinado para adquirir a posição em pé a partir da posição sentada, e vice-versa. É importante que o cuidador/acompanhante também seja orientado a auxiliar o paciente a realizar essas atividades após a alta hospitalar.

A deambulação precoce é desafiadora e desconfortável para o paciente, necessitando de assistência de um ou, às vezes, dois fisioterapeutas. Além disso, alguns cirurgiões hesitam em permitir a marcha precoce após a fratura do fêmur proximal, com receio de falha mecânica. Embora os cirurgiões devam tomar a decisão caso a caso, estudos apontam que a deambulação precoce tem mostrado inúmeros benefícios em pacientes idosos, sem aumento da taxa de falha do material cirúrgico.[12] Segundo a AO, se o implante tiver sido corretamente aplicado, ele fornecerá uma fixação adequada até mesmo na presença de osteoporose acentuada.[5] Em contrapartida, em pacientes jovens, a imediata descarga total de peso é desaconselhada, devido à alta taxa de falha mecânica do implante.[5,12] O treino de marcha também deve ser realizado precocemente, porém com descarga parcial de peso, evoluindo conforme a prescrição médica.

APÓS A ALTA HOSPITALAR

Embora não exista um consenso sobre o melhor tipo de intervenção pós-operatória, programas de exercícios intensivos, bem-estruturados e supervisionados têm mostrado melhora da mobilidade em idosos.[13]

Estudos recentes apontam que programas de exercícios de alta intensidade, com carga variando até 80% de 1 RM (resistência máxima), e longa duração – até 12 meses – apresentam resultados mais promissores. A metanálise de Diong e colaboradores[13] aponta que os exercícios resistidos progressivos são mais efetivos quando comparados aos programas que não os utilizam.

Os exercícios em cadeia cinética fechada (CCF; **Fig. 4.13**) também têm se mostrado superiores aos exercícios em cadeia cinética aberta (CCA), com melhor equilíbrio e desempenho funcional.[14]

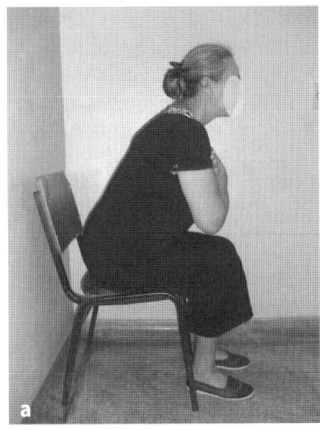

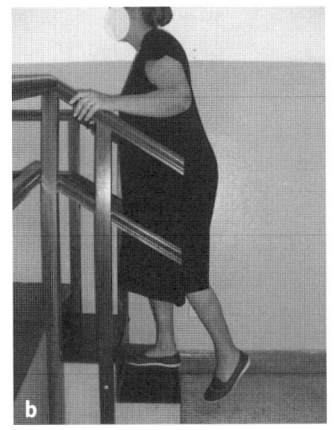

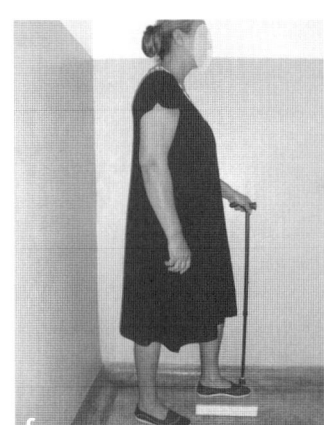

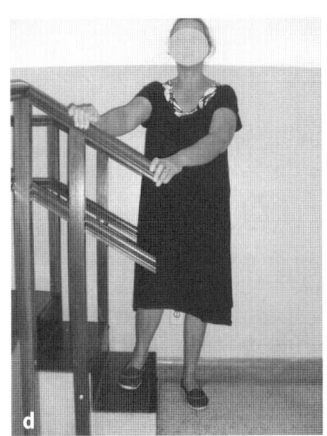

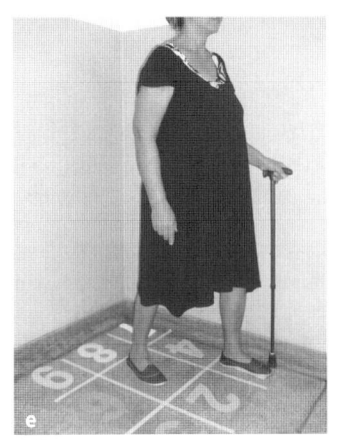

■ **Figura 4.13**
Exemplos de exercícios em cadeia cinética fechada.
[a] Sentar-se e levantar-se de uma cadeira. **[b]** Subir um degrau com ambos os membros e descer. **[c]** *Step up* lateral. **[d]** Colocar um membro inferior sobre um bloco enquanto mantém o suporte de peso sobre o outro membro. **[e]** Dar passadas em diferentes direções, guiadas por marcas no chão.
Fonte: Arquivo dos autores.

Outra parte importante no tratamento é a inserção de exercícios de equilíbrio, fortalecimento resistido dos membros superiores e orientações de mudanças ambientais para diminuir as chances de novas quedas.

■ **FRATURA DA DIÁFISE DO FÊMUR**

FASE HOSPITALAR

Pacientes tratados com HIM e placas podem se movimentar sem restrições, de acordo com a tolerância álgica e a força muscular, caso não haja contraindicação por outro trauma associado. Exercícios ativos ou ativo-assistidos de flexoextensão do joelho e do quadril são iniciados no primeiro dia de pós-operatório. A restrição da ADM de flexão do joelho costuma ser frequente e está relacionada com lesão muscular, principalmente do quadríceps, ocasionada pelo trauma. Manobras miofasciais podem ser benéficas. Incentivar o paciente a sentar-se na beira do leito ajuda a manter o quadríceps em uma posição de alongamento funcional e permite que a gravidade facilite o ganho de ADM de flexão do joelho. Exercícios isométricos de quadríceps e abdutores de quadril também são iniciados logo no primeiro atendimento.

TREINO DE MARCHA

Pacientes tratados com HIM normalmente têm permissão de deambular descarregando peso, conforme a tolerância, imediatamente após a cirurgia. De início, utiliza-se um andador ou duas muletas e, com o tempo, progride-se para descarga total sem o uso de dispositivos de marcha.

Já para pacientes tratados com placas, a descarga total de peso imediata é desaconselhada. A evolução da quantidade de descarga de peso que o paciente poderá realizar dependerá da liberação do cirurgião que analisará a evolução da consolidação óssea.[12]

APÓS A ALTA HOSPITALAR

Após a fratura isolada do fêmur tratada com HIM anterógrada, alterações significativas da cinemática e da cinética do quadril têm sido encontradas, com sinal de Trendelenburg positivo na maioria dos pacientes.[15] Além disso, a diminuição da força dos músculos flexores, extensores e abdutores de quadril está associada a piores resultados funcionais.[16] Sugere-se que essas alterações estejam relacionadas à lesão dos tecidos moles durante o trauma, irritação da musculatura abdutora de quadril pela incisão operatória, principalmente na entrada da haste pela fossa do piriforme, e uma inadequada reabilitação. Acredita-se que a intervenção fisioterapêutica precoce, estimulando a descarga de peso sobre o membro fraturado, possa minimizar essas alterações. Dessa forma, exercícios que priorizem o fortalecimento da musculatura glútea e abdominal, principalmente em CCF, têm sido preconizados (**Fig. 4.14**), apesar de não haver estudos clínicos randomizados que investiguem se essa estratégia de intervenção fisioterapêutica é superior a outras.

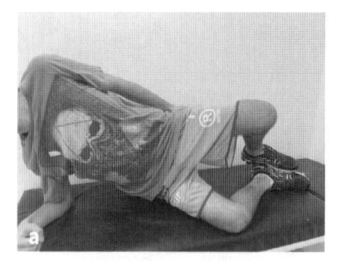

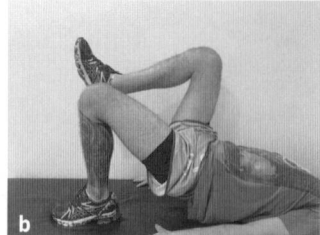

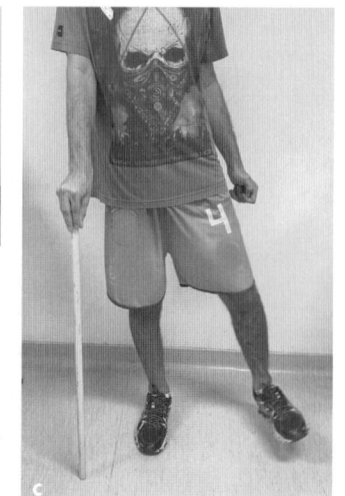

■ **Figura 4.14**
Exemplos de exercícios em cadeia cinética fechada.
[a] Prancha lateral com apoio de antebraço e joelho. [b] Ponte unilateral. [c] Abdução do membro oposto.
Fonte: Arquivo dos autores.

FRATURAS AO REDOR DO JOELHO

FASE HOSPITALAR

O maior enfoque do tratamento é a recuperação da ADM do joelho. No caso de tratamento conservador das fraturas da patela e do planalto tibial, é importante discutir com o ortopedista a possibilidade de indicar o uso de imobilizador longo articulado que permita a movimentação do joelho (até, no máximo, 90°) ou retirar o imobilizador para realizar os exercícios. Deve-se proporcionar o fortalecimento isométrico do quadríceps e dos isotônicos de quadril, tornozelo e pé, além do membro contralateral e membros superiores.

Após o tratamento cirúrgico, o ganho de ADM deve ser iniciado logo no primeiro dia após a cirurgia. Nas décadas de 1990 e 2000, o uso da máquina de mobilização contínua passiva (MCP) ganhou uma grande notoriedade, pois ela era frequentemente indicada no pós-operatório de cirurgias do joelho. Os benefícios observados em estudos experimentais foram redução do sangramento articular e perspectiva de facilitar o ganho de ADM do joelho. Entretanto, o único estudo clínico randomizado[14] feito em pacientes em pós-operatório de fraturas intra-articulares do joelho apenas observou melhora da ADM nas primeiras 48 horas de pós-operatório no grupo que utilizou o dispositivo. Nas demais avaliações, não houve diferença na ADM, na dor e na função, se comparado ao grupo que fez o tratamento fisioterapêutico sem o dispositivo. Dessa forma, não há evidências na literatura que suportem o uso do MCP no pós-operatório de fraturas do joelho.

Exercícios terapêuticos autopassivos devem ser encorajados, para que o paciente os pratique diariamente e várias vezes ao dia, com enfoque no ganho de extensão e flexão do joelho. É importante orientar, também, medidas contra contratura em flexão, como posicionamento neutro do quadril, e não utilizar coxim sob o joelho. A posição de semiflexão do joelho na posição deitada é mais confortável para o paciente, porém traz prejuízos para o ganho de extensão completa. A mobilização patelar também deve ser realizada, inclusive nas fraturas patelares.

Exercícios isométricos, assim como eletroestimulação, são recomendados para o recrutamento de quadríceps. Se o paciente tiver força o suficiente, é possível adicionar exercícios isotônicos de quadril.

TREINO DE MARCHA

A liberação de descarga de peso nas fraturas do joelho é controversa, e é importante discutir a respeito disso com o cirurgião. Nas fraturas do planalto tibial e do fêmur distal, a maioria dos cirurgiões limita a descarga de peso por 6 a 8 semanas. Contudo, estudos mais recentes, não randomizados, têm publicado protocolos com descarga de peso conforme a tolerância, sem prejuízo à redução cirúrgica e à função.[17-19]

A maior parte das fraturas da patela, seja tratada conservadora ou cirurgicamente, se beneficia com a descarga total de peso.[5]

APÓS A ALTA HOSPITALAR

O tratamento fisioterapêutico deve manter o enfoque no ganho de ADM e na progressão do fortalecimento muscular em CCA e CCF, bem como progredir com os exercícios de fortalecimento muscular, principalmente do quadríceps e da musculatura glútea. Infelizmente, a literatura é escassa quando se trata de quais são as melhores técnicas para o ganho de ADM após o trauma do joelho. Alongamento mantido, contrai-relaxa, mobilização articular e mobilização com movimento são os recursos citados.

■ FRATURA DA DIÁFISE DA TÍBIA

FASE HOSPITALAR

Exercícios ativos ou ativo-assistidos de flexoextensão do quadril, do joelho e do tornozelo são iniciados no primeiro dia de pós-operatório. Na presença de restrição da ADM de tornozelo, é importante orientar a automobilização com o uso de faixa ou cintos, a ser realizada com frequência durante o dia. Também pode ser confeccionada uma tala de posicionamento neutro do tornozelo, a qual deve ser retirada para a realização dos exercícios.

TREINO DE MARCHA

Nas fraturas tratadas de modo conservador, a descarga de peso total é permitida precocemente. Em pacientes tratados com HIM, um estudo clínico randomizado[20] encontrou que a taxa de complicações ou efeitos adversos não foi maior no grupo que fez a descarga de peso imediata, quando comparado ao grupo com descarga de peso tardia.

APÓS A ALTA HOSPITALAR

O tratamento fisioterapêutico deverá focar nas alterações observadas na avaliação. O foco é no restabelecimento do padrão de marcha e nas atividades de vida diária e esportivas. O fortalecimento resistido progressivo em CCA e CCF de todo o membro inferior, sobretudo do músculo quadríceps e dos músculos do tornozelo e do pé, deve ser realizado, além de exercícios de equilíbrio, com evolução de bipodal para unipodal. O uso de meia elástica de média compressão pode ser um recurso para auxiliar no controle do edema da perna e do tornozelo, que costuma ser frequente nas fraturas de tíbia. O prognóstico dependerá das lesões de partes moles associadas e do sucesso da redução cirúrgica.

■ TRATAMENTO FISIOTERAPÊUTICO EM PACIENTES COM FIXADOR EXTERNO

Além da fixação provisória em casos citados anteriormente, o uso de fixador externo (FE) é comum para correção de sequelas de traumas dos membros inferiores. Essa fixação tem a capacidade de afastar as superfícies ósseas em mecanismo de distração e formar um novo osso no local, chamado de **osso regenerado** (Fig. 4.15). Nesse processo de distração óssea, tem-se duas técnicas para a reconstrução do osso envolvido com mecanismos fisiológicos semelhantes, porém utilizadas em momentos distintos: o alongamento ósseo e o transporte ósseo. O alongamento ósseo visa a correção da diferença do comprimento dos membros, ao passo que o transporte ósseo visa a correção das falhas e das deformidades ósseas.

O alongamento ósseo envolve tensão das partes moles e não alonga somente a estrutura óssea. Durante esse processo, a tensão do alongamento irá estirar músculos, tendões, nervos e vasos, gerando complicações articulares. Nos primeiros dias após a colocação do fixador externo, será observada uma dificuldade para movimentar a articulação adjacente, devido a uma resposta de tensão muscular dos músculos periarticulares.[21]

O tratamento fisioterapêutico deve ser iniciado o mais precocemente possível, visando a minimizar possíveis complicações que podem ou não causar sequelas irreversíveis. A rigidez articular é um exemplo clássico de empecilho para desempenhar uma boa função motora. Dor e dificuldade para dormir também são outros problemas citados.[22]

A falta de orientação e o medo de colocar o pé no chão levam o paciente a desenvolver bloqueios articulares. Atitudes como colocar coxim embaixo do joelho e deambular sem colocar o pé no chão propiciam o encurtamento dos músculos isquiotibiais, de modo que o paciente

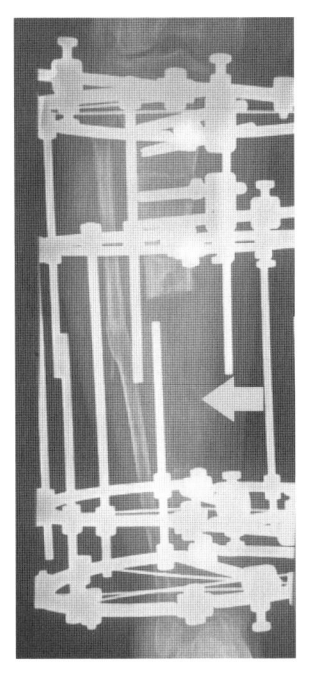

Figura 4.15
A seta indica o espaço onde ocorrerá a formação do osso regenerado.
Fonte: Arquivo dos autores.

terá dificuldade de fazer a extensão completa do joelho. Outro fator que influencia nessa postura é a fraqueza muscular do quadríceps, por isso, deve-se estimular a contração desse grupo muscular desde o pós-operatório imediato.

Já a fixação externa da tíbia gera tensão sobre o tríceps sural, com consequentes encurtamento do tendão de Aquiles e bloqueio do tornozelo em equino. Deve-se orientar o paciente para que reforce o alongamento dessa musculatura e faça a ativação do músculo tibial anterior. Em casos em que o paciente não consegue executar ativamente o movimento de dorsiflexão do tornozelo, indica-se o uso do elevador de pé de Ilizarov, que pode ser adaptado com uma atadura e preso ao fixador externo (**Fig. 4.16**). Para pacientes que ainda apresentam assimetria do comprimento do membro, deve-se prescrever compensação no calçado, para uma adequada descarga de peso (**Fig. 4.17**).

O osso regenerado é frágil, e leva um tempo para que as suas corticais estejam fortes e preparadas o suficiente para suportar o peso corporal. A liberação de descarga de peso varia de acordo com o tipo de FE utilizado. Alguns suportam descarga total de peso imediata, outros, apenas carga parcial, ou até mesmo nenhuma carga. É importante que o treino de marcha e os exercícios em CCF sejam iniciados logo após a permissão médica. Os exercícios em CCF favorecem o ganho de ADM e força muscular de forma funcional, facilitando as atividades de vida diária.

Ao retirar o fixador externo, os dispositivos auxiliares de marcha serão retirados de forma gradativa. Os músculos estabilizadores do quadril tinham o suporte da muleta ou do andador para dividir o peso corporal, porém, sem esse auxílio para a marcha, é comum o paciente apresentar sinal de Tredelenburg, pois a musculatura ainda está se adaptando ao aumento da carga, enaltecendo o trabalho de consciência corporal e ativação dos músculos do quadril. Recomenda-se que o paciente evite atividades com impacto (p. ex., pular, cor-

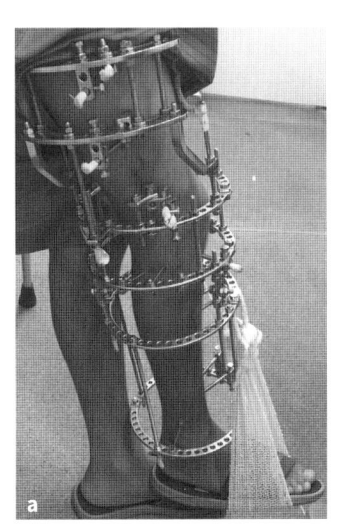

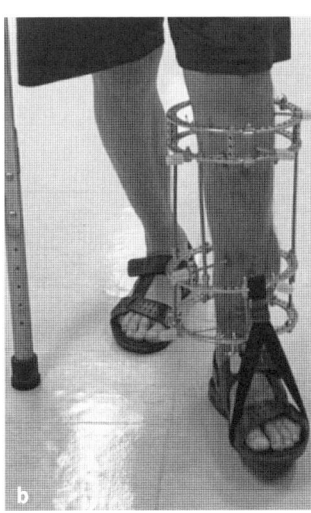

Figura 4.16
Prevenção de rigidez articular em equino.
[a] Elevador de pé com atadura. **[b]** Elevador de pé com tira elástica.
Fonte: Arquivo dos autores.

■ **Figura 4.17**
Calçado com salto para a compensação de assimetria de comprimento dos membros.
Fonte: Arquivo dos autores.

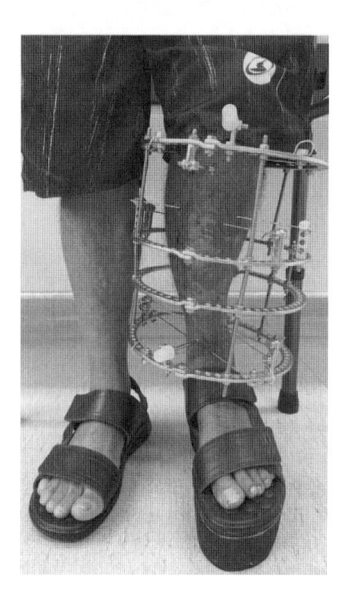

rer e fazer movimentos rotacionais) durante 6 meses após a retirada do fixador externo, a fim de evitar fratura do osso regenerado.

CONSIDERAÇÕES FINAIS

Neste capítulo, vimos que a atuação fisioterapêutica é essencial em todas as etapas da reabilitação do paciente que sofre trauma de membros inferiores. Na maioria das vezes, há a indicação de cirurgia, e o fisioterapeuta tem de atuar já no pós-operatório imediato, ou até mesmo no pré-operatório, se possível.

As fraturas proximais e distais do fêmur são comuns na população idosa, mas também podem acometer jovens que sofrem traumas de alta energia. Na população idosa, a fratura proximal do fêmur é considerada um problema de saúde pública, e o atendimento fisioterapêutico precoce, iniciado dentro das primeiras 48 horas, é altamente respaldado pela literatura científica.

As fraturas diafisárias do fêmur ocorrem principalmente em jovens e costumam ser ocasionadas por acidentes de trânsito. As lesões de partes moles, provocadas durante o trauma ou pela cirurgia, parecem contribuir para alterações do padrão de marcha e outras atividades funcionais. Mais estudos na literatura são necessários para investigar quais são as melhores estratégias fisioterapêuticas para minimizar essas alterações.

Nas fraturas ao redor do joelho, a grande preocupação é com o ganho da ADM, e os exercícios terapêuticos parecem ser os mais efetivos quando comparados à máquina de mobilização passiva contínua.

Já nas fraturas da diáfise da tíbia, é comum a exposição óssea à contaminação, representando um sério agravante para a reabilitação. O uso de fixadores externos é comum tanto para o tratamento da fratura quanto para o tratamento das sequelas do trauma. O fisioterapeuta tem um papel fundamental para minimizar possíveis complicações, principalmente a rigidez das articulações adjacentes ao dispositivo e à fraqueza muscular.

Após fraturas dos membros inferiores, a deambulação precoce é desafiadora e pode ser desconfortável. A quantidade de descarga de peso permitida depende do local da fratura e do material cirúrgico utilizado. Parece haver um movimento na literatura para a liberação de descarga de peso, conforme a tolerância do paciente, logo após a cirurgia, como visto na maioria das fraturas citadas neste capítulo. No entanto, como não há muitos estudos de alta evidência, aconselha-se que isso seja discutido com o cirurgião ortopédico.

REFERÊNCIAS

1. Buckley RE, Moran CG, Apivatthakakul T. Princípios AO do Tratamento de fraturas: princípios. 3. ed. Porto Alegre: Artmed; 2020. v. 1.
2. Buckley RE, Moran CG, Apivatthakakul T. Princípios AO do Tratamento de fraturas: fraturas específicas. 3. ed. Porto Alegre: Artmed; 2020. v. 2.
3. Rozell JC, Hasenauer M, Donegan DJ, Neuman M. Recent advances in the treatment of hip fractures in the elderly. F1000Research [Internet]. 2016 [capturado em 17 fev. 2021];5(F1000 Faculty Rev). Disponível em: https://www.ncbi.nlm.nih.gov/pmc/articles/PMC4984486/pdf/f1000research-5-8789.pdf.
4. Sheehan SE, Shyu JY, Weaver MJ, Sodickson AD, Khurana B. Proximal femoral fractures: What the orthopedic surgeon wants to know. Radiographics. 2015;35(5):1563-84.
5. Rüedi TP, Buckley RE, Moran CG. Princípios AO do Tratamento de Fraturas. 2. ed. Porto Alegre: Artmed; 2009. 2 v.
6. Hussain N, Hussain FN, Sermer C, Kamdar H, Schemitsch EH, Sternheim A, et al. Antegrade versus retrograde nailing techniques and trochanteric versus piriformis intramedullary nailing entry points for femoral shaft fractures: a systematic review and meta-Analysis. Can J Surg. 2017;60(1):19-29.
7. Denisiuk M, Afsari A. Femoral Shaft Fractures [Internet]. Treasure Island: StatPearls; 2020 [capturado em 17 fev. 2021]. Disponível em: https://www.ncbi.nlm.nih.gov/books/NBK556057/.
8. Lusardi MM, Fritz S, Middleton A, Allison L, Wingood M, Phillips E, et al. Determining risk of falls in community dwelling older adults: a systematic review and meta-analysis using posttest probability. J Geriatr Phys Ther. 2017;40(1):1-36.
9. Brasil. Ministério da Saúde. Diretrizes brasileiras para o tratamento de fratura do colo do fêmur no idoso. Brasília: MS; 2018. (Relatório de Recomendação; n. 323).
10. Mendelsohn ME, Overend TJ, Connelly DM, Petrella RJ. Improvement in aerobic fitness during rehabilitation after hip fracture. Arch Phys Med Rehabil. 2008;89(4):609-17.
11. Hill AD, Palmer MJ, Tanner SL, Snider RG, Broderick JC, Jeray KJ. Use of continuous passive motion in the postoperative treatment of intra-articular knee fractures. J Bone Joint Surg Am. 2014;96(14):e118.
12. Kubiak EN, Beebe MJ, North K, Hitchcock R, Potter MQ. Early weight bearing after lower extremity fractures in adults. J Am Acad Orthop Surg. 2013;21(12):727-38.
13. Diong J, Allen N, Sherrington C. Structured exercise improves mobility after hip fracture: a meta-analysis with meta-regression. Br J Sports Med. 2016;50(6):346-55.
14. Sherrington C, Lord SR, Herbert RD. A randomized controlled trial of weight-bearing versus non-weight-bearing exercise for improving physical ability after usual care for hip fracture. Arch Phys Med Rehabil. 2004;85(5):710-6.
15. Paterno MV, Archdeacon MT. Is there a standard rehabilitation protocol after femoral intramedullary nailing? J Orthop Trauma. 2009;23(5 Suppl):S39-46.
16. Larsen P, Elsoe R, Graven-Nielsen T, Laessoe U, Rasmussen S. Decreased muscle strength is associated with impaired long-term functional outcome after intramedullary nailing of femoral shaft fracture. Eur J Trauma Emerg Surg. 2015;41(6):673-81.
17. Kalmet PHS, Van Horn YY, Sanduleanu S, Seelen HAM, Brink PRG, Poeze M. Patient-reported quality of life and pain after permissive weight bearing in surgically treated trauma patients with tibial plateau fractures: a retrospective cohort study. Arch Orthop Trauma Surg [Internet]. 2019 [capturado em 17 fev. 2021];139(4):483-8. Disponível em: https://link.springer.com/article/10.1007%2Fs00402-018-3088-5.
18. Williamson M, Iliopoulos E, Jain A, Ebied W, Trompeter A. Immediate weight bearing after plate fixation of fractures of the tibial plateau. Injury. 2018;49(10):1886-90.
19. Consigliere P, Iliopoulos E, Ads T, Trompeter A. Early versus delayed weight bearing after surgical fixation of distal femur fractures: a non-randomized comparative study. Eur J Orthop Surg Traumatol. 2019;29(8):1789-94.
20. Gross SC, Galos DK, Taormina DP, Crespo A, Egol KA, Tejwani NC. Can tibial shaft fractures bear weight after intramedullary nailing? A randomized controlled trial. J Orthop Trauma. 2016;30(7):370-5.
21. Barker KL, Simpson AHRW, Lamb SE. Loss of knee range of motion in leg lengthening. J Orthop Sports Phys Ther. 2001;31(5):238-46.
22. Black SR, Kwon MS, Cherkashin AM, Samchukov ML, Birch JG, Jo CH. Lengthening in congenital femoral deficiency: a comparison of circular external fixation and a motorized intramedullary nail. J Bone Jt Surg. 2015;97(17):1432-40.

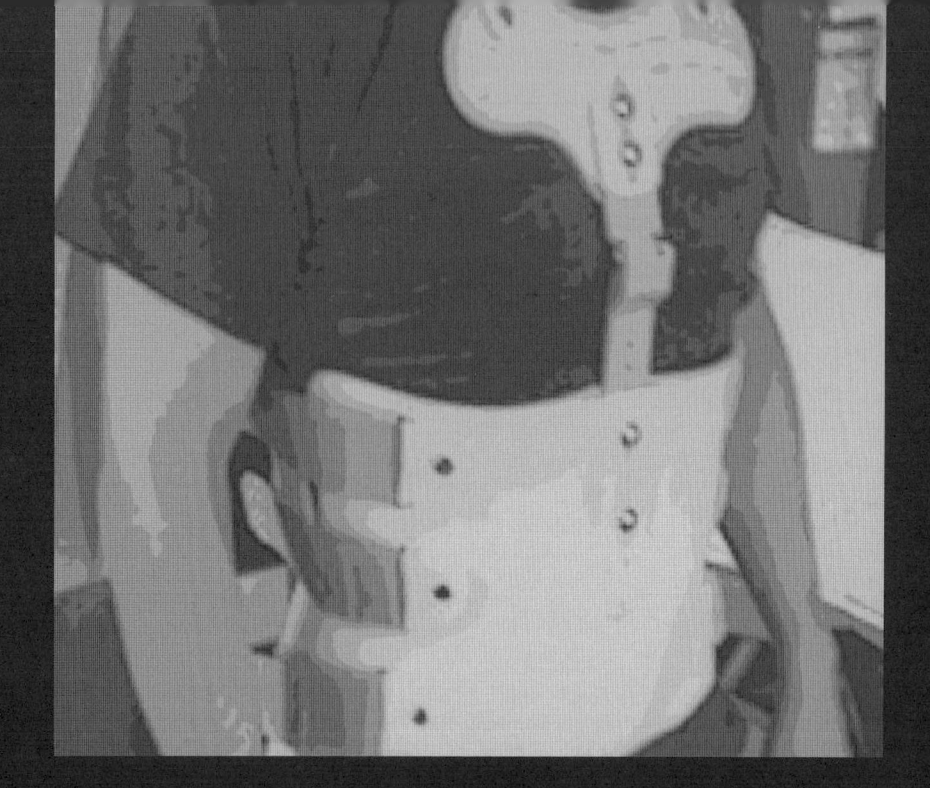

5
Urgência e Emergência

ÉDER KRÖEFF CARDOSO
GIOVANNI E. FERREIRA
LUIS HENRIQUE TELLES DA ROSA

A fisioterapia na urgência e na emergência no contexto internacional —— 95
O cenário da fisioterapia na urgência e na emergência no Brasil —— 96
Processos de classificação de risco e triagem dos pacientes —— 96
Principais atividades realizadas pelo fisioterapeuta nas urgências e emergências musculoesqueléticas —— 98
Características e situações comuns de pacientes atendidos em urgência e emergência por fisioterapeutas —— 100
A importância da equipe multiprofissional —— 106
Considerações finais —— 106

As unidades de urgência e emergência (UUEs) no Brasil e no mundo enfrentam muitos desafios. A superlotação tornou-se, nas últimas décadas, uma questão crítica para os sistemas de saúde.[1] A demanda por atendimentos de emergência, mesmo nos países mais desenvolvidos, tem crescido consideravelmente. Entre outros fatores envolvidos, estão o aumento da expectativa de vida e, consequentemente, o predomínio de doenças crônico-degenerativas, muitas vezes exacerbadas.[2] As consequências desse fato se revelam em um grande número de pacientes em salas de espera, sendo que muitos até deixam as unidades antes de serem atendidos. Soma-se a isso o aumento do tempo de permanência no hospital, o risco de iatrogênese, o tratamento e a recuperação prejudicados. Como resultado, ocorrem maiores taxas de morbidade e de mortalidade, altos custos operacionais e diminuição da satisfação do paciente.[2,3]

Desse modo, faz-se necessário abordar as questões que dão origem a esses problemas, a fim de propor alternativas que tornem as UUEs mais eficientes. A introdução de profissionais de saúde, como fisioterapeutas, contribui no processo assistencial e de gerenciamento durante o atendimento emergencial de pacientes acometidos por disfunções musculoesqueléticas (DMEs) agudas. Estudos apontam que a sua colaboração com os outros profissionais no primeiro contato proporciona melhores desfechos de tratamento,[4] diminuição do tempo de espera, redução de custos e melhor satisfação do paciente com o tratamento recebido nesses locais.[5,6]

A fisioterapia tem avançado nessa área, expandindo o conhecimento clínico nos tratamentos agudos de DMEs. Ela desempenha um papel fundamental na triagem, na avaliação, no diagnóstico e no tratamento de pacientes em UUEs, na medida em que trata as alterações cinético-funcionais, fornece orientações sobre auxílios apropriados para mobilidade e auxilia no planejamento seguro da alta.[7]

A FISIOTERAPIA NA URGÊNCIA E NA EMERGÊNCIA NO CONTEXTO INTERNACIONAL

Até meados da década de 1990, a atuação do fisioterapeuta no manejo de pacientes com DMEs que procuravam as UUEs restringia-se ao tratamento daqueles encaminhados por médicos após o tratamento inicial. Entretanto, em resposta ao aumento da demanda de apresentações devido às DMEs, diversas UUEs no Reino Unido implementaram serviços de fisioterapia, com o objetivo de melhorar a qualidade do atendimento. Nesse novo modelo de prestação de serviços, os fisioterapeutas eram encarregados do tratamento de DMEs de baixa acuidade, como, por exemplo, entorses e dores agudas na coluna vertebral.[8]

Dentro dessa nova perspectiva, a atuação do fisioterapeuta nas UUEs se dá como profissional de primeiro ou segundo contato. Primeiro contato indica que o profissional é o responsável principal pelo manejo do paciente após a triagem inicial, realizada geralmente pela equipe de enfermagem. Já no papel de segundo contato, a equipe de triagem encaminha o paciente para o médico ou enfermeira responsável, que, por sua vez, o encaminha para o tratamento fisioterapêutico dentro da emergência.[5]

A atuação dos fisioterapeutas dentro das UUEs ganhou popularidade e expandiu-se para outros países, como na Austrália, onde atuam desde aproximadamente 2005. Lá, a fisioterapia em emergências é considerada uma prática avançada e requer qualificações específicas, que variam de estado para estado, além de haver variações entre diferentes hospitais. Contudo, em geral, faz-se necessário que os fisioterapeutas tenham, no mínimo, entre 5 e 7 anos de experiência clínica na área de reabilitação musculoesquelética.[9]

O CENÁRIO DA FISIOTERAPIA NA URGÊNCIA E NA EMERGÊNCIA NO BRASIL

■ REGULAMENTAÇÃO

No Brasil, atuação de fisioterapeutas em UUEs é regulamentada desde 2002. Segundo a Portaria nº 2048 do Ministério da Saúde,[10] que determina a assistência em casos de primeiro e segundo níveis de complexidade em hospitais de pequeno a médio portes, o trabalho deve ser focado no suporte, no acompanhamento clínico e na reabilitação de pacientes. Já em 2012, a Portaria n° 665 determinou a inserção desses profissionais na equipe multidisciplinar de atendimento emergencial especificamente para pacientes vítimas de acidente vascular encefálico (AVE).[11]

Seguindo as tendências internacionais, o Conselho Federal de Fisioterapia e Terapia Ocupacional (Coffito) publicou, no dia 25 de janeiro de 2019, a Resolução nº 501,[12] que reconhece a atuação do profissional na assistência à saúde em UUEs. Essa Resolução incentiva grupos hospitalares a seguirem incluindo os fisioterapeutas em equipes multidisciplinares das UUEs.

A normativa se dá principalmente pela relevância da profissão no âmbito da atuação da fisioterapia respiratória. Conforme o artigo 1º da Resolução citada, "Reconhecer a atuação do Fisioterapeuta na assistência à Saúde nas Unidades de Emergência e Urgência, sendo necessário e preconizado que tais profissionais sejam capacitados em Suporte Básico de Vida e, especialmente, em Suporte Avançado de Vida Cardiovascular em Adultos – ACLS."[12]

No entanto, sabe-se da variedade de intervenções físicas e educacionais que capacita os fisioterapeutas a atuarem de forma a prevenir novas lesões e o agravamento daquelas já existentes e que necessitam de atendimento de emergência, principalmente as DMEs.[13]

No contexto da formação continuada, os programas de residência multiprofissional em saúde possibilitam cenários de qualificação e capacitação desses profissionais para atuarem em diversos setores da saúde. Os espaços de formação em serviço vão desde o atendimento emergencial em pronto-socorro (PS) até a reabilitação em setores de internação e unidades de terapia intensiva (UTIs).[14] Cada vez mais esses programas têm potencializado a inserção dos profissionais fisioterapeutas nas equipes de urgência e emergência, modificando as formas de atendimentos nesses locais, principalmente com a inclusão de uma equipe multidisciplinar.[15] Nesse sentido, também se destaca a importância das Associações de Especialidades, dos serviços já existentes e das Universidades que desenvolvem programas de educação e formações para os profissionais que irão atuar nesse âmbito.

PROCESSOS DE CLASSIFICAÇÃO DE RISCO E TRIAGEM DOS PACIENTES

Os pacientes que procuram as UUEs apresentam diferentes gravidades de doenças, lesões musculoesqueléticas e traumáticas. No entanto, aqueles com condições mais graves e com risco de morte competem pelos mesmos recursos humanos e físicos. Cada paciente deveria receber diagnóstico e tratamento imediatos, independentemente da gravidade da doença ou da lesão. No entanto, um número inesperado de pacientes pode se apresentar ao mesmo tempo e, dessa forma, exceder os recursos disponíveis.[16] Assim, os processos de seleção ou de classificação de risco para os pacientes nas UUEs foram introduzidos, na tentativa de minimizar o problema da superlotação, possibilitando cuidados imediatos para os pacientes mais graves, visando a reduzir a morbidade e a mortalidade.[17] De forma geral, tem sido recomendada a utilização de protocolos que estratifiquem o risco em níveis de prioridade, por apresentarem maior fidedignidade, validade e confiabilidade na avaliação do estado clínico do paciente.

Atualmente, no Brasil, os protocolos mais utilizados para a realização da classificação de risco em serviços de emergência são: Índice de Gravidade de Emergência (ESI, Emergency Severity Index) e Manchester Triage System (MTS). Antes de admitir o paciente para as alas de emergência, essas avaliações são realizadas pela equipe de enfermagem. Todos os sistemas de classificação organizam o atendimento em cinco níveis de prioridade. Todavia, não existe uma escala padrão quando se trata de medir saúde, de modo que cada instituição possui autonomia para utilizar aquela que mais se adequa às suas necessidades.[18]

De acordo com o MTS, o paciente pode ser classificado em cinco diferentes níveis de prioridade, que são identificados por número, nome, cor e tempo-alvo até o início da avaliação médica (**Tab. 5.1**).[19]

Uma grande proporção de pacientes se apresenta nas categorias de triagem 3 a 5, indicando menor urgência. Essas categorias incluem queixas musculoesqueléticas, que compreendem uma parte do amplo espectro de condições que os médicos de emergência devem rastrear e tratar.[20] O fisioterapeuta pode atuar na prevenção e no tratamento dos distúrbios cinético-funcionais intercorrentes em órgãos e sistemas do corpo humano, gerados por alterações genéticas, por traumas e por doenças adquiridas.[15] Dessa forma, é possível imaginar que um profissional com experiência prática clínica totalmente alicerçada em evidências e pesquisas pode contribuir muito nesse cenário de prática, permitindo que médicos emergencistas atendam a outros casos.[21]

Certamente, as situações específicas de alterações que necessitem de consulta ortopédica – pacientes com fraturas instáveis, luxações complexas, comprometimento circulatório ou aqueles que necessitam de intervenção cirúrgica de emergência – são encaminhadas para o cirurgião especializado, por isso existe a necessidade de triagem e seleção adequadas dos pacientes.[22]

Há um aumento do número de hospitais de pronto-socorro que fornecem assistência fisioterapêutica em tempo integral. Nesses locais, os fisioterapeutas devem fornecer serviços por, no mínimo, 18 horas por dia, 7 dias por semana.[22] Nessa perspectiva, o Coffito estabeleceu, em 2011, os Parâmetros Assistenciais Fisioterapêuticos nas diversas modalidades prestadas pela categoria por meio da Resolução Coffito nº 387/2011,[23] alterada em 2014 pela Resolução nº 444.[24] Por meio dessas Resoluções, foi fixado o quantitativo máximo de clientes/

TABELA 5.1
NÍVEIS DE PRIORIDADE E CLASSIFICAÇÃO DE RISCO

Prioridade	Classificação e tempo-alvo
1 Emergência	Vermelho: atendimento imediato.
2 Muito urgente	Cor de laranja: o atendimento deve começar em, no máximo, 10 minutos.
3 Urgente	Amarelo: o atendimento deve começar em, no máximo, 1 hora.
4 Pouca urgência	Verde: o atendimento deve começar em até 2 horas.
5 Não urgente	Azul: o atendimento deve começar em até 4 horas.

pacientes assistidos por profissional em turno de trabalho de seis horas, entre outros, em UTIs e UUEs.

As possibilidades de avaliação e tratamento fisioterapêuticos em emergência variam dependendo da instituição e da experiência do profissional. Alguns serviços permitem que os fisioterapeutas participem diretamente no contato primário com o paciente, ao passo que outros locais podem exigir a avaliação do médico antes da consulta com o fisioterapeuta (contato secundário por referência). A **Figura 5.1**, a seguir, apresenta um fluxograma com um modelo de atuação e consulta desde a entrada do paciente na emergência até a alta.

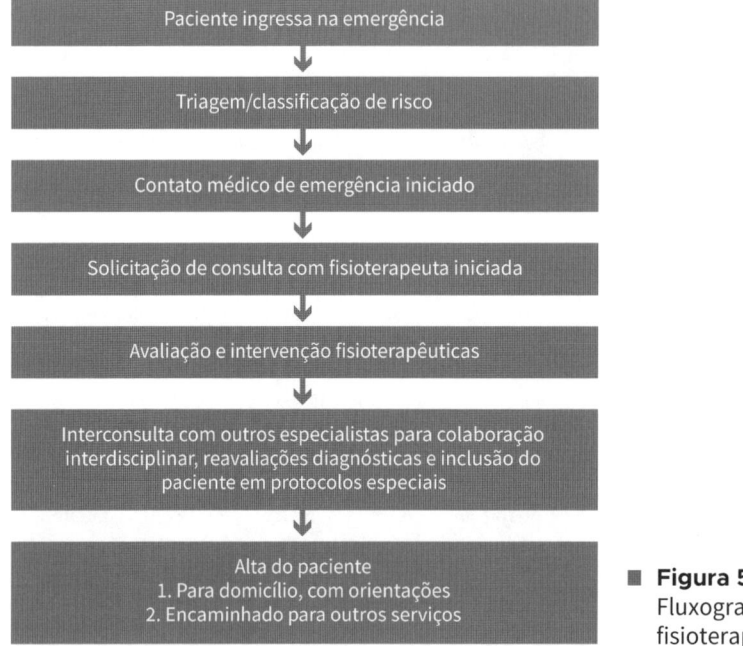

```
Paciente ingressa na emergência
           ↓
Triagem/classificação de risco
           ↓
Contato médico de emergência iniciado
           ↓
Solicitação de consulta com fisioterapeuta iniciada
           ↓
Avaliação e intervenção fisioterapêuticas
           ↓
Interconsulta com outros especialistas para colaboração
interdisciplinar, reavaliações diagnósticas e inclusão do
paciente em protocolos especiais
           ↓
Alta do paciente
1. Para domicílio, com orientações
2. Encaminhado para outros serviços
```

■ **Figura 5.1**
Fluxograma de consulta fisioterapêutica em UUEs.

PRINCIPAIS ATIVIDADES REALIZADAS PELO FISIOTERAPEUTA NAS URGÊNCIAS E EMERGÊNCIAS MUSCULOESQUELÉTICAS

As atividades mais comuns envolvem o tratamento da dor, a diminuição da mobilidade e da amplitude de movimento (ADM) e o planejamento da alta. As intervenções para o controle da dor vão desde técnicas de bandagens para restringir o movimento articular até educação específica para níveis adequados de atividade. Além disso, são fornecidas orientações sobre as técnicas de transferência adequadas (p. ex., deitado para sentado) durante a fase aguda da dor.[25]

Evidências atuais têm demonstrado cada vez mais a utilização da mobilização precoce em UUEs para lesões de tecidos moles, embora também sejam utilizados tratamentos tradicionais, como os princípios PRICE (proteção, repouso, gelo ou *ice*, compressão e elevação), imobilização (p. ex., colares cervicais, *splints*, goteiras; **Fig. 5.2**) e encaminhamento para tratamento ambulatorial.

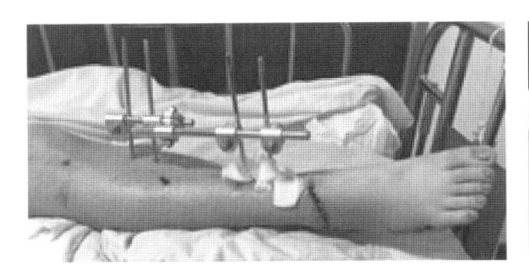

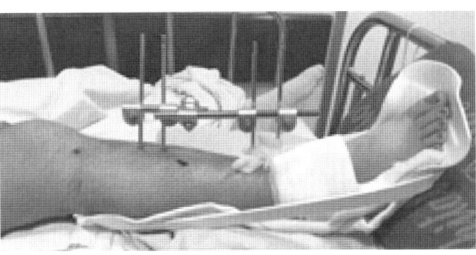

Figura 5.2
Utilização de talas termomoldáveis para posicionamento anticontraturas em tornozelo. Paciente vítima de trauma com fratura de tíbia.
Fonte: Arquivo dos autores.

A intervenção normalmente envolve uma ampla educação do paciente sobre a condição, o tratamento recomendado e o gerenciamento doméstico.[26] O fornecimento de orientações sobre a natureza das lesões e conselhos iniciais sobre autocuidado fazem parte das rotinas do fisioterapeuta emergencista.[22] Um estudo-piloto observacional[25] descreveu o tratamento principalmente de indivíduos idosos e pacientes com déficits musculoesqueléticos em emergências. As terapêuticas visavam a aliviar a dor, melhorar a mobilidade, aumentar a ADM articular e auxiliar no planejamento de alta desses pacientes. Além disso, elas incluíam o fornecimento de aditamentos para a marcha e o auxílio na mobilidade e nas transferências. O contato com as equipes médica, de enfermagem e de farmácia para revisões de medicamentos e requisitos de planejamento de alta pode auxiliar na avaliação e no gerenciamento de pacientes, contribuindo para a redução de reinternações hospitalares desnecessárias na emergência.

Entre as atividades voltadas para as emergências dos distúrbios musculoesqueléticos do idoso, destacam-se as listadas a seguir.

- Avaliação física para conhecer o desempenho funcional do paciente, com a realização de testes que detectam o risco de sofrer quedas e imobilidade. Quando o paciente geriátrico em risco é identificado na UUE, intervenções fisioterapêuticas podem ser implementadas para evitar quedas futuras. Entre as escalas de avaliação, utilizam-se:
  - Timed Up and Go Test: escala para avaliação de quedas.
  - Katz: escala para atividades básicas.
  - Morse: escala para avaliação de risco de quedas dentro do ambiente hospitalar.
  - GDS: Escala Geriátrica de Depressão.
- Auxílio e orientações nas transferências do paciente.
- Deambulação, utilizando auxiliares da marcha, como andador.
- Orientações e indicações de como realizar exercícios de treinamento de força, alongamento muscular, medidas de correção postural, exercícios físicos para o equilíbrio e a coordenação e propriocepção sob supervisão.[27]

Em um artigo de revisão que levantou os principais papéis e tarefas dos fisioterapeutas em UUEs, os autores identificaram que esses profissionais são tão eficazes quanto outros clínicos no gerenciamento de problemas musculoesqueléticos de baixa urgência.[28] As principais atividades encontradas no estudo estão apresentadas na **Figura 5.3**, a seguir.

As características do ambiente de uma emergência, assim como o perfil dos pacientes que necessitam desses serviços, exigem que o fisioterapeuta emergencista possua certos conhecimentos e habilidades para que possa obter melhores resultados no seu trabalho. Entre as competências essenciais, destacam-se a utilização de exames complementares para a deter-

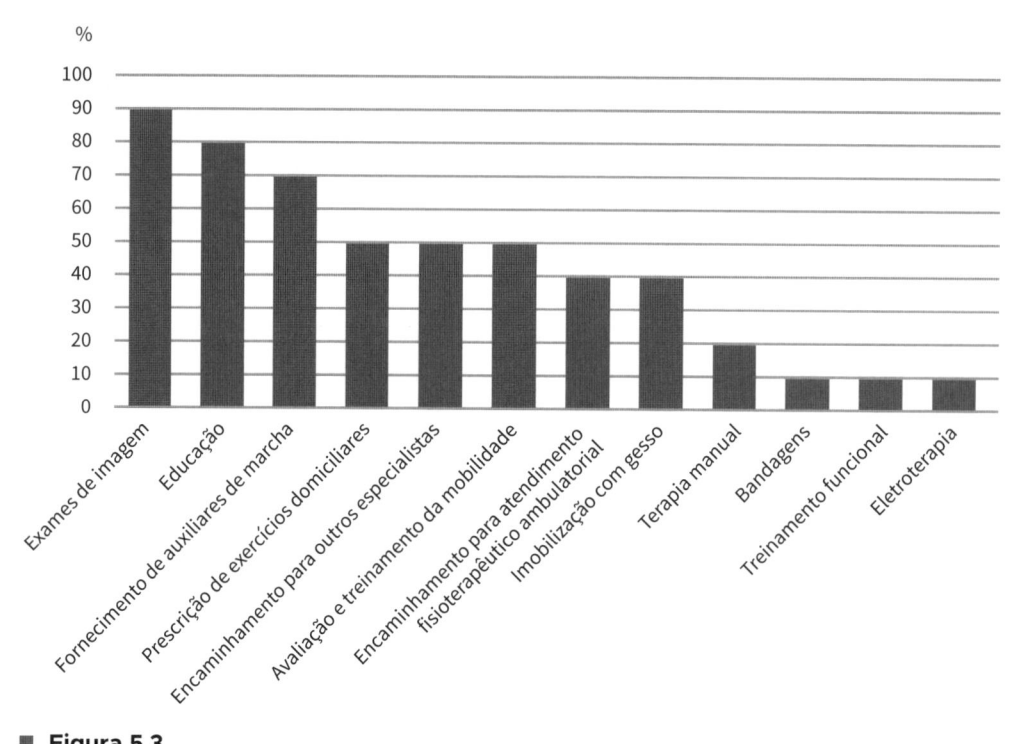

Figura 5.3
Porcentagem de estudos relatando papéis e tarefas dos fisioterapeutas em UUEs.
Fonte: Ferreira e colaboradores.[28]

minação do diagnóstico fisioterapêutico e a adequação das condutas a serem empregadas. Com frequência, as radiografias e tomografias computadorizadas são utilizadas em emergências. Vale lembrar que o fisioterapeuta também tem a legitimidade para solicitar exames complementares vinculados à sua atividade profissional.[29]

Em geral, os fisioterapeutas têm a função de fornecer orientações iniciais sobre autocuidado e a importância do exercício precoce e da atividade gradativa. Sobretudo com indivíduos idosos e pacientes com déficits musculoesqueléticos, é importante a abordagem educacional em relação aos problemas relacionados com a dor e a limitação da ADM.[22]

Um estudo que verificou as taxas de recorrência de idosos às emergências em decorrência de quedas, comparando aqueles que receberam acompanhamento de fisioterapia na emergência com aqueles que não receberam, demonstrou resultados positivos. A reabilitação iniciada nesses locais foi associada a uma probabilidade significativamente menor de uma reinternação em emergência relacionada com queda em 30 e 60 dias após o evento.[30,31]

CARACTERÍSTICAS E SITUAÇÕES COMUNS DE PACIENTES ATENDIDOS EM URGÊNCIA E EMERGÊNCIA POR FISIOTERAPEUTAS

A maioria dos pacientes com disfunções musculoesqueléticas atendidos pelos fisioterapeutas em UUEs em decorrência de condições agudas experimentam altos níveis de ansiedade e dor, se comparados com aqueles vistos em ambientes mais tradicionais, como clínicas e consultórios. Uma grande parcela dos pacientes que recebem fisioterapia é composta de idosos.[22]

O perfil dos pacientes atendidos nas salas de emergência de um hospital de trauma costuma ser similar em todo o mundo. Segundo a Organização Mundial de Saúde (OMS) e os CDCs (Centers for Disease Control), a cada minuto, nove pessoas morrem devido à trauma em todo o mundo.[17]

■ QUEDAS EM IDOSOS

As quedas em idosos e as complicações que possam surgir em decorrência do trauma provocam altas taxas de admissão em UUEs.[30] Entre as principais consequências desse evento, estão as fraturas (**Fig. 5.4**), que podem provocar grandes proporções de morbimortalildade. Para esses pacientes, a hospitalização é um fator de risco para declínio funcional, o que pode levar à perda de independência.[32] A diminuição da capacidade funcional durante uma internação aguda é de natureza multifatorial. Os fatores contribuintes incluem: falta de atividade e imobilidade, efeitos de doenças agudas no contexto de doenças crônicas e vulnerabilidade de pacientes idosos à polifarmácia e a deficiências nutricionais. Já as consequências incluem: redução da força muscular, reserva fisiológica reduzida e aumento do risco de quedas.[33]

A avaliação geriátrica de idosos atendidos em UUEs pode ser de grande ajuda na tomada de decisão, principalmente nos pacientes mais frágeis, por apresentarem síndromes geriátricas de difícil manejo, com comprometimento cognitivo e/ou sensorial, alto consumo de recursos de saúde e problemas sociais derivados da perda de funcionalidade. O uso das ferramentas disponíveis para identificar pacientes em risco de quedas, que podem causar enfraquecimento e, inclusive, morte, é importante para a segurança do paciente e a sua independência funcional.

Quando o paciente geriátrico em risco é identificado no departamento de emergência, intervenções fisioterapêuticas podem ser implementadas para evitar quedas futuras. Sabe-se que, quando um paciente sofre a sua primeira queda, isso aumenta a probabilidade de ele sofrer outra em breve. Um estudo demonstrou que, para uma pessoa idosa que já possui limitações de mobilidade, o repouso na cama por 24 horas é longo o suficiente para induzir um importante grau de descondicionamento, o qual pode impedir o paciente de caminhar sozinho com segurança.[27]

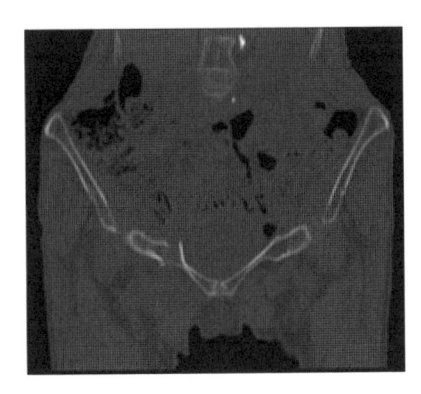

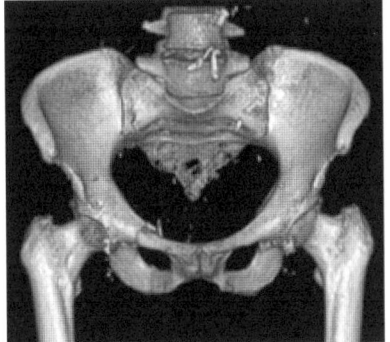

■ **Figura 5.4**
Imagens de tomografias computadorizadas da pelve revelando fraturas dos ramos iliopúbico e isquiopúbico sem instabilidade.
Fonte: Arquivo dos autores.

Entre as atividades voltadas para as emergências nos distúrbios musculoesqueléticos do idoso, destacam-se as listadas a seguir.

- Avaliação física para conhecer o desempenho funcional do paciente, por meio da realização de testes que detectam o risco de sofrer quedas e imobilidade.
- Auxílio e orientações nas transferências do paciente.
- Deambulação, utilizando auxiliares de marcha, como andador.
- Orientações e indicações de como realizar exercícios de treinamento de força, alongamento muscular, medidas de correção postural, exercícios físicos para equilíbrio, coordenação e propriocepção sob supervisão.[27]

■ LOMBALGIA

A lombalgia é definida como dor e desconforto abaixo da margem costal e acima das dobras glúteas inferiores, com ou sem dor nas pernas. A dor lombar aguda é geralmente definida como a duração de um episódio de dor lombar que persiste por menos de 6 semanas; a dor lombar subaguda, como a dor lombar que persiste entre 6 e 12 semanas; e a dor lombar crônica, como a dor lombar que persiste por 12 semanas ou mais. A dor lombar inespecífica, por sua vez, é definida como a dor lombar por patologia específica não reconhecível (p. ex., infecção, tumor, osteoporose, espondilite anquilosante, fratura, processo inflamatório, síndrome radicular ou síndrome da cauda equina).[34]

AVALIAÇÃO INICIAL NAS UNIDADES DE URGÊNCIA E EMERGÊNCIA

A dor lombar é a queixa musculoesquelética mais comum avaliada nos serviços de emergências e afeta a maioria dos adultos em algum momento de suas vidas.[35] Os profissionais de saúde que atuam em emergências aprendem que toda avaliação começa por vias aéreas, respiração e circulação (ABCs), e isso também é utilizado para pacientes com dor lombar. O exame dos sinais vitais é importante para determinar se o paciente tem pressão arterial baixa, febre ou taquicardia inexplicada, pois esses sinais podem sugerir uma etiologia da dor nas costas não relacionada com o sistema musculoesquelético. Se já existe diagnóstico de câncer, o paciente pode apresentar algum risco de ter dor em decorrência de patologia na coluna vertebral (p. ex., lesões blásticas ou lesões líticas, causando fratura vertebral).

Portanto, os pacientes com lombalgia devem ser estratificados nas categorias I, II e III.

I Pacientes considerados com sintomas de "bandeira vermelha" incluem aqueles com dor relacionada a outra condição clínica, como infecção, câncer, doença vascular, osteomielite e fraturas (**Fig. 5.5**). Esses pacientes representam uma minoria, de modo que são necessárias mais informações para uma avaliação mais completa; caso contrário, o tratamento pode proporcionar um desfecho danoso ao paciente.
II Pacientes com radiculopatia lombar. O objetivo da avaliação nesses pacientes é determinar se eles têm déficits neurológicos significativos que requerem exames de imagem e tratamento diretamente sobre a coluna. A maioria desses pacientes exigirá tratamento da dor, educação e encaminhamento ambulatorial.
III Pacientes com dor inespecífica nas costas incluem situações que não estão claramente relacionadas com outra condição clínica ou de radiculopatia. Eles necessitarão ser encaminhados a um especialista em dor.

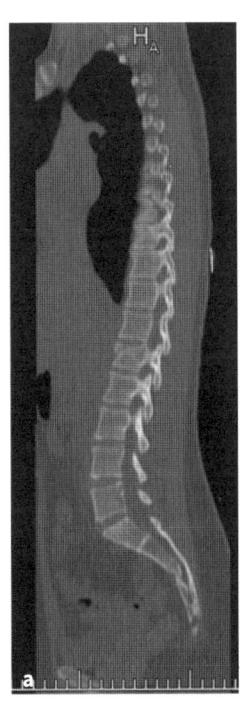

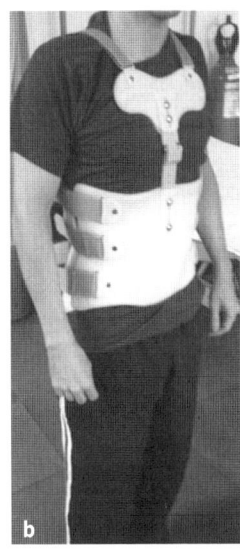

Figura 5.5
[a] Fratura no corpo da vértebra L1. [b] Tratamento conservador da fratura com utilização de colete toracolombar.
Fonte: Arquivo dos autores.

TRATAMENTO FISIOTERAPÊUTICO DA DOR LOMBAR AGUDA (SEM PATOLOGIA GRAVE, OU SEJA, EXCLUÍDOS OS PACIENTES "BANDEIRA VERMELHA")

O tratamento físico conservador primário pode incluir alguns tipos de exercícios, calor superficial e terapia manual, bem como orientações para permanecer ativo e evitar repouso no leito. Na alta, recomenda-se o encaminhamento para um programa de exercícios individual ou em grupo.[36]

Exercícios físicos

Uma revisão da Cochrane encontrou que a terapia com exercícios físicos é superior aos tratamentos convencionais ou a nenhum tratamento para dor lombar aguda.[37] Em contrapartida, algumas recomendações sobre terapia por exercício demonstram variações. Várias diretrizes consideram que os exercícios específicos de fortalecimento e alongamento dos músculos das costas não são considerados úteis durante as primeiras semanas de um episódio de lombalgia aguda. Já as diretrizes dinamarquesas mencionam especificamente a terapia com exercícios de McKenzie como uma opção terapêutica em alguns pacientes com dor lombar aguda. As diretrizes australianas, por sua vez, afirmam que os exercícios terapêuticos não são indicados para dor lombar aguda inespecífica, porém exercícios para manter a mobilidade e prevenir o repouso no leito podem ser considerados úteis.[34]

Termoterapia

A base das evidências para apoiar a termoterapia na lombalgia aguda ainda não é forte. Existem evidências moderadas de que o tratamento continuado com calor superficial reduz a dor e a incapacidade de curto prazo em pacientes com dor lombar aguda ou subaguda (até 3 meses) e que a adição de exercícios ao tratamento com calor diminui ainda mais a dor, melhorando o estado funcional. A aplicação do tratamento com crioterapia na dor lombar é ainda mais limitada, com poucos estudos, o que não permite tirar conclusões sobre o uso do frio na dor lombar.[38]

Terapia manual

Evidências demonstram que a terapia manual tem influência positiva sobre a dor em comparação com a terapia placebo para lombalgia aguda e subaguda. A combinação de terapia manual com outra intervenção (exercícios e orientações) é superior a intervenções isoladas para dor lombar aguda e subaguda.[39]

■ ENTORSE DE TORNOZELO

As lesões ligamentares do tornozelo estão entre as afecções traumáticas mais prevalentes em ambiente de pronto atendimento. Dependendo do grau de energia, da posição do tornozelo e do pé, da direção da entorse, da qualidade óssea e do envelope de tecidos moles, esse trauma pode ter diferentes desfechos e diagnósticos. Em sua maioria, as entorses evoluem para lesões ligamentares laterais do tornozelo, as quais têm bom prognóstico quando bem conduzidas. Tais lesões podem ser diagnosticadas por meio de um minucioso exame físico, aliado à realização de radiografias do segmento estudado. A avaliação clínica inicial leva em consideração a palpação de estruturas ósseas, tendíneas, ligamentares e articulares, além da realização de manobras semióticas, para aferição da competência dessas estruturas.[40]

A maioria das entorses de tornozelo ocorre a partir de um mecanismo de inversão do pé, sendo que 85% dessas lesões causam lesões isoladas do ligamento talofibular anterior. A segunda estrutura mais comumente afetada é o ligamento calcaneofibular na origem fibular – geralmente uma lesão associada a uma entorse do ligamento talofibular anterior (**Fig. 5.6**). O vetor traumático da força ocorre com inversão do tornozelo, rotação interna e flexão plantar do pé em relação à perna. Essa força excede a ADM dos ligamentos laterais e resulta em lesão neles.[41]

Entorses do complexo ligamentar lateral do tornozelo variam em gravidade. O ligamento talofibular anterior é sempre o primeiro a ser ferido. No caso de entorse severas, associadas ou não a fraturas, o ligamento calcaneofibular pode ser rompido (**Fig. 5.7**). Uma classificação

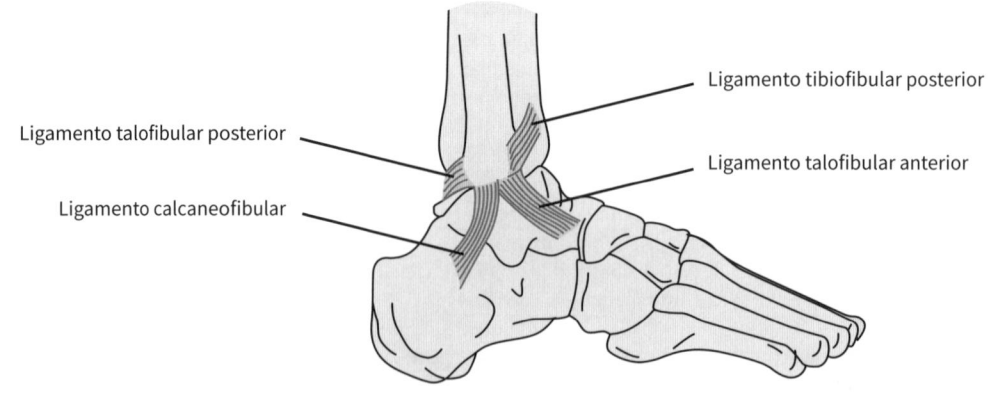

■ **Figura 5.6**
Ligamentos laterais do tornozelo.
Fonte: Elaborada com base em Cooke e colaboradores.[42]

da gravidade das entorses de tornozelo foi desenvolvida por Crichton e colaboradores (**Tab. 5.2**).[7]

Em geral, o diagnóstico do grau de entorse nas UUEs é orientado pelas características clínicas presentes. A gravidade é comumente avaliada com base na capacidade de suportar peso e na extensão da dor, do edema e do hematoma. O tratamento de lesões de grau I e pequenas lesões de grau II é geralmente conservador.[42]

TRATAMENTO FISIOTERAPÊUTICO

O padrão convencional de tratamento para entorse aguda do tornozelo inclui repouso do tornozelo, crioterapia, bandagens compressivas, elevação do tornozelo afetado, analgesia (anti-inflamatórios não esteroides) e mobilização precoce. Cerca de 25 a 40% das entorses de tornozelo estão associadas a lesões recorrentes ou disfunção prolongada. Alguns autores postularam que essas complicações comuns são o resultado de tratamento inadequado da lesão na fase aguda.[42]

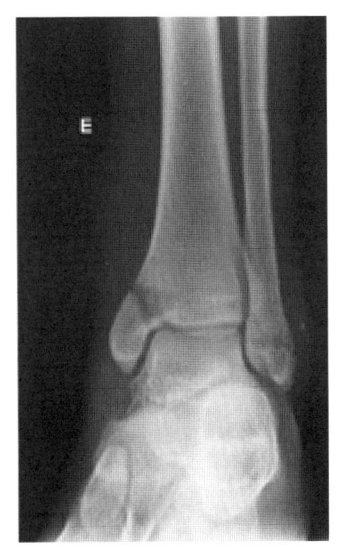

■ **Figura 5.7**
Imagem de radiografia do tornozelo revelando fratura do maléolo medial (da tíbia).
Fonte: Arquivo do autores.

Imobilização

A imobilização é definida como qualquer terapia que impeça o movimento da articulação do tornozelo em flexão/extensão e inversão/eversão. Uma revisão da Cochrane[43] demonstrou que o tratamento funcional parecia ser melhor do que a imobilização, pois possibilitou um retorno mais rápido ao esporte e ao trabalho e o aumento da satisfação do paciente. A tendência atual no tratamento da lesão do ligamento lateral do tornozelo está muito a favor da mobilização ativa.

Inicialmente, busca-se a restauração da anatomia funcional e a diminuição do edema. Quando esses objetivos são alcançados, aumenta-se a ADM e o conforto do paciente. A restauração da anatomia funcional facilitará a drenagem do excesso de líquidos ou edema.

TABELA 5.2
CLASSIFICAÇÃO DAS ENTORSES DE TORNOZELO

Graus	Ligamento	Estabilidade articular	Teste de gaveta anterior	Sintomas
Grau I	Estirado, porém não rompido.	Estável	Negativo	Mínima dor e edema, com função articular pouco afetada; pode transferir peso.
Grau II	Parcialmente rompido.	Alguma lassidão	Alguma lassidão	Moderada dor e edema, com transferência parcial de peso ou não.
Grau III	Complexo ligamentar completamente rompido.	Instável	Positivo	Dor intensa, edema, hematomas e perda de função; incapaz de transferir peso.

Fonte: Cooke e colaboradores.[42]

É importante reduzir o acúmulo de líquidos ao redor da lesão, pois isso promove o aumento a dor. Obviamente, quanto mais dor um paciente tiver, menor será a probabilidade de ele tentar se mobilizar. Além disso, o inchaço do tecido aumenta a probabilidade de aderências que podem atrasar a cicatrização e diminuir a ADM. Assim, os líquidos devem ser mobilizados de volta ao sistema linfático para que ocorra uma cicatrização ideal.[41]

Mobilização precoce

O tratamento com mobilização precoce pode incluir algum apoio externo inicial ao tornozelo. O suporte pode estar na forma de bandagem elástica, cintas ou órtese, e o uso de muletas também foi descrito como parte de uma estratégia de tratamento funcional. A órtese pode impedir a inversão/eversão, porém permitirá algum grau de flexão/extensão. A imobilização e o tratamento funcional não são métodos mutuamente exclusivos, pois alguns regimes têm um período inicial curto de imobilização, seguido de mobilização e de tratamento funcional.[42]

A IMPORTÂNCIA DA EQUIPE MULTIPROFISSIONAL

Como as emergências são consideradas locais em que os pacientes devem ser atendidos o mais breve possível, torna-se fundamental que a equipe multidisciplinar trabalhe em estreita colaboração. Apesar de algumas UUEs ainda adotarem a configuração de equipes compostas principalmente por médicos e enfermeiros, a fisioterapia vem gradativamente ganhando espaço nesses locais.[44] A integração e a articulação das diferentes profissões são necessárias para que haja cooperação e troca de saberes, com a finalidade de proporcionar a melhor e mais adequada assistência ao paciente que requer tratamento de urgência e emergência.[45]

Em geral, os fisioterapeutas são aceitos pela equipe e por pacientes. Eles podem auxiliar na seleção de uma medida de resultado mais apropriada no caso de comprometimentos cinético-funcionais. É reconhecida a sua habilidade de comunicação ao orientar os pacientes, bem como para explicar o que esperar em termos de prognóstico e opções de tratamento fora do ambiente da emergência.[44]

Os membros da equipe multiprofissional também reconhecem a importância do fisioterapeuta nesse contexto, particularmente quando eles atuam como profissionais de primeiro contato; isto é, quando manejam pacientes de modo independente, sem precisar do encaminhamento médico. Isso permite que médicos e enfermeiros possam se concentrar em tratar pacientes com problemas mais graves. Assim, torna-se importante a presença de uma equipe multiprofissional e interdisciplinar para o compartilhamento de conhecimentos, a fim de oferecer a melhor assistência ao sujeito no ambiente complexo das UUEs.[46]

Muitas das atribuições do fisioterapeuta nas emergências são compartilhadas com médicos e enfermeiros, o que evidencia a flexibilidade das fronteiras profissionais. O desenvolvimento de intervenções orientadas pelas necessidades de saúde dos pacientes tende a melhorar a qualidade assistencial. Em um estudo exploratório que buscou identificar as atribuições dos fisioterapeutas nas UUEs,[13] os autores consideraram que as práticas interprofissionais colaborativas nas emergências podem proporcionar a diminuição de conflitos, da omissão de cuidados e da repetição e/ou do desperdício de recursos.

CONSIDERAÇÕES FINAIS

Este capítulo forneceu algumas evidências sobre a fisioterapia em pacientes com disfunção musculoesquelética no ambiente de emergência. Apesar de a literatura demonstrar os benefícios dessa profissão, a sua inclusão nesses cenários ainda deve percorrer um longo caminho para se tornar bem estabelecida. Os fisioterapeutas emergencistas ainda estão em um movimento pioneiro, que tenciona transformar esse trabalho em uma especialidade a ser reconhecida. Espera-se que, com o aumento de estudos envolvendo as formas de intervenções na emergência, essa nova oportunidade de atuação seja favorecida. Certamente, ainda estamos no início de um trabalho a ser consolidado, a fim de melhorar, simultaneamente, a qualidade do atendimento e a direção de nossa profissão.

REFERÊNCIAS

1. Pines JM, Hilton JA, Weber EJ, Alkemade AJ, Al Shabanah H, Anderson PD, et al. International perspectives on emergency department crowding. Acad Emerg Med. 2011;18(12):1358-70.
2. Bittencourt RJ, Stevanato AdM, Bragança CTNM, Gottems LBD, O'Dwyer G. Interventions in overcrowding of emergency departments: an overview of systematic reviews. Rev Saude Publica. 2020;54:66.
3. Kilner E. What evidence is there that a physiotherapy service in the emergency department improves health outcomes? A systematic review. J Health Serv Res Policy. 2011;16(1):51-8.
4. Kim HS, Strickland KJ, Mullen KA, Lebec MT. Physical therapy in the emergency department: a ew opportunity for collaborative care. Am J Emerg Med. 2018;36(8):1492-6.
5. Taylor NF, Norman E, Roddy L, Tang C, Pagram A, Hearn K. Primary contact physiotherapy in emergency departments can reduce length of stay for patients with peripheral musculoskeletal injuries compared with secondary contact physiotherapy: a prospective non-randomised controlled trial. Physiotherapy. 2011;97(2):107-14.
6. Matifat E, Méquignon M, Cunningham C, Blake C, Fennelly O, Desmeules F. Benefits of musculoskeletal physical therapy in emergency departments: a systematic review. Phys Ther. 2019;99(9):1150-66.
7. Platon RL, Olsen C, Clausen B, Simonÿ C. Implementing physiotherapists in the emergency room a new approach to diagnostics of patients with musculoskeletal injuries and their treatment. Physiotherapy. 2016;102(Suppl 1):e244-e5.
8. Morris CD, Hawes SJ. The value of accident and emergency based physiotherapy services. J Accid Emerg Med. 1996;13(2):111-3.
9. Crane J, Delany C. Physiotherapists in emergency departments: responsibilities, accountability and education. Physiotherapy. 2013;99(2):95-100.
10. Brasil. Ministério da Saúde. Portaria nº 2048, de 5 de novembro de 2002 [Internet]. Brasília: MS; 2002 [capturado em 17 fev. 2021]. Disponível em: https://bvsms.saude.gov.br/bvs/saudelegis/gm/2002/prt2048_05_11_2002.html.
11. Brasil. Ministério da Saúde. Portaria nº. 665, de 12 de abril de 2012 [Internet]. Brasília: MS; 2012 [capturado em 17 fev. 2021]. Disponível em: http://bvsms.saude.gov.br/bvs/saudelegis/gm/2012/PRT0665_12_04_2012.html.
12. Conselho Federal de Fisioterapia e Terapia Ocupacional. Resolução nº 501, de 26 de dezembro de 2018 [Internet]. Brasília: COFFITO; 2018 [capturado em 17 fev. 2021]. Disponível em: https://www.coffito.gov.br/nsite/?p=10570.
13. Batista REA, Peduzzi M. Prática interprofissional colaborativa no serviço de emergência: atribuições privativas e compartilhadas dos fisioterapeutas. Interface Comun Saúde Educ. 2018;22(Suppl 2):1685-95.
14. Brasil. Ministério da Saúde. Residência multiprofissional em saúde: experiências, avanços e desafios. Brasília: MS; 2006.
15. Cordeiro AL, Lima TG. Fisioterapia em unidades de emergência: uma revisão sistemática. Rev Pesqui Fisioter. 2017;7(2):276-81.
16. Christ M, Bingisser R, Nickel CH. [Emergency Triage. An Overview]. Dtsch Med Wochenschr. 2016;141(5):329-35.
17. Ogawa KYL, Diniz JS, Frigeri LB, Ferreira CAS. Intervenção fisioterapêutica nas emergências cardiorrespiratórias. Mundo Saúde. 2009;33(4):457-66.
18. Silva JA, Emi AS, Leão ER, Lopes MCBT, Okuno MFP, Batista REA. Emergency Severity Index: accuracy in risk classification. Einstein (São Paulo). 2017;15(4):421-7.
19. Costa JP, Nicolaidis R, Gonçalves AVF, Souza EN, Blatt CR. The accuracy of the Manchester Triage System in an emergency service. Rev Gaúch Enferm. 2020;41:e20190327.
20. Plummer L, Sridhar S, Beninato M, Parlman K. Physical therapist practice in the emergency department observation unit: descriptive study. Phys Ther. 2015;95(2):249-56.
21. Nall C. Primary care physiotherapy in the Emergency Department. Aust J Physiother. 2009;55(1):70.
22. Lebec MT, Jogodka CE. The physical therapist as a musculoskeletal specialist in the emergency department. J Orthop Sports Phys Ther. 2009;39(3):221-9.
23. Conselho Federal de Fisioterapia e Terapia Ocupacional. Resolução nº 387, de 08 de junho de 2011 [Internet]. Brasília: COFFITO; 2011 [capturado em 17 fev. 2021]. Disponível em: https://www.coffito.gov.br/nsite/?p=1533.
24. Conselho Federal de Fisioterapia e Terapia Ocupacional. Resolução nº 444, de 26 de abril de 2014 [Internet]. Brasília: COFFITO; 2014 [capturado em 17 fev. 2021]. Disponível em: https://www.coffito.gov.br/nsite/?p=3208.
25. Anaf S, Sheppard LA. Describing physiotherapy interventions in an emergency department setting: an observational pilot study. Accid Emerg Nurs. 2007;15(1):34-9.
26. Fernandes TL, Pedrinelli A, Hernandez AJ. Lesão muscular - fisiopatologia, diagnóstico, tratamento e apresentação clínica. Rev Bras Ortop. 2011;46(1):247-55.
27. Olson SL, Chen SS, Wang CY. Effect of a home exercise program on dynamic balance in elderly with a history of falls. J Aging Phys Act. 2011;19(4):291-305.
28. Ferreira GE, Traeger AC, Maher CG. Review article: a scoping review of physiotherapists in the adult emergency department. Emerg Med Australas. 2019;31(1):43-57.

29. Conselho Federal de Fisioterapia e Terapia Ocupacional. Resolução n° 80, de 9 de maio de 1987 [Internet]. Brasília: COFFITO; 1987 [capturado em 17 fev. 2021]. Disponível em: https://www.coffito.gov.br/nsite/?p=2838.
30. Lesser A, Israni J, Kent T, Ko KJ. Association between physical therapy in the emergency department and emergency department revisits for older adult fallers: a nationally representative analysis. J Am Geriatr Soc. 2018;66(11):2205-12.
31. Bird S, Thompson C, Williams KE. Primary contact physiotherapy services reduce waiting and treatment times for patients presenting with musculoskeletal conditions in Australian emergency departments: an observational study. J Physiother. 2016;62(4):209-14.
32. Kortebein P. Rehabilitation for hospital-associated deconditioning. Am J Phys Med Rehabil. 2009;88(1):66-77.
33. McKelvie S, Hall AM, Richmond HR, Finnegan S, Lasserson D. Improving the rehabilitation of older people after emergency hospital admission. Maturitas. 2018;111:20-30.
34. Van Tulder M, Becker A, Bekkering T, Breen A, del Real MTG, Hutchinson A, et al. Chapter 3. European guidelines for the management of acute nonspecific low back pain in primary care. Eur Spine J. 2006;15 Suppl 2(Suppl 2):S169-91.
35. Borczuk P. An evidence-based approach to the evaluation and treatment of low back pain in the emergency department. Emerg Med Pract. 2013;15(7):1-23.
36. Shipton EA. Physical Therapy Approaches in the Treatment of Low Back Pain. Pain Ther. 2018;7(2):127-37.
37. Qaseem A, Wilt TJ, McLean RM, Forciea MA, Clinical Guidelines Committee of the American College of Physicians. Noninvasive treatments for acute, subacute, and chronic low back pain: a clinical practice guideline from the American College of Physicians. Ann Intern Med. 2017;166(7):514-30.
38. French SD, Cameron M, Walker BF, Reggars JW, Esterman AJ. Superficial heat or cold for low back pain. Cochrane Database Syst Rev. 2006;(1):CD004750.
39. Furlan AD, Giraldo M, Baskwill A, Irvin E, Imamura M. Massage for low-back pain. Cochrane Database Syst Rev. 2015;(9):CD001929.
40. Debieux P, Wajnsztejn A, Mansur NSB. Epidemiology of injuries due to ankle sprain diagnosed in an orthopedic emergency room. Einstein (São Paulo). 2020;18:1-6.
41. Eisenhart AW, Gaeta TJ, Yens DP. Osteopathic manipulative treatment in the emergency department for patients with acute ankle injuries. J Am Osteopath Assoc. 2003;103(9):417-21.
42. Cooke MW, Marsh JL, Clark M, Nakash R, Jarvis RM, Hutton JL, et al. Treatment of severe ankle sprain: a pragmatic randomised controlled trial comparing the clinical effectiveness and cost-effectiveness of three types of mechanical ankle support with tubular bandage. The CAST trial. Health Technol Assess. 2009;13(13):iii, ix-x, 1-121.
43. Kerkhoffs GMMJ, Rowe BH, Assendelft WJJ, Kelly K, Struijs PAA, van Dijk CN. Immobilisation and functional treatment for acute lateral ankle ligament injuries in adults. Cochrane Database Syst Rev. 2002;(3):CD003762.
44. Ferreira GE, Traeger AC, O'Keeffe M, Maher CG. Staff and patients have mostly positive perceptions of physiotherapists working in emergency departments: a systematic review. J Physiother. 2018;64(4):229-36.
45. Taquary SAS, Ataíde DS, Vitorino PVO. Perfil clínico e atuação fisioterapêutica em pacientes atendidos na emergência pediátrica de um hospital público de Goiás. Fisioter Pesqui. 2013;20(3):262-7.
46. Santos PR, Nepomuceno P, Reuter EM, Carvalho LL. Percepção da equipe multiprofissional sobre o fisioterapeuta na emergência de um hospital do interior do Rio Grande do Sul. Fisioter Pesqui. 2020;27(2):147-54.

PARTE 2

Ortopedia

6

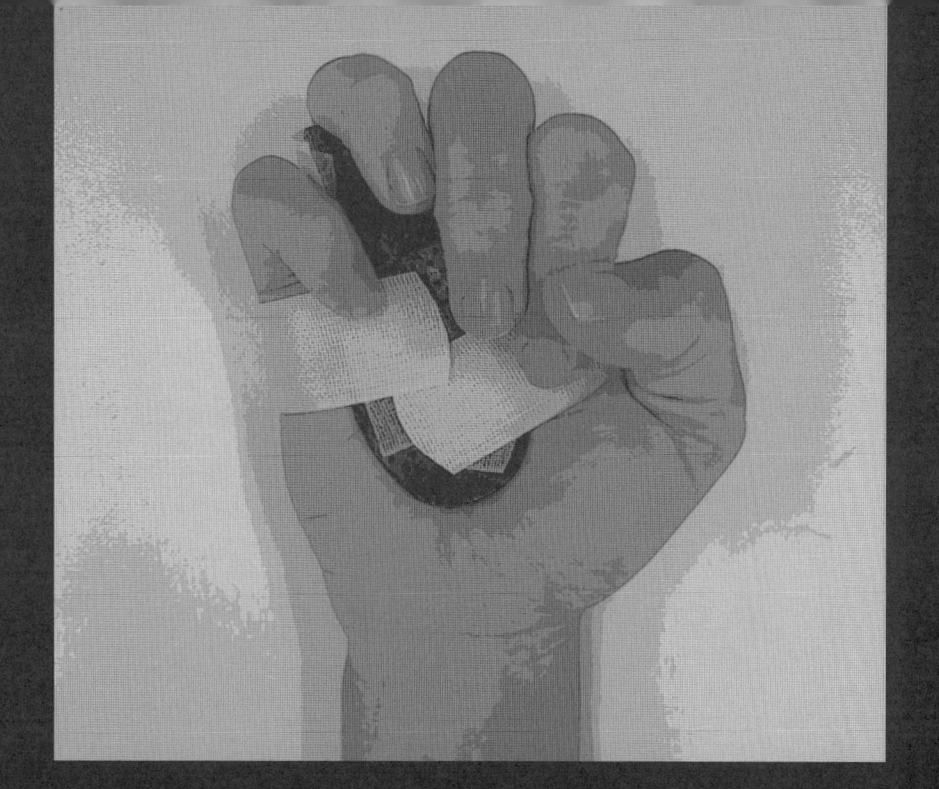

Tratamento Fisioterapêutico nas Lesões do Punho e da Mão

FLÁVIA PESSONI F. M. RICCI
MARISA C. REGISTRO FONSECA

Características clínicas e diagnóstico	112
Tratamento conservador ou cirúrgico	115
Avaliação cinético-funcional	116
Intervenção fisioterapêutica	119
Considerações finais	124

O complexo articular do punho e da mão é composto por uma grande variedade de estruturas e segmentos que atuam de forma sinérgica entre si. O punho é formado pela articulação entre a superfície distal do rádio e a fileira proximal dos ossos do carpo, associada à articulação mediocárpica.[1] Dessa forma, a mão pode ser posicionada no espaço e fixada em diferentes posições para a transferência das forças geradas pela musculatura do antebraço. Os metacarpos e as falanges são os ossos que compõem a estrutura da mão, formando as articulações metacarpofalangeanas (MCFs) e as interfalangeanas (IFs). A relação da mão com o punho ocorre entre a fileira distal do carpo e os metacarpos, formando as articulações carpometacarpianas (CMCs). A mão pode assumir inúmeras posturas, as quais permitem diferentes tipos de manipulação e preensão. A musculatura da mão permite o desempenho tanto de tarefas que exijam força como de tarefas que exijam precisão.[2]

A estabilidade necessária para o adequado funcionamento do punho e da mão se dá por meio da ação das musculaturas extrínseca e intrínseca da mão, associadas a uma ampla rede ligamentar. O deslizamento apropriado dos tendões é assegurado pelo sistema de polias, bainhas sinoviais e retináculos. O aporte nervoso sensório-motor é fornecido pelos nervos mediano, ulnar e radial.[1,2] Portanto, são inúmeras as possibilidades de acometimento dessa região. Os problemas ortopédicos mais frequentes podem ser classificados como osteoartrites, síndromes compressivas e tendinopatias. Neste capítulo, serão descritas as condições mais prevalentes na população em geral[3] e, consequentemente, as mais frequentes na prática clínica fisioterapêutica.

CARACTERÍSTICAS CLÍNICAS E DIAGNÓSTICO

■ OSTEOARTRITE DO POLEGAR

A osteoartrite da articulação CMC do polegar é uma condição comumente encontrada em indivíduos idosos, sobretudo mulheres, e está frequentemente associada a prejuízos funcionais e ocupacionais.[4] Os sintomas mais comuns incluem: dor no polegar durante atividade, dor ao repouso, força de pinça e preensão diminuídas, redução da mobilidade e deformidades do polegar. Atividades como escrita, preensão de pequenos objetos, cuidados pessoais, abertura de recipientes e uso do celular podem ficar prejudicadas.[4]

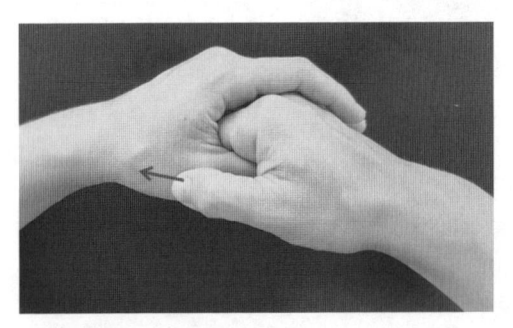

O diagnóstico é feito por meio do exame clínico e pode ser complementado por avaliação radiográfica, a qual evidencia alterações degenerativas e permite uma classificação do estágio de degeneração. Em geral, os pacientes se apresentam com queixa de dor na região palmar ou dorsal da base do polegar, a qual se exacerba com as atividades de pinça. A anamnese deve buscar informações sobre o início dos sintomas, fatores agravantes, possíveis traumas recentes e tratamentos prévios. A palpação da articulação CMC do polegar é dolorosa, e testes clínicos, como o teste de moagem (*grind test*; **Fig. 6.1**), podem auxiliar no esclarecimento da

■ **Figura 6.1**
Teste da moagem ou *grind test*: compressão axial do primeiro metacarpo associada à rotação.
Fonte: Arquivo das autoras.

origem da dor. É importante realizar o diagnóstico diferencial de outras condições que possam causar dor na porção radial do punho, como tendinopatia de De Quervain ou lesões no escafoide. Nos casos mais avançados, o polegar pode assumir a chamada "deformidade em Z", em que há adução do metacarpo do polegar associada a uma hiperextensão compensatória da articulação MCF.[5]

■ SÍNDROME DO TÚNEL DO CARPO

A síndrome do túnel do carpo (STC) é a neuropatia compressiva mais comum na população adulta, acometendo principalmente as mulheres. A STC é o resultado da compressão do nervo mediano sob o ligamento transverso do carpo (LTC), que pode ocorrer de forma aguda, secundariamente a um trauma, ou desenvolver-se de forma gradual, que é a forma mais frequente e geralmente relacionada com atividades de força com a mão. Os sintomas geralmente se iniciam à noite e podem incluir dor e formigamento ou dormência na distribuição sensorial do nervo mediano da mão. Em geral, nos estágios iniciais, os sintomas são intermitentes, podendo haver queixas de fraqueza muscular ou perda funcional da capacidade de pinça entre o polegar e os dedos, com queda frequente de objetos. Com a progressão dessa neuropatia, os sintomas podem se tornar mais frequentes ou permanentes, e os pacientes podem desenvolver atrofia tenar e perda da oposição do polegar e da capacidade de realização das pinças digitais.[6]

O diagnóstico é feito por meio do exame clínico e pode ser complementado por avaliação eletrodiagnóstica com eletromiografia de agulha (EMG), a qual avalia a velocidade de condução nervosa e permite uma classificação do estágio de comprometimento. A anamnese deve buscar informações sobre início, gravidade, localização, frequência e características dos sintomas. Movimentos ou atividades que pioram ou melhoram os sintomas também devem ser pesquisados, bem como se houve tratamento conservador prévio. Os testes provocativos incluem o teste de Phalen e o sinal de Tinel (**Fig. 6.2**). A avaliação do limiar sensitivo por meio dos monofilamentos Semmes-Weistein (**Fig. 6.3**) e a avaliação da força muscular da região tenar devem ser incluídas para auxiliar na determinação da gravidade do acometimento. É importante realizar o diagnóstico diferencial da compressão nas raízes nervosas cervicais C6 e C7 ou da síndrome do pronador redondo.[6]

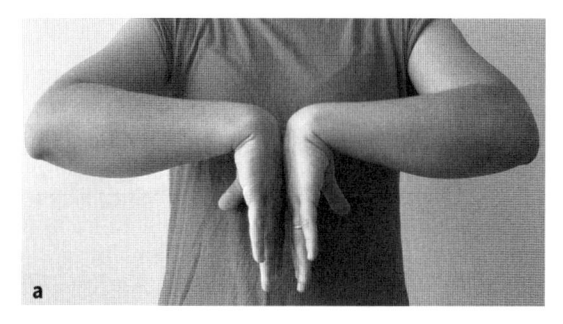

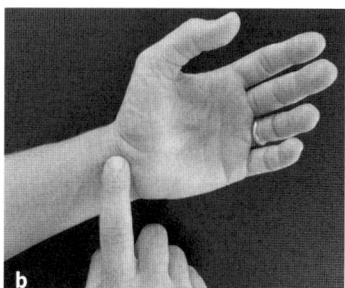

■ **Figura 6.2**
[a] Teste de Phalen – flexão passiva do punho sustentada de 15 a 60 segundos. **[b]** Sinal de Tinel – leve percussão do nervo mediano.
Fonte: Arquivo das autoras.

Figura 6.3
Monofilamentos Semmes-Weistein.
Fonte: Arquivo das autoras.

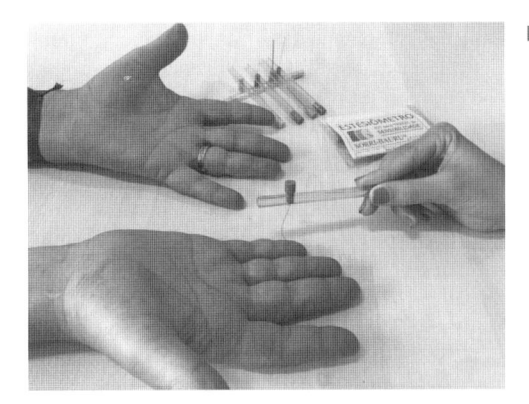

■ DEDO EM GATILHO

O dedo em gatilho é um tipo de tendinopatia estenosante na qual há um encarceramento do tendão na sua passagem pelo túnel osteofibroso, com subsequente espessamento da bainha sinovial e formação de um nódulo. Ocorre principalmente na região da polia A1, e o tendão flexor superficial dos dedos (FSD) é geralmente o mais afetado, por se localizar diretamente abaixo dessa polia. O dedo em gatilho acomete, sobretudo, mulheres em idade adulta, e o polegar e o quarto dedos são os mais frequentemente envolvidos. Essa condição tem relação com a realização de sobrecarga sustentada ou repetitiva nos tendões, que ocorre por meio de atividades que exijam grande esforço com flexão de MCF e forças aplicadas nas pontas dos dedos.[7]

O diagnóstico é feito por meio de exame clínico, e os sintomas estão principalmente relacionados com a qualidade e a facilidade de movimentação do dedo. De início, há queixa de lentidão e dificuldade para realizar extensão, que pode progredir para queixas de travamento e contratura da articulação interfalangeana proximal (IFP). A queixa de dor pode ou não acompanhar o deslizamento tendinoso anormal e, quando presente, geralmente se localiza na região da polia A1. É possível haver queixa de dor na região da articulação IFP, resultante do esforço para a realização da extensão. O diagnóstico diferencial inclui presença de corpo estranho ou massa tumoral, anomalia de ossos sesamoides e contratura de Dupuytren.[7]

■ TENOSSINOVITE DE DE QUERVAIN

A tenossinovite de De Quervain também pertence ao grupo das tendinopatias estenosantes, referindo-se ao primeiro compartimento extensor, no qual se localizam os tendões dos músculos abdutor longo e extensor curto do polegar. As alterações encontradas correspondem à hipertrofia do retináculo, espessamento da membrana sinovial, aderências, degeneração da matriz celular e ausência de processo inflamatório ativo.[7] Sendo assim, o termo *tendinite*, popularmente utilizado, é inapropriado, uma vez que o sufixo -*ite* remete à inflamação. É a tendinopatia mais frequente na região de punho e mão e acomete principalmente mulheres em idade laboral (35-55 anos) ou no terceiro trimestre gestacional e no puerpério. A tenossinovite de De Quervain está associada a atividades que exijam abdução forçada, sustentada ou repetitiva, simultaneamente a desvio ulnar do punho.[7]

O diagnóstico é feito por meio de exame clínico e pode ser complementado por avaliação radiográfica, sobretudo para diagnóstico diferencial de osteoartrite. A queixa mais comum é dor na região radial do punho, especificamente no primeiro compartimento dorsal, sobre o estiloide radial, podendo apresentar irradiação para o polegar ou o antebraço. A dor piora com movimentos do polegar, e o teste clínico de Finkelstein é geralmente positivo (**Fig. 6.4**).

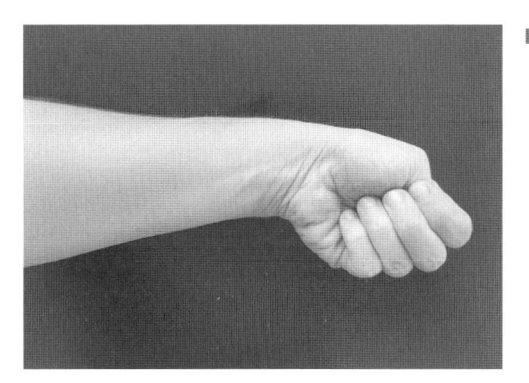

Figura 6.4
Teste de Finkelstein.
Fonte: Arquivo das autoras.

A extensão resistida do polegar normalmente reproduz a dor. Outros sintomas que podem estar presentes incluem edema, proeminência visível sobre o estiloide radial e pseudogatilho. O diagnóstico diferencial deve ser realizado para osteoartrite do polegar e de outros ossos da mão, fratura de escafoide, síndrome da intersecção e neurite radial.[7]

TRATAMENTO CONSERVADOR OU CIRÚRGICO

■ OSTEOARTRITE DO POLEGAR

Na osteoartrite do polegar, o tratamento conservador tem como objetivos o alívio dos sintomas e a melhora do controle neuromuscular. Para tanto, podem ser utilizadas medidas físicas, como órteses, exercícios de estabilização dinâmica, mobilização articular e recursos eletrofototérmicos, ou medidas farmacológicas, como injeção de corticosteroides e anti-inflamatórios orais.[4]

Quando há falha do tratamento conservador ou em casos de degeneração articular muito avançada, o tratamento cirúrgico deve ser considerado. Os procedimentos disponíveis se dividem entre aqueles que preservam o osso trapézio (desenervação carpometacarpal, osteotomia metacarpal para extensão, artroscopia carpometacarpal, artrodese carpometacarpal e artroplastia) e aqueles que o sacrificam (artroplastia excisional, reconstrução ligamentar e interposição de tendão).[5]

■ SÍNDROME DO TÚNEL DO CARPO

Na STC, o tratamento conservador tem como objetivos reduzir a pressão interna no canal do carpo, melhorar a circulação sanguínea ao redor do nervo, reduzir a presença de mediadores inflamatórios e aumentar as dimensões do túnel para restaurar a condução nervosa. Para tanto, podem ser utilizados recursos eletrofototérmicos, orientações para modificação de atividades e educação do paciente, órteses e exercícios.[6] Medidas farmacológicas, como injeção de corticosteroides e anti-inflamatórios orais, também podem compor o tratamento.

Nas situações de falha do tratamento conservador ou acometimento grave, o tratamento cirúrgico pode ser considerado. As abordagens para o alívio cirúrgico dos sintomas da STC incluem: liberação endoscópica, liberação de incisão única e miniaberta e técnicas de múltiplas incisões. Todas as opções levam ao rompimento do LTC.[6]

■ DEDO EM GATILHO

No dedo em gatilho, o tratamento conservador tem os objetivos de melhorar a nutrição e a mobilidade do tendão e reduzir a dor, quando presente. Para tanto, podem ser utilizados recursos eletrofototérmicos, injeções de corticosteroides, órteses e exercícios.[7]

No caso de falha do tratamento conservador ou de contratura em flexão muito grave, há a indicação cirúrgica. O procedimento de liberação pode ser realizado por via aberta ou percutânea, e corresponde à excisão da porção central da polia A1.[7]

■ TENOSSINOVITE DE DE QUERVAIN

Na tenossinovite de De Quervain, o tratamento conservador tem os objetivos de aliviar os sintomas e melhorar a nutrição e o deslizamento tendinosos. Para tanto, podem ser utilizados recursos eletrofototérmicos, órteses, exercícios de fortalecimento muscular ou medidas farmacológicas, como injeção de corticosteroides e anti-inflamatórios orais. Orientações ergonômicas e modificação de atividades são fundamentais para o sucesso do tratamento conservador.

A liberação cirúrgica do primeiro compartimento extensor é indicada quando há falha do tratamento conservador e a cirurgia apresenta altas taxas de sucesso, com resolução total dos sintomas na maioria dos casos.[7]

AVALIAÇÃO CINÉTICO-FUNCIONAL

A avaliação cinético-funcional permite que o fisioterapeuta identifique de modo efetivo a origem de uma disfunção, independentemente de um diagnóstico médico ou anatomopatológico. Esse tipo de avaliação combina os resultados da história do paciente, do exame clínico básico (ECB) e de testes especiais. Além disso, a avaliação cinético-funcional permite a identificação de condições que são contraindicadas para o tratamento conservador e requerem intervenção médica adicional, bem como a exclusão de diagnósticos diferenciais. Porretto-Loehrke e colaboradores,[8] propõem uma abordagem sistemática para a avaliação clínica do punho, descrevendo o processo de ECB e interpretando os achados. Esta seção foi baseada nessa publicação, e sugere-se a leitura na íntegra do artigo e do material complementar.

A história inclui uma investigação completa do mecanismo de lesão, da localização e da duração dos sintomas, do tratamento anterior ou atual e dos fatores agravantes ou de alívio. A determinação da ocupação e das atividades de lazer do paciente também fornece informações valiosas que podem estar relacionadas com patologias específicas. Além disso, devem ser obtidas informações sobre saúde geral, comorbidades, lesão anterior no membro superior afetado, estilo de vida (tabagismo, nível de exercício, etc.) e dominância da mão. Uma escala visual analógica para dor e questionários de autorrelato podem fornecer informações adicionais e estabelecer a linha de base de dor e função, de modo que são essenciais para o desenvolvimento de objetivos de tratamento e para avaliar os resultados funcionais ao longo do tempo. Os principais questionários de autorrelato para lesões do punho e da mão estão listados na **Tabela 6.1**.

É importante observar se há alterações na pele no local afetado, como cor e temperatura, e fazer uma comparação com o lado não afetado. Alterações motoras, como a presença de atrofia muscular, podem estar presentes. Outros achados, como a presença de osteófitos, cistos ou uma cabeça ulnar proeminente, também devem ser observados. O avaliador deve observar quaisquer achados associados à síndrome de dor regional complexa.

O exame físico deve começar com o lado não afetado, para fornecer uma linha de base para mobilidade e força, bem como para ajudar a diferenciar entre hipermobilidade patológica

TABELA 6.1
QUESTIONÁRIOS DE AUTORRELATO QUE PODEM SER APLICADOS NAS DISFUNÇÕES DO PUNHO E DA MÃO

Acrônimo	Nome do questionário
BCTQ	Boston Carpal Tunnel Questionnaire
DASH	Disabilities of the Arm, Shoulder and Hand
Quick-DASH	11 Itens do Questionário DASH
MHQ	Michigan Hand Questionaire
PRWHE	Patient Rated Wrist and Hand Evaluation
PSFS	Patient Specific Functional Scale

Fonte: Elaborada com base em Valdes e colaboradores.[9]

e frouxidão ligamentar. Isso é especialmente importante ao avaliar o movimento intercarpal e realizar testes especiais. A amplitude de movimento ativa (ADMA) é realizada primeiro, a fim de avaliar a capacidade do paciente de realizar o movimento. Após a ADMA, a amplitude de movimento passiva (ADMP) é realizada para avaliar a sensação final. Isso fornece informações sobre a quantidade e a qualidade do movimento, bem como uma visão sobre a integridade da articulação.

Em um punho saudável, a sensação final é firme, e pequenas mudanças podem ser indicativas de patologia. Por exemplo, uma sensação elástica pode indicar uma obstrução do tecido mole ou um desalinhamento do carpo, ao passo que uma sensação rígida pode indicar osteoartrite em estágio final. A ADMP começa com flexão, extensão, desvio radial (DR) e desvio ulnar (DU). Após os movimentos do punho, a rotação passiva do antebraço (supinação e pronação) é testada, para avaliar o movimento da articulação radioulnar proximal e distal e a estabilidade da membrana interóssea. Ao avaliar a pronação e a supinação passiva do antebraço, é importante certificar-se de que os epicôndilos medial e lateral estejam estabilizados, a fim de evitar a compensação do ombro. Na presença de postura protetora ou cocontração devida à dor, não é indicado realizar a sobrepressão passiva.

Os testes resistidos são realizados após a avaliação da articulação, com cada teste sendo seguido por um alongamento passivo. Deve-se aplicar resistência isométrica ao punho, ao antebraço e ao cotovelo em uma posição estática, visando a minimizar o movimento sobre a articulação. A posição de teste padrão é com o antebraço pronado e o punho neutro. O cotovelo é posicionado em extensão para a distribuição de carga máxima na unidade musculotendínea dos músculos do antebraço que movimentam o punho. O teste resistido é realizado de forma sistemática para os seguintes músculos: flexor radial do carpo (FRC), flexor ulnar do carpo (FUC), extensor radial curto do carpo (ERCC)/extensor radial longo do carpo (ERLC) e extensor ulnar do carpo (EUC). A **Figura 6.5**, a seguir, apresenta um exemplo do processo de tomada de decisão clínica para a interpretação dos achados, bem como outros testes especiais potenciais a serem realizados.

Outros testes comumente realizados no exame clínico são: medidas de força de preensão e pinça, medidas circunferenciais ou volumétricas do punho e da mão e testes sensoriais no caso de quaisquer sintomas neurológicos. É importante comparar os resultados desses testes com o lado contralateral e usar os resultados juntamente a outras partes da avaliação.

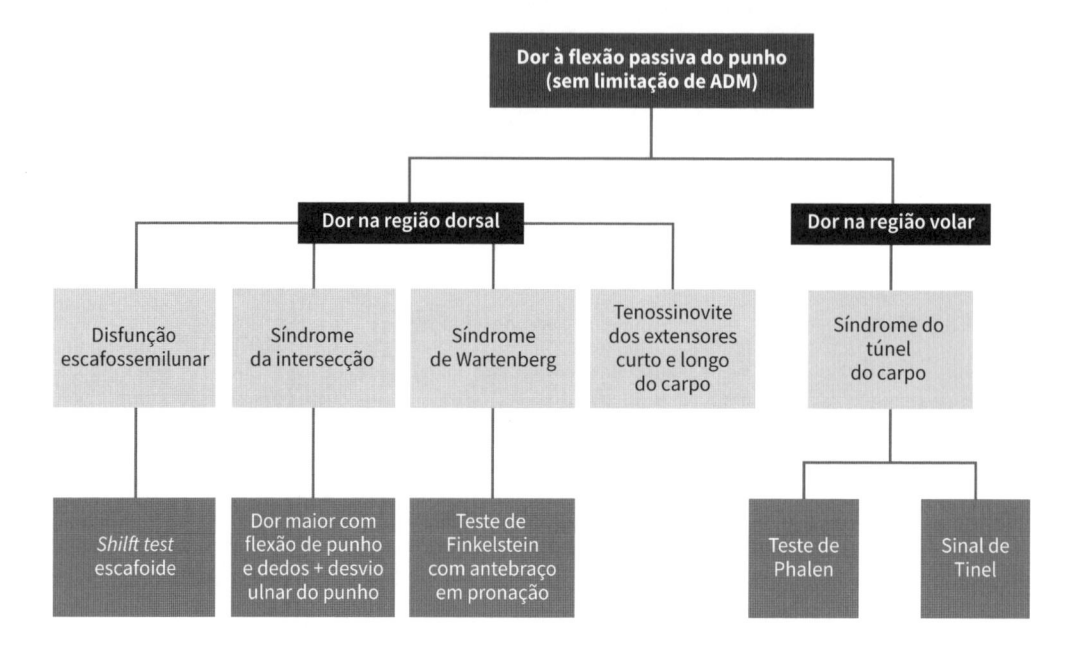

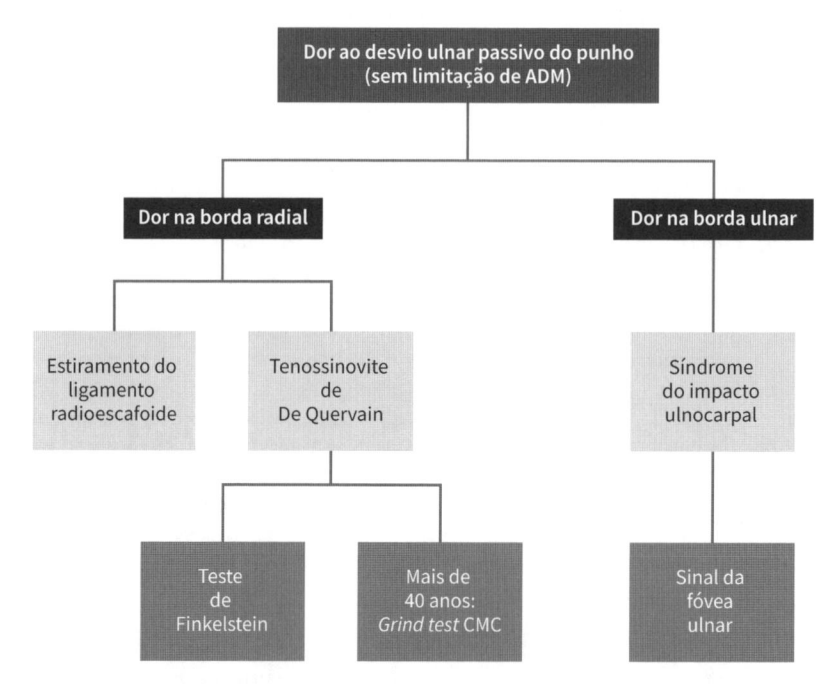

```
                    ┌─────────────────────────────────┐
                    │  Dor à flexão passiva do punho  │
                    │     (sem limitação de ADM)      │
                    └─────────────────────────────────┘
                         │                      │
              ┌──────────┴──────────┐      ┌────┴────────────┐
              │  Dor na região dorsal│     │ Dor na região volar│
              └──────────────────────┘     └─────────────────┘
```

Dor à flexão passiva do punho (sem limitação de ADM)

- **Dor na região dorsal**
  - Disfunção escafossemilunar → *Shilft test* escafoide
  - Síndrome da intersecção → Dor maior com flexão de punho e dedos + desvio ulnar do punho
  - Síndrome de Wartenberg → Teste de Finkelstein com antebraço em pronação
  - Tenossinovite dos extensores curto e longo do carpo
- **Dor na região volar**
  - Síndrome do túnel do carpo
    - Teste de Phalen
    - Sinal de Tinel

Dor ao desvio ulnar passivo do punho (sem limitação de ADM)

- **Dor na borda radial**
  - Estiramento do ligamento radioescafoide
  - Tenossinovite de De Quervain
    - Teste de Finkelstein
    - Mais de 40 anos: *Grind test* CMC
- **Dor na borda ulnar**
  - Síndrome do impacto ulnocarpal
    - Sinal da fóvea ulnar

■ **Figura 6.5**
Exemplo de algoritmo para a interpretação dos achados do exame clínico básico.
Fonte: Elaborada com base em Porretto-Loehrke e colaboradores.[8]

INTERVENÇÃO FISIOTERAPÊUTICA

■ OSTEOARTRITE DO POLEGAR

Segundo as diretrizes do Colégio Americano de Reumatologia recentemente publicadas, órteses, exercícios e programas de autocuidado são intervenções fortemente recomendadas no tratamento conservador da osteoartrite do polegar. Acupuntura e recursos eletrofototérmicos são condicionalmente recomendados. Devido à heterogeneidade dos estudos existentes, não há um consenso a respeito do modelo ideal de órtese, da prescrição específica de exercícios e dos parâmetros dos recursos.[10]

Em geral, a órtese posiciona o polegar em abdução palmar e leve flexão da primeira articulação CMC.[4] As órteses podem ser customizadas ou pré-fabricadas, de material rígido, como o termoplástico de baixa temperatura, ou flexível, como o neoprene. Um estudo brasileiro identificou uma preferência dos profissionais por modelos longos com imobilização do punho.[11] No entanto, os estudos clínicos existentes estão relacionados com modelos mais curtos, com base na mão ou na região tenar.[11,12] A **Figura 6.6** apresenta diferentes modelos de órtese em termoplástico de baixa temperatura.

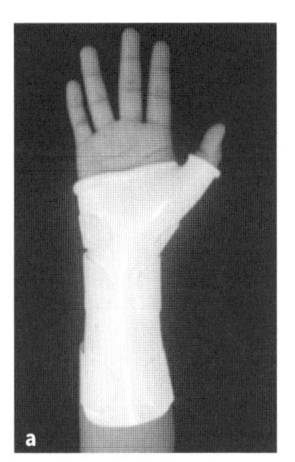

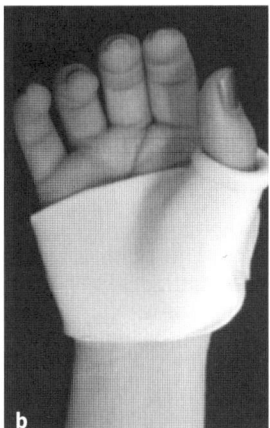

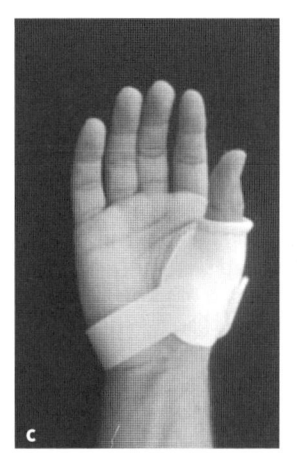

■ **Figura 6.6**
Diferentes modelos de órtese em termoplástico de baixa temperatura para osteoartrite do polegar.
[a] Base em antebraço. **[b]** Base na mão. **[c]** Base na região tenar.
Fonte: de Almeida e colaboradores.[11]

Um programa de exercícios pode ser composto por liberação muscular do adutor do polegar, mobilização articular passiva, exercícios de fortalecimento e movimentação funcional ativa com foco no correto posicionamento articular.[13] Os músculos primeiro interósseo dorsal, extensor e abdutor curto do polegar e oponente do polegar devem ser incluídos, e sugere-se a realização dos exercícios de 3 a 4 vezes por dia, com 10 a 15 repetições de cada movimento.[11,13] A **Figura 6.7** apresenta exemplos desses exercícios.

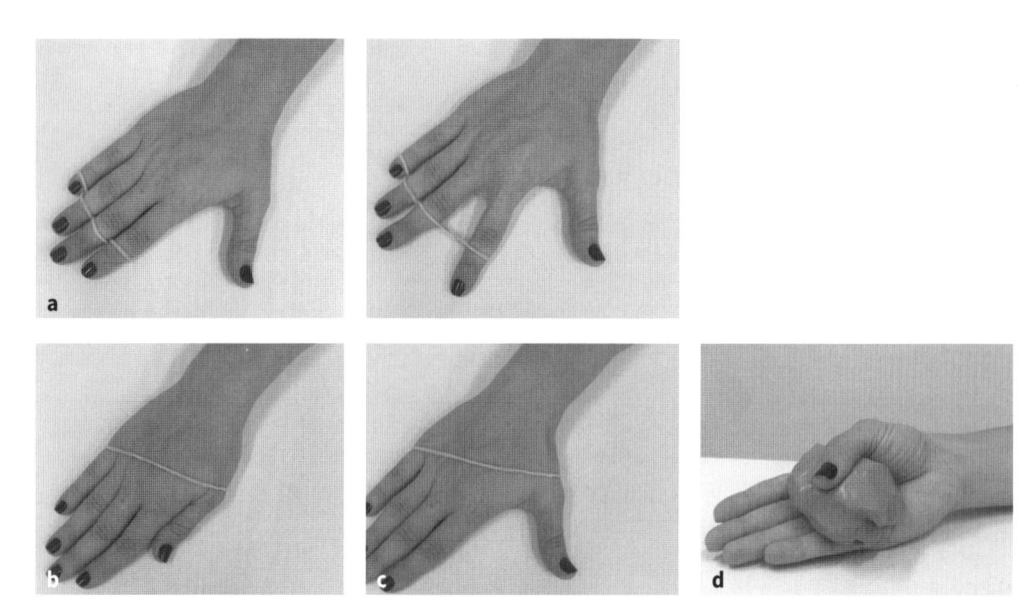

■ **Figura 6.7**
Exercícios de fortalecimento muscular utilizando elástico e massa de silicone como resistência.
[a] Interósseo dorsal. **[b e c]** Abdutor curto do polegar. **[d]** Oponente do polegar.
Fonte: Arquivo das autoras.

O tratamento pós-operatório é divido em três fases: a) imobilização (inicial) – uso de órtese estática por 4 semanas, manejo de cicatriz e edema e movimentação ativa de partes não envolvidas; b) movimentação ativa – uso de órtese de proteção por até 8 semanas, com movimentação ativa global; e c) fortalecimento – início com exercícios isométricos, progredindo de modo gradual.[4]

■ SÍNDROME DO TÚNEL DO CARPO

A órtese estática volar de punho de uso noturno em posição neutra (**Fig. 6.8**), associada à educação do paciente quanto a modificações ergonômicas e de atividades, é a principal intervenção fisioterapêutica na STC.[6,14] Sim e colaboradores,[15] realizaram um estudo prospectivo randomizado para avaliar os resultados do tratamento conservador a curto prazo, comparando apenas o uso da órtese com a combinação de órtese e exercícios de deslizamento de nervo/tendão e

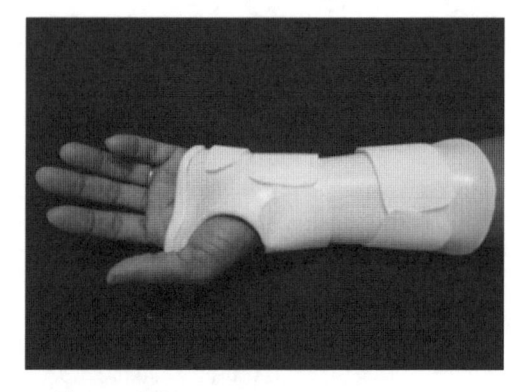

■ **Figura 6.8**
Órtese estática volar de punho em posição neutra.
Fonte: Barbosa e colaboradores.[19]

ultrassom.[16] Os dois grupos melhoraram em relação à intensidade dos sintomas e à função, mas não houve diferença entre eles.

Estudos clínicos randomizados recentemente publicados[16-18] apresentaram resultados favoráveis a: uso de órtese noturna, exercícios de deslizamento tendinoso e mobilização neural (**Fig. 6.9**), uso de fotobiomodulação e educação do paciente para a melhora da intensidade dos sintomas, estado funcional e redução da necessidade de procedimento cirúrgico. O **Quadro 6.1** apresenta exemplos de orientações ergonômicas e modificação de atividades a serem utilizadas como parte integrante da educação do paciente.

Segundo a revisão sistemática conduzida por Huisstede e colaboradores,[20] há evidências moderadas para massagem miofascial, ultrassom, hipertermia por micro-ondas, iontoforese, diatermia de ondas curtas contínua e corrente interferencial.[21] No entanto, devido à heterogeneidade dos parâmetros de tratamento utilizados nos estudos avaliados, não há um consenso acerca dos parâmetros ideais de tratamento.

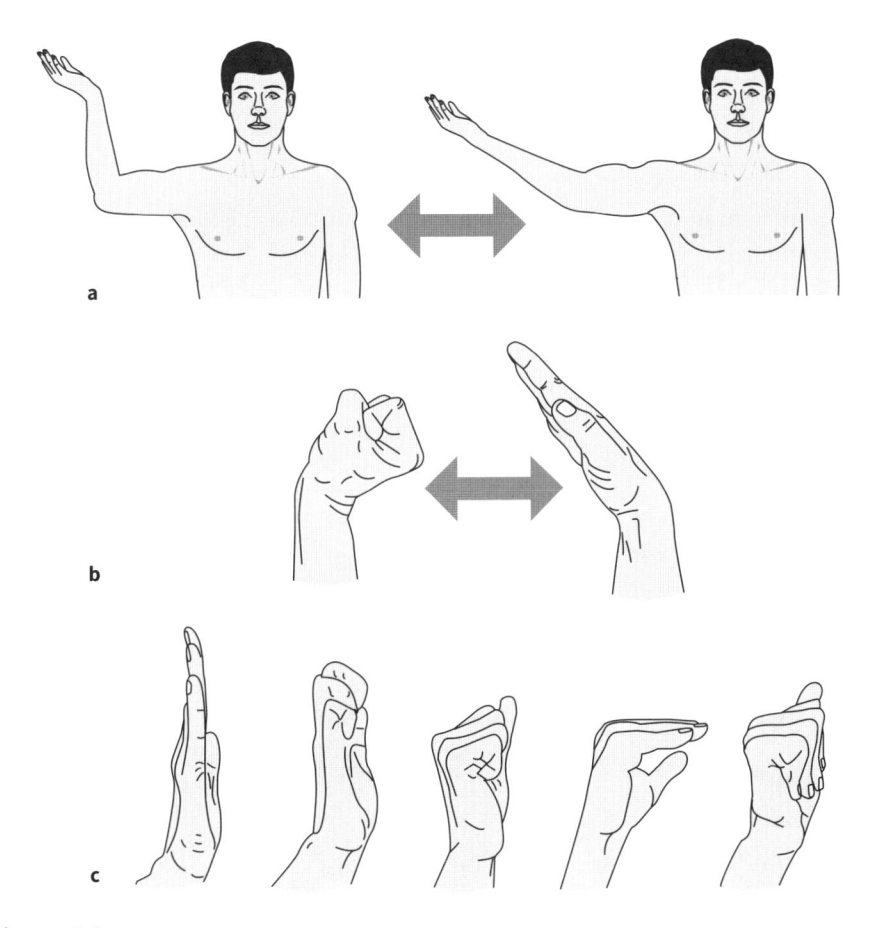

Figura 6.9
Exercícios de mobilização neural e deslizamento tendinoso.
[a] Mobilização do nervo mediano (antebraço). **[b]** Mobilização do nervo mediano (punho e dedos).
[c] Deslizamento tendinoso.
Fonte: Lewis e colaboradores.[21]

QUADRO 6.1
ORIENTAÇÕES ERGONÔMICAS E MODIFICAÇÃO DE ATIVIDADES

- Utilizar material com fricção em ferramentas e utensílios utilizados com as mãos
- Maximizar a superfície de contato com a mão
- Usar ferramentas elétricas em substituição às manuais
- Distribuir a força entre os dedos, e não apenas em um único dedo durante movimentos de atividades que envolvam gatilho
- Aplicar força na falange proximal, em vez de na falange distal, para reduzir o torque na polia A1
- Evitar movimentos de desvio do punho durante atividades de preensão e procurar uma posição neutra
- Dividir o dia com atividades variadas, para evitar a repetição excessiva de um único movimento
- Fazer intervalos ao realizar atividades repetitivas e usar esse tempo para alongar os músculos na direção oposta

Fonte: Elaborado com base em Lee e colaboradores.[7]

Quando necessário, o tratamento fisioterapêutico no pós-operatório deve ser composto principalmente por manejo de cicatriz e edema. Educação do paciente, exercícios e treinamento sensorial podem ser incluídos. Não há indicação para uso de órtese nesse caso.[6]

■ DEDO EM GATILHO

A principal intervenção fisioterapêutica no dedo em gatilho é o uso de órtese estática imobilizando apenas uma articulação em extensão, MCF ou IFP.[7,22] A recomendação é de uso contínuo da órtese durante 6 semanas – sendo esta retirada apenas para higiene –, porém o uso pode ser prolongado até 12 semanas caso haja persistência dos sintomas após esse período.[22] A **Figura 6.10** ilustra um modelo de órtese em termoplástico de baixa temperatura.

Podem ser utilizados exercícios de deslizamento tendinoso, exercícios resistidos e recursos eletrofototérmicos.[7] Contudo, não existem estudos clínicos randomizados disponíveis,

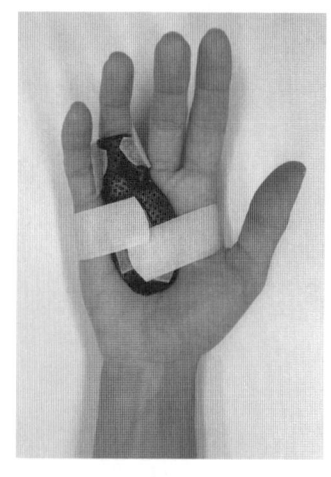

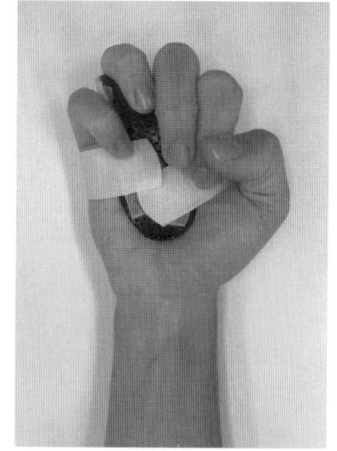

■ **Figura 6.10**
Órtese para bloqueio em extensão da MCF do quarto dedo, permitindo flexão de IF.
Fonte: Arquivo das autoras.

de modo que não há evidência de boa qualidade que sustente a aplicação dessas intervenções.[22,23] Um estudo prospectivo randomizado comparou o uso de injeção de corticosteroide com a realização de 10 sessões de fisioterapia, compostas por parafina, ultrassom, exercícios de alongamento e massagem, para a melhora da dor e da frequência de gatilho.[24] Os autores observaram maior taxa de sucesso do tratamento para o grupo de injeção, porém o grupo que realizou a fisioterapia apresentou menor taxa de recorrência dos sintomas na reavaliação em longo prazo.

No caso de cirurgia, o tratamento pós-operatório consiste em órtese na primeira semana e cuidados com edema e cicatriz. Em seguida, podem ser realizados movimentos ativos e passivos suaves, bem como podem ser utilizados recursos eletrofototérmicos. A partir da 3ª semana, inicia-se o fortalecimento progressivo, e entre a 6ª e a 12ª semanas, o retorno para o trabalho ou a atividade esportiva.[7]

■ TENOSSINOVITE DE DE QUERVAIN

A principal intervenção fisioterapêutica na tenossinovite de De Quervain é a órtese estática de punho em posição neutra e polegar em abdução palmar (**Fig. 6.11**), conhecida como *spica*, associada à educação do paciente quanto a modificações ergonômicas (**Quadro. 6.1**), com ênfase para minimizar a realização de desvio ulnar durante as atividades.[7] Exercícios resistidos são geralmente utilizados em tendinopatias, porém há uma escassez de estudos que avaliem os seus efeitos especificamente para essa condição.[7,23] Com relação aos recursos eletrofototérmicos, apesar de existirem estudos clínicos randomizados disponíveis sobre os efeitos de fotobiomodulação e ultrassom, esses estudos são de baixa qualidade metodológica e apresentam resultados inconclusivos.[23,25]

Cavaleri e colaboradores[26] conduziram uma revisão sistemática de metanálise com o objetivo de comparar a efetividade de injeções de corticosteroides com intervenções terapêuticas isoladamente e com terapia combinada.[26] Os autores não encontraram estudos clínicos randomizados comparando terapia manual, exercícios ou recursos eletrofototérmicos com injeções de corticosteroides, de modo que as intervenções terapêuticas avaliadas foram órteses e acupuntura. A conclusão do estudo foi a de que tanto as intervenções terapêuticas como as injeções de corticosteroides aplicadas isoladamente resultaram na melhora da dor e da função, porém o uso da terapia combinada proporcionou melhores resultados.

No caso de cirurgia, o tratamento pós-operatório se inicia com o uso de órtese por 7 a 10 semanas. Medidas para cicatrizes e edema devem ser tomadas, bem como a realização de movimentos ativos leves e exercícios de deslizamento tendinoso. A partir de 2 semanas, pode-se iniciar o fortalecimento progressivo, e em 6 semanas, o retorno às atividades.[7]

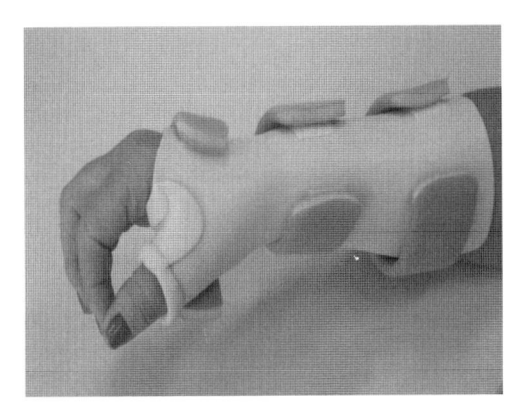

■ **Figura 6.11**
Órtese estática de punho em posição neutra e polegar em abdução palmar (*spica*).
Fonte: Arquivo das autoras.

CONSIDERAÇÕES FINAIS

Além das condições descritas anteriormente, outras disfunções ortopédicas podem acometer a região do punho e da mão, como doença de Dupuytren, dor na borda ulnar do punho, comumente causada por lesão do complexo da fibrocartilagem triangular, e outras tendinopatias, sejam elas estenosantes ou insercionais.

A doença de Dupuytren é um distúrbio fibroproliferativo de etiologia desconhecida que, com frequência, resulta em encurtamento e espessamento da fáscia palmar, o que pode levar à contratura em flexão da MCF.[23] Atualmente, o tratamento é majoritariamente cirúrgico, e a principal intervenção fisioterapêutica no pós-operatório é o uso de órtese estática noturna. O único tratamento conservador com bons resultados é a injeção de colagenase.[23] Aglen e colaboradores[27] publicaram recentemente o protocolo de um estudo clínico randomizado que pretende avaliar se um programa de reabilitação melhora os resultados após o tratamento com colagenase.[27] Esse programa é composto por diferentes modelos de órteses e exercícios ativos de MCF e IF.

A dor na borda ulnar do punho pode ser decorrente de alterações degenerativas, tendinopatias, instabilidades, compressão nervosa ou lesão do disco articular da fibrocartilagem triangular.[28] O complexo da fibrocartilagem triangular é composto por uma combinação de ligamentos, menisco, bainha tendinosa e disco articular. A sua função é estabilizar a articulação radioulnar distal e separá-la do carpo e do rádio distal. Movimentos de preensão associados a rotações do antebraço podem desencadear problemas no funcionamento dessa estrutura.[28] Chen[29] propõe um programa de reabilitação estagiado, composto por exercícios resistidos e proprioceptivos, movimento do arremesso de dardo e facilitação neuromuscular proprioceptiva.[29]

As demais tendinopatias do punho e da mão englobam: síndrome da intersecção, tendinopatias dos flexores do carpo e tendinopatia dos extensores do carpo. Patrick e Hammert[30] publicaram uma revisão na qual fornecem uma abordagem geral sobre essas condições e seus respectivos tratamentos. De forma geral, as principais intervenções fisioterapêuticas são modificação de atividades, órtese e exercícios.[30]

REFERÊNCIAS

1. Zelouf DS, Wilson MS, Hussain H. Anatomy and kinesiology of the wrist. In: Skirven TM, Osterman AL, Fedorczyk JM, Amadio PC, Feldscher SB, Shin EK. Rehabilitation of the hand and upper extremity. 7th ed. Philadelphia: Elsevier; 2020. p. 19-28. v. 1.
2. Erickson M, Smith HF, Waggy C, Pratt NE. Anatomy and kinesiology of the hand. In: Skirven TM, Osterman AL, Fedorczyk JM, Amadio PC, Feldscher SB, Shin EK. Rehabilitation of the hand and upper extremity. 7th ed. Philadelphia: Elsevier; 2020. p. 1-18. v. 1.
3. Walker-Bone K, Palmer KT, Reading I, Coggon D, Cooper C. Prevalence and impact of musculoskeletal disorders of the upper limb in the general population. Arthritis Rheum. 2004; 51(4):642-51.
4. Valdes K, Algar L, McGee CW. Therapist's management of the thumb carpometacarpal joint with osteoarthritis. In: Skirven TM, Osterman AL, Fedorczyk JM, Amadio PC, Feldscher SB, Shin EK. Rehabilitation of the hand and upper extremity. 7th ed. Philadelphia: Elsevier; 2020. p. 1261-1277. v. 2.
5. Gottschalk MB, Kakar S. Surgery management of the osteoarthritic thumb carpometacarpal joint. In: Skirven TM, Osterman AL, Fedorczyk JM, Amadio PC, Feldscher SB, Shin EK. Rehabilitation of the hand and upper extremity. 7th ed. Philadelphia: Elsevier; 2020. p. 1254-1260. v. 2.
6. Lawrence M, Erickson M. Therapist's management of compression neuropathies at the wrist. In: Skirven TM, Osterman AL, Fedorczyk JM, Amadio PC, Feldscher SB, Shin EK. Rehabilitation of the hand and upper extremity. 7th ed. Philadelphia: Elsevier; 2020. p. 732-744. v. 1.
7. Lee MP, Biafora SJ, Zelouf DS. Management of hand and wrist tendinopathies. In Skirven TM, Osterman AL, Fedorczyk JM, Amadio PC, Feldscher SB, Shin EK. Rehabilitation of the hand and upper extremity. 7th ed. Philadelphia: Elsevier; 2020. p. 498-517. v. 1.
8. Porretto-Loehrke A, Schuh C, Szekeres M. Clinical manual assessment of the wrist. J Hand Ther. 2016;29(2):123-35.
9. Valdes K, MacDermid J, Algar L, Connors B, Cyr LM, Dickmann S, et al. Hand therapist use of patient report

outcome (PRO) in practice: a survey study. J Hand Ther. 2014;27(4):299-307.
10. Kolasinski SL, Neogi T, Hochberg MC, Oatis C, Guyatt G, Block J, et al. 2019 American College of Rheumatology/Arthritis Foundation Guideline for the management of osteoarthritis of the hand, hip, and knee. Arthritis Care Res (Hoboken). 2020;72(2):149-62.
11. de Almeida PHTQ, MacDermid JC, Pontes TB, Dos Santos-Couto-Paz CC, da Mota LMH, Matheus JPC. Orthotic use for CMC osteoarthritis: Variations among different health professionals in Brazil. J Hand Ther. 2016;29(4):440-50.
12. Shankland B, Beaton D, Ahmed S, Nedelec B. Effects of client-centered multimodal treatment on impairment, function, and satisfaction of people with thumb carpometacarpal osteoarthritis. J Hand Ther. 2017;30(3):307-13.
13. Scott A. Is a joint-specific home exercise program effective for patients with first carpometacarpal joint osteoarthritis? A critical review. J Hand Ther. 2018;23(3):83-94.
14. Carpal tunnel syndrome: a summary of clinical practice guideline recommendations-using the evidence to guide physical therapist practice. J Orthop Sports Phys Ther. 2019;49(5):359-60.
15. Sim SE, Gunasagaran J, Goh KJ, Ahmad TS. Short-term clinical outcome of orthosis alone vs combination of orthosis, nerve, and tendon gliding exercises and ultrasound therapy for treatment of carpal tunnel syndrome. J Hand Ther. 2019;32(4):411-6.
16. Barbosa RI, Fonseca Mde C, Rodrigues EKS, Tamanini G, Marcolino AM, Mazzer N, et al. Efficacy of low-level laser therapy associated to orthoses for patients with carpal tunnel syndrome: a randomized single-blinded controlled trial. J Back Musculoskelet Rehabil. 2016; 29(3):459-66.
17. Lewis KJ, Coppieters MW, Ross L, Hughes I, Vicenzino B, Schmid AB. Group education, night splinting and home exercises reduce conversion to surgery for carpal tunnel syndrome: a multicentre randomised trial. J Physiother. 2020;66(2):97-104.
18. Vaidya SM, Nariya D. Effect of neural mobilisation versus nerve and tendon gliding exercises in carpal tunnel syndrome: a randomised clinical trial. J Clin Diagn Res. 2020;14(6):YC01-YC04.
19. Barbosa RI, da Silva Rodrigues EK, Tamanini G, Marcolino AM, Elui VMC, de Jesus Guirro RR, et al. Effectiveness of low-level laser therapy for patients with carpal tunnel syndrome: design of a randomized single-blinded controlled trial. BMC Musculoskelet Disord. 2012;13:248.
20. Huisstede BM, Hoogvliet P, Franke TP, Randsdorp MS, Koes BW. Carpal tunnel syndrome: effectiveness of physical therapy and electrophysical modalities. an updated systematic review of randomized controlled trials. Arch Phys Med Rehabil. 2018;99(8):1623-34.
21. Lewis KJ, Ross L, Coppieters MW, Vicenzino B, Schmid AB. Education, night splinting and exercise versus usual care on recovery and conversion to surgery for people awaiting carpal tunnel surgery: a protocol for a randomised controlled trial. BMJ Open. 2016;6(9):e012053.
22. Lunsford D, Valdes K, Hengy S. Conservative management of trigger finger: a systematic review. J Hand Ther. 2019;32(2):212-21.
23. Huisstede BM, Gladdines S, Randsdorp MS, Koes BW. Effectiveness of conservative, surgical, and postsurgical interventions for trigger finger, Dupuytren disease, and De Quervain disease: a systematic review. Arch Phys Med Rehabil. 2018;99(8):1635-49.
24. Salim N, Abdullah S, Sapuan J, Haflah NHM. Outcome of corticosteroid injection versus physiotherapy in the treatment of mild trigger fingers. J Hand Surg Eur. 2012;37(1):27-34.
25. Awan WA, Babur MN, Masood T. Effectiveness of therapeutic ultrasound with or without thumb spica splint in the management of De Quervain's disease. J Back Musculoskelet Rehabil. 2017;30(4):691-7.
26. Cavaleri R, Schabrun SM, Te M, Chipchase LS. Hand therapy versus corticosteroid injections in the treatment of de Quervain's disease: a systematic review and meta-analysis. J Hand Ther. 2016;29(1):3-11.
27. Aglen T, Matre KH, Lind C, Selles RW, Aßmus J, Taule T. Hand therapy or not following collagenase treatment for Dupuytren's contracture? Protocol for a randomised controlled trial. BMC Musculoskelet Disord. 2019;20(1):387.
28. Lee MJ, Lastayo PC. Ulnar wrist pain and impairment: a therapist's algorithmic approach to the triangular fibrocartilage complex. In: Skirven TM, Osterman AL, Fedorczyk JM, Amadio PC, Feldscher SB, Shin EK. Rehabilitation of the hand and upper extremity. 7th ed. Philadelphia: Elsevier; 2020. p. 863-875. v. 1.
29. Chen Z. A novel staged wrist sensorimotor rehabilitation program for a patient with triangular fibrocartilage complex injury: a case report. J Hand Ther. 2019;32(4):525-34.
30. Patrick NC, Hammert WC. Hand and wrist tendinopathies. Clin Sports Med. 2020;39(2):247-58.

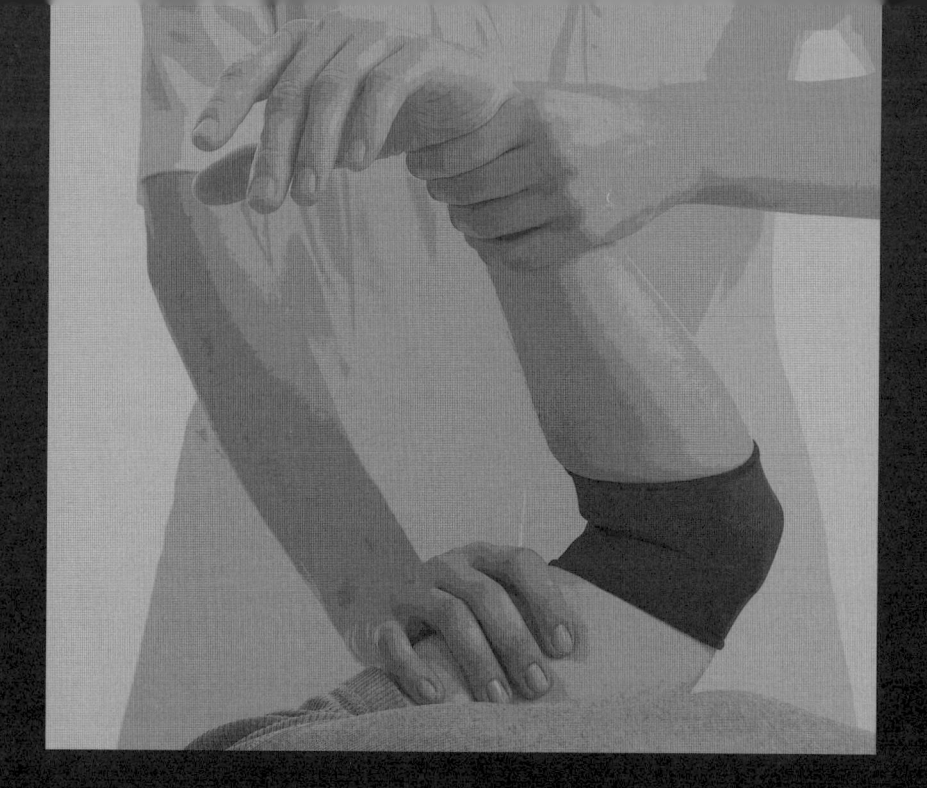

7
Tratamento Fisioterapêutico nas Lesões do Cotovelo

ALEXANDRE MARCIO MARCOLINO
KETLYN G. HENDLER
JAQUELINI BETTA CANEVER
LAIS MARA SIQUEIRA DAS NEVES

Luxação, subluxação e instabilidade do cotovelo —— 127
Tendinopatias do cotovelo —— 135
Considerações finais —— 143

O cotovelo é uma articulação passível de sofrer lesão por esforços repetitivos ou lesões traumáticas decorrentes de trauma direto ou indireto. Neste capítulo, será descrita a atuação fisioterapêutica na luxação, na instabilidade e nas tendinopatias do cotovelo. Em todas as disfunções, serão abordados: definições, mecanismos de trauma, quadro clínico, avaliação e possíveis condutas para a reabilitação dos pacientes com disfunção na articulação do cotovelo.

LUXAÇÃO, SUBLUXAÇÃO E INSTABILIDADE DO COTOVELO

O cotovelo é uma articulação complexa que está passível de sofrer lesões tanto no meio ocupacional como no desportivo, podendo acometer o tecido ósseo por meio das fraturas e dos tecidos moles (p. ex., epicondilose lateral; **Fig. 7.1**). Nos pacientes pós-trauma, além das fraturas, são observadas luxações e subluxações, que podem ocasionar a instabilidade do cotovelo. As luxações podem ocorrer de maneira isolada ou simples (sem fratura concomitante), ocasionando danos às estruturas estáticas do cotovelo, ou podem vir acompanhadas de fraturas adjacentes. Desse modo, faz-se necessário conhecer as luxações e seu manejo adequado, a fim de evitar complicações.[1,2]

■ ANATOMIA

A articulação do cotovelo é congruente, devido à sua anatomia óssea no úmero distal e na ulna proximal. O processo coronoide estabelece um suporte resistente para as forças exercidas pelos músculos tríceps, bíceps e braquiorradial, evitando a subluxação anterior ou posterior.[1,2]

A estabilidade do cotovelo se dá por meio de estabilizadores estáticos e dinâmicos. Os estabilizadores estáticos podem ser divididos em primários, secundários e dinâmicos. Os estabilizadores primários consistem na articulação umeroulnar, no ligamento colateral lateral e no ligamento colateral medial. Já os estabilizadores secundários estão relacionados com a articulação radioumeral, o músculo braquiorradial, o grupo extensor comum e o flexor e pronador comum. Por fim, os estabilizadores dinâmicos estão relacionados com a musculatura que cruza a região do cotovelo.[1,2]

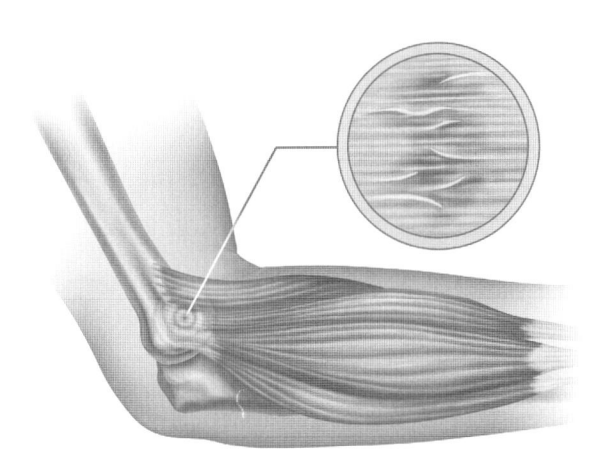

■ **Figura 7.1**
Anatomia dos tendões acometidos na epicondilose lateral.
Fonte: Shutterstock.

ESTABILIZADORES PRIMÁRIOS

Infere-se que a articulação umeroulnar contribui com até metade da estabilidade do cotovelo (50%). O complexo ligamentar medial é formado pelo ligamento colateral medial e recebe esse nome por sua divisão em três bandas: anterior, que fica tensionada durante o movimento de extensão do cotovelo; posterior, que fica tensionada durante a flexão do cotovelo; e transversa, que une as outras duas bandas. Cada banda ligamentar apresenta diferentes funções durante os movimentos de extensão e flexão do cotovelo.

O complexo ligamentar medial causa tensões em atletas, como nadadores, arremessadores e levantadores de peso, e naqueles que carregam o braço em uma posição de rotação externa do ombro com uma carga axial, como os lutadores.[3] O ligamento colateral medial tem um papel fundamental na estabilidade primária do cotovelo no sentido do valgo e posteromedial. Os feixes anterior e posterior contribuem para a estabilização em valgo e varo, e a parte transversal não desempenha uma grande contribuição.[2]

Como parte do complexo ligamentar lateral, observa-se o ligamento colateral ulnar lateral, o ligamento colateral radial e o ligamento anular. O ligamento colateral ulnar lateral fornece a maior parte da estabilidade para as forças em varo e se estende do epicôndilo lateral até a sua inserção, na face lateral da ulna. O complexo ligamentar lateral resiste às forças em varo.[3]

O ligamento colateral radial encontra-se abaixo do tendão do extensor comum. Ele se funde ao ligamento anular próximo à cabeça do rádio, e sua origem é a face inferior do epicôndilo lateral. A função desse ligamento é restringir o estresse em varo, impedindo, assim, uma subluxação ou luxação posterolateral do cotovelo. De 15 a 35% dos pacientes que apresentam luxação podem apresentar instabilidade posterolateral relacionada com a lesão do ligamento colateral radial.[4]

A rotação externa e o estresse em varo são limitados por meio do ligamento colateral lateral (LCL). Uma ruptura completa do LCL ocasiona instabilidade posterolateral, varo e subluxação da cabeça do rádio, posteriormente. Em virtude de atuar como uma unidade funcional única, a lesão em uma das três estruturas do LCL apresenta impacto mínimo na estabilidade do cotovelo, sendo necessária uma lesão ou ruptura de pelo menos dois feixes para gerar um impacto significativo.[2]

ESTABILIZADORES SECUNDÁRIOS

A cabeça do rádio, juntamente ao coronoide, fornece estabilidade posterolateral, ao passo que a cápsula anterior estabiliza a extensão e apresenta atribuição importante para a resistência ao estresse em valgo. A musculatura que cruza o cotovelo desempenha uma função estabilizadora ativa e passiva, e sua contribuição é dependente do grau de flexão.[2]

A congruência óssea fornecida pela cabeça radial e a restrição de base axial da articulação radiocapitelar são importantes estabilizadores lateral e axial. A articulação ulnoumeral e o processo coronoide são fundamentais para manter a estabilidade articular e, quando alteradas, podem ocasionar instabilidade rotacional e translacional. Um exemplo é quando ocorre uma fratura do processo coronoide e, consequentemente, uma subluxação da articulação.[3]

■ MECANISMO DE LESÃO

O mecanismo mais comum que ocasiona as luxações do cotovelo é cair com a mão espalmada (**Fig. 7.2**). Nas luxações posteriores e posterolaterais, as forças envolvidas são estresse em valgo, supinação e compressão axial. Ao cair com a mão espalmada, esta retira a força do chão, o que desencadeia uma carga axial no cotovelo, uma vez que o antebraço sofre carga rotacional posterolateral com movimento de supinação, ocasionando um estresse em valgo no cotovelo. Já as luxações anteriores estão envolvidas com queda ou golpe com o cotovelo

Figura 7.2
Mecanismo de lesão da luxação do cotovelo.
Fonte: Elaborada com base em O'Driscoll e colaboradores.[5]

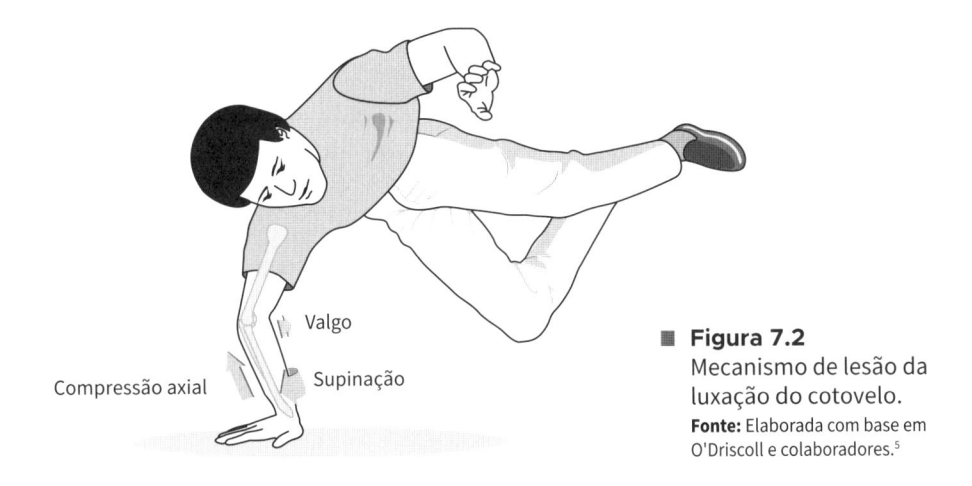

flexionado, com o vetor de força passando anteriormente à ulna proximal. Essas lesões ocasionam danos às estruturas de suporte do tecido mole, podendo lesionar os ligamentos anular, colateral lateral e colateral medial e as cápsulas anterior e posterior.[6]

As luxações podem ser classificadas como posterolateral, posteromedial, posterior, anterior, medial e lateral, sendo que as posteriores e posterolaterais são os padrões mais comuns.[1,6] Luxações laterais e anteriores são extremamente raras.[1,6] As luxações também podem ser completas ou subluxadas, simples ou complexas. Uma luxação simples envolve a lesão de partes moles, como de estruturas capsulares ou ligamentares.[6] Já as complexas apresentam fraturas da estrutura óssea adjacente, incluindo, com frequência, o olécrano, a cabeça do rádio, o processo coronoide, o úmero distal e os epicôndilos lateral e medial do úmero.[6] Luxações anteriores são consideradas complexas, devido à sua alta combinação com fraturas.[3] A **Figura 7.3**, a seguir, apresenta a anatomia normal dos ossos da região do cotovelo.

A tríade terrível é uma luxação com fratura e, como o próprio nome sugere, seu tratamento é complexo. Essa tríade é a combinação de luxação com fratura da cabeça do rádio, fratura do processo coronoide e lesão do ligamento colateral ulnar lateral.[3,6]

A luxação do cotovelo (**Fig. 7.4**) é a principal causa de instabilidade dessa articulação. A instabilidade do cotovelo pode estar relacionada com diversos fatores e se apresentar em diferentes graus. Os tipos mais comuns de luxação são posterolaterais e posteromediais. Com base nisso, observa-se dois tipos mais comuns de instabilidade: rotacional posterolateral e rotacional posteromedial.[7]

A instabilidade rotacional posterolateral ocorre quando há uma queda com o braço hiperestendido associado ao valgo, ocasionando mais frequentemente uma lesão do ligamento colateral lateral ulnar e uma luxação da cabeça do rádio. Já a instabilidade rotacional posteromedial em varo ocorre em queda com o braço hiperestendido associado ao varo, o que resulta em fratura do coronoide e disfunção do ligamento colateral medial.[8]

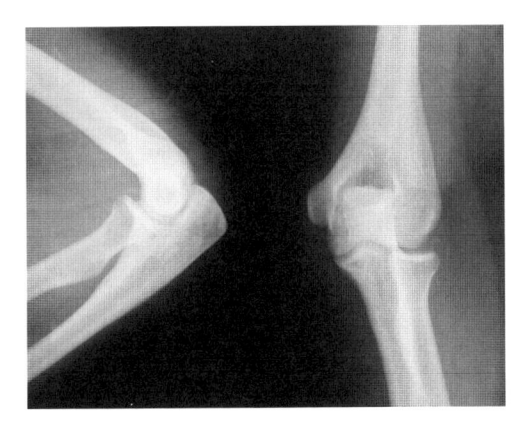

Figura 7.3
Radiografia da anatomia normal dos ossos da região do cotovelo.
Fonte: Shutterstock.

■ **Figura 7.4**
Luxação da articulação do cotovelo.
Fonte: Shutterstock.

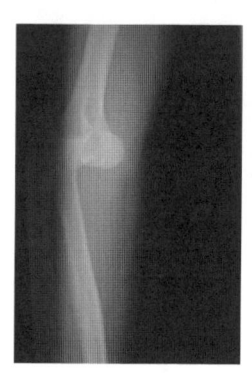

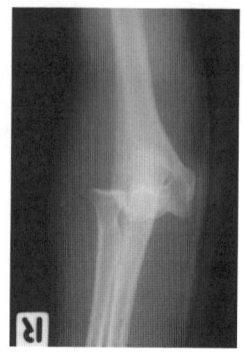

Durante um movimento de arremesso, geralmente o braço é posicionado sobre a cabeça, provocando grande estresse em valgo nas estruturas estabilizadoras mediais do cotovelo, especificamente no ligamento colateral ulnar, podendo resultar em atrito crônico. As lesões mais comuns em arremessadores são ligamentares, sendo o ligamento colateral ulnar o mais lesionado, ocasionando instabilidade.

A movimentação excessiva da articulação em um plano normal é denominada hipermobilidade articular, e a frouxidão ligamentar é uma articulação instável. A hipermobilidade está mais relacionada com a articulação, e a frouxidão, com os ligamentos. Independentemente do tipo, uma grande mobilidade além do normal ou frouxidão ligamentar pode ocasionar maior instabilidade articular.

A instabilidade mais comum do cotovelo é a rotatória posterolateral, que corresponde a 80% das instabilidades do cotovelo. O rádio e a ulna giram externamente em relação ao úmero distal após uma queda com a mão estendida. O principal responsável por esse deslocamento é a lesão do ligamento colateral lateral ulnar.[7]

Já a instabilidade posteromedial é causada pela força em varo e pela rotação interna do rádio e da ulna em relação ao úmero após a queda com a mão estendida.[7] A maioria dos casos de luxação posterolateral pode ser tratada com tratamento conservador sem reparo cirúrgico; exceto em casos crônicos, quando há a necessidade de procedimento cirúrgico.[7] A luxação posteromedial, por sua vez, requer tratamento cirúrgico na maioria dos casos.

Um histórico de diversas luxações do cotovelo, diminuição da amplitude de movimento (ADM), rigidez articular, perda de força e sensação de estalo ao executar o movimento de extensão é importante para realizar o diagnóstico. A instabilidade rotacional posterolateral pode ser decorrente de trauma e de complicação iatrogênica relacionada com procedimentos anteriores, como cirurgia ou injeções de corticosteroides. A sobrecarga crônica também pode ocasionar instabilidade, como em casos de cúbito varo e em pacientes que utilizam muletas.[7]

■ EPIDEMIOLOGIA

As luxações de cotovelo estão entre as grandes articulações mais comuns de deslocamento em adultos, ocupando a segunda posição, atrás das luxações de ombro. Em pacientes pediátricos, é a luxação mais comum.[6,9] A idade é inversamente proporcional às taxas de incidência da luxação de cotovelo, ou seja, à medida que a idade aumenta, as taxas de luxação diminuem.[6]

As luxações simples apresentam uma incidência média de seis casos a cada 100 mil pessoas.[1,2] A incidência é maior em homens.[1,2,6] O mecanismo de lesão mais propenso é por meio de agressão ou esportes e queda da própria altura, respectivamente, conforme o sexo.

A maior incidência de luxações ocorre entre 10 e 19 anos, com homens representando quase o dobro de incidência.[2,6]

O mecanismo de lesão mais comum é a queda, que representa 56,5% dos casos. A maioria das luxações ocorre em casa, no local de trabalho e na escola, respectivamente. Luxações ocasionadas por atividades esportivas representam 44% dos casos, e a maior incidência é no futebol, seguido de patinação e luta livre.[2,6]

■ DIAGNÓSTICO E AVALIAÇÃO

No início da avaliação, deve-se questionar o paciente sobre a história completa do incidente. Posteriormente, deve-se realizar o exame físico. É fundamental determinar o tempo em que a articulação está deslocada (data da lesão) e o mecanismo de lesão. Além disso, é necessário saber sobre qualquer tratamento anterior, inclusive se houve tentativas de manobras de redução, além de questionar sobre o histórico de luxações anteriores e se há presença de instabilidade em determinadas posições, pois isso pode indicar alteração ligamentar, que pode ser apenas frouxidão ou alguma lesão.[10] Não existem muitos testes disponíveis para a avaliação da instabilidade, mas podem ser utilizados testes para descartar outras disfunções, como epicondiloses, por exemplo.

O exame físico inicia-se com inspeção do cotovelo, procurando edema, hematomas e deformidades. Luxações posteriores geralmente apresentam extremidade superior flexionada e aparentemente encurtada, ao passo que as anteriores se apresentam estendidas e com a extremidade superior alongada.[10]

Salienta-se a importância de avaliar as estruturas adjacentes ao cotovelo, pois estas podem indicar outras lesões associadas. A artéria braquial e o nervo ulnar e mediano são as estruturas neurovasculares mais comuns a serem lesionadas em uma luxação de cotovelo.[1] A perfusão também deve ser observada, por meio de palpação dos pulsos radial e ulnar, interrompendo o fluxo e depois observando o enchimento capilar rápido e normal, que é esperado quando não há lesão. Um teste disponível e mais utilizado para a avaliação da presença de lesão posteromedial é o teste de estresse em varo. Para realizá-lo, o ombro do paciente deve ser posicionado a 90° de abdução, com rotação neutra de antebraço e cotovelo em extensão. O teste é positivo se houver instabilidade ou crepitação enquanto o cotovelo é flexionado e estendido.[10]

O estado neurológico pode ser avaliado pela sensação ao longo do membro e pela realização de tarefas para analisar a função motora. A função motora mediana pode ser testada observando-se a força da oposição do polegar. Já a função motora ulnar é testada por meio da observação da força de abdução e adução do dedo. A redução do estado neurovascular também pode estar relacionada com a síndrome compartimental, que deve ser avaliada por meio de histórico e exame físico.[10]

O estado vascular pode ser avaliado observando-se a coloração da extremidade, a temperatura da pele, os pulsos radial e ulnar no punho e o enchimento capilar dos dedos. Exames de imagem também são utilizados para analisar a luxação e podem ser solicitados para verificar a redução da luxação e possíveis fraturas. A radiografia é o exame de imagem mais comumente utilizado. As vistas mais utilizadas são anteroposterior e lateral do cotovelo, observando-se com cuidado a congruência da articulação e fraturas potenciais. As vistas oblíquas podem ajudar a detectar fraturas intra-articulares. A tomografia computadorizada pode ser utilizada se houver desconfiança de fraturas mais complexas que podem não ter sido observadas na radiografia.[2,6,10] A ressonância magnética pode ser realizada para analisar a extensão da lesão nos tecidos moles, ligamentos e tendões, verificando-se, assim, a gravidade da lesão.[2,10]

O diagnóstico é clínico e levará em consideração a história do paciente, o exame físico e os exames de imagem. Em geral, o paciente apresentará deformidade aparente do cotovelo, disfunção e impotência funcional e dor.[1]

■ TRATAMENTOS

O tratamento de escolha inicial para luxações simples deve ser redução fechada e estabilização. Os casos de luxações complexas que apresentem instabilidade, fratura ou comprometimento neurovascular recorrentes podem ser inicialmente tratados com redução fechada. Contudo, com fratura associada e danos significativos no tecido mole, torna-se necessária a fixação cirúrgica.[6]

O tratamento para instabilidade geralmente envolve procedimento cirúrgico e reabilitação. Como a luxação é a causa mais comum de instabilidade, é corriqueiro que a maioria dos tratamentos sejam voltados para instabilidade pós-luxação. O tratamento pós-procedimento de reparo será semelhante, independentemente do que causou a luxação. Entretanto, faz-se necessário entender o que foi realizado para a tomada de decisão do tratamento. Após a redução fechada, coloca-se a tala, com o cotovelo mantido a 90° de flexão, por 5 a 10 dias, período após o qual é reavaliado. Realiza-se um exame de imagem para verificar o posicionamento e possíveis lesões; se o cotovelo se apresentar estável, é possível iniciar a ADM precoce, para evitar rigidez.[11]

As manobras de redução podem ser realizadas de três formas: em posição prona, supina ou sentada. Para a redução em posição prona, o paciente é colocado em decúbito ventral, com o braço abduzido e apoiado na maca. O punho é segurado, e a tração, realizada para baixo, com leve supinação no antebraço. Com a outra mão, exerce-se uma leve pressão no olécrano. Essa técnica pode ser realizada por um ou dois profissionais em conjunto.

A redução em decúbito dorsal é realizada com o paciente em supino, com o braço apoiado na maca, fixado pelas duas mãos de um dos responsáveis pela execução da técnica, enquanto o outro realiza a tração lenta e constante em direção ao eixo do úmero, segurando o punho do paciente. O antebraço e o punho devem estar levemente flexionado e supinado, respectivamente.

Para a redução na posição sentada, o paciente permanece nessa posição enquanto o seu antebraço é estabilizado e mantido em extensão e um médico aplica uma pressão contínua com os polegares sobre o olécrano. O outro responsável clínico segurará o antebraço do paciente, puxando e flexionando o membro.[1]

Para luxações posteriores, utiliza-se geralmente a redução em posição prona, mas pode-se realizar em decúbito dorsal ou sentado. Já para luxações anteriores, geralmente utiliza-se a redução em posição sentada, com o braço em flexão. Após a redução, o médico avaliará se o cotovelo está instável ou não. Se avaliar boa estabilidade e bom arco de movimento de flexão e extensão do cotovelo, com exames de imagem mostrando a articulação congruente, o médico coloca a tipoia e encaminha o paciente para a reabilitação com movimentação precoce, a fim de evitar rigidez e perda de ADM.

Contudo, se houver constante instabilidade ou incongruência, o paciente é encaminhado para procedimento cirúrgico. Em geral, o procedimento é realizado por meio de uma incisão na linha média posterior ou uma abordagem combinada medial e lateral, conforme necessário. O procedimento cirúrgico dependerá do tipo de lesão apresentada, observando-se fraturas e lesões ligamentares, por exemplo.[12]

A imobilização superior a duas semanas demonstra resultados negativos. Com a avaliação e a percepção de estabilidade em redução fechada, pode-se iniciar o movimento ativo de ADM. Schreiber e colaboradores[13] descreveram um protocolo de movimento suspenso que pode ser implantado em uma semana de lesão, sendo realizado com movimentos em decúbito dorsal contra a gravidade.

Conforme os ligamentos são reparados, uma braçadeira articulada pode ser colocada no cotovelo, a fim de permitir a ADM ativo-assistida dentro da tolerância do paciente uma semana após o procedimento cirúrgico. Os exercícios de fortalecimento podem se iniciar após três meses, com a descontinuação do uso da órtese. O uso da órtese em atividades esportivas é recomendado por um período de 3 a 6 meses pós-operatório.[10]

No início da reabilitação, deve-se realizar o controle de dor e edema, que são sintomas comuns após qualquer lesão. Para o tratamento, é possível incluir diversas técnicas, como termoterapia com aplicação de gelo e calor, ativos farmacológicos, como analgésicos, nas primeiras 2 a 4 semanas, e elevação do membro. A utilização de analgésicos pode auxiliar na participação do paciente na reabilitação e, consequentemente, na implementação da movimentação precoce.[11]

O aparecimento de edema é comum, e o paciente deve ser informado para elevar o braço acima do coração sempre que possível, para facilitar o retorno do líquido intersticial. Na fase inflamatória, as compressas frias auxiliam na redução da inflamação e devem ser aplicadas, se possível, com intervalos frequentes por 20 minutos. A drenagem, a mobilização manual e a massagem retrógrada são implementadas para facilitar a redução do edema.[11]

Em relação às órteses de proteção, todos os pacientes devem utilizar órtese de repouso posterior do cotovelo, que deve ser posicionado a 90° de flexão (**Fig. 7.5**). O antebraço deve ser posicionado na órtese, porém o padrão de posicionamento dependerá do tipo de lesão, visando a fornecer uma proteção ligamentar adequada.[11]

Em uma lesão envolvendo o complexo ligamentar lateral (CLL), o antebraço deverá ser posicionado em pronação. Esse posicionamento contribui para a tensão dos músculos extensores e supinadores, estabilizando a parte lateral ao rodar o antebraço sobre as estruturas mediais intactas. No caso de lesão do complexo ligamentar medial (CLM), o cotovelo deve ser posicionado em supinação, pois tenciona os músculos flexores e pronadores, estabilizando a parte medial. Já em casos em que há lesões combinadas dos dois complexos ligamentares, o antebraço deve ser posicionado em rotação neutra, visando a proteger os ligamentos medial e lateral.[11]

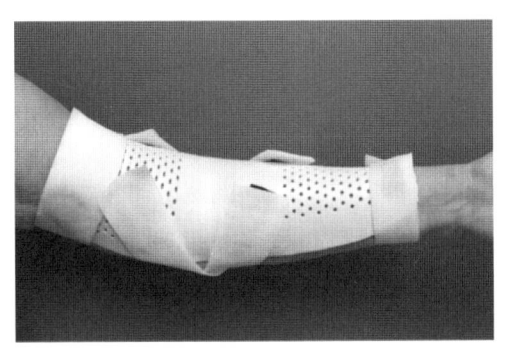

■ **Figura 7.5**
Órtese para repouso utilizada na luxação de cotovelo.
Fonte: Pipicelli e King.[11]

O tratamento fisioterapêutico deve ser realizado progressivamente. Nas fases iniciais da reabilitação, são indicados exercícios de movimento acima da cabeça, independentemente da posição do antebraço (**Fig. 7.6**). A intenção desse exercício é manter o braço acima da cabeça, utilizando a gravidade para melhorar a estabilidade do cotovelo por meio da compressão da articulação ulnoumeral. Esse exercício pode ser utilizado, inclusive, para pacientes em que não se sabe o arco seguro para evitar a luxação.

Os exercícios de movimento acima da cabeça também são seguros para lesões combinadas de CLM e CLL.[11] Para esses exercícios, a posição do antebraço durante os movimentos de flexão e extensão deve ser baseada conforme o estado dos ligamentos. Em luxações simples, o antebraço é posicionado em pronação para exercícios ativos de flexão e extensão.

Após a cirurgia de CLL reparada em que não houve alterações do CLM, o antebraço fica em pronação durante os movimentos de flexão e extensão. Em caso de reparo de CLL estável, mas CLM instável, a supinação deve ser considerada, visando a proteger esse complexo ligamentar. Se o reparo de CLL for deficiente e o CLM também for instável, os exercícios devem ser realizados em posição de rotação neutra, visando a proteger ambos os complexos ligamentares.[11]

Exercícios de rotação do antebraço devem ser realizados, e recomenda-se que os pacientes os executem a cada 2 horas, com 10 a 15 repetições. O cotovelo deve ser mantido a 90° de flexão, pois essa posição ocasiona tensão mínima nos complexos ligamentares durante a mo-

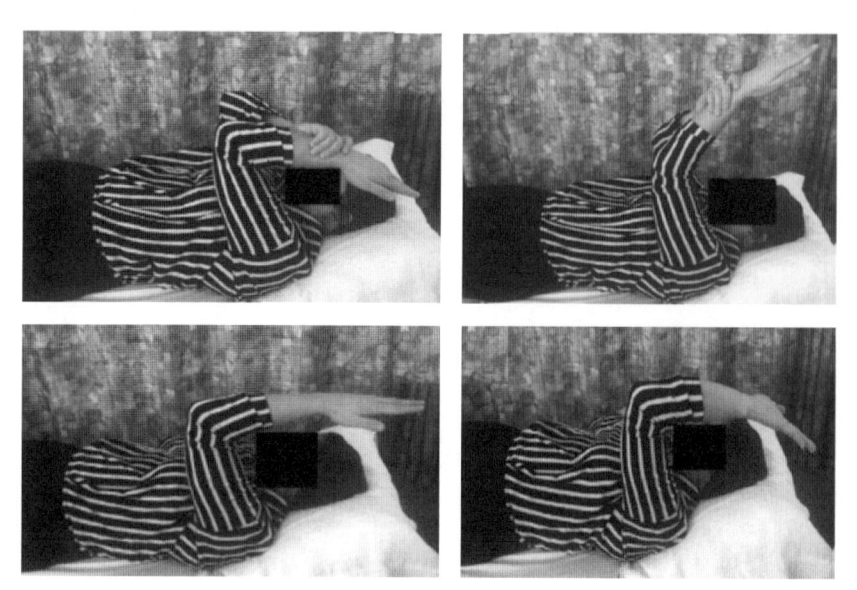

Figura 7.6
Exercícios autopassivos e ativos livres para o cotovelo na fase inicial de reabilitação pós-luxação.
Fonte: Pipicelli e King.[11]

vimentação. O braço deve ser mantido, preferencialmente, contra a gravidade, acima da cabeça. Contudo, se for possível, pode-se realizar os exercícios com o braço ao lado, desde que a gravidade esteja atuando. A evolução é realizada com progressão de 15 a 20 repetições por hora, desde que não causem inflamação, dor ou fadiga; caso contrário, a progressão deve ser mais lenta, conforme a resposta tecidual do paciente.[11]

É importante lembrar que, além de exercícios para antebraço e cotovelo, deve-se movimentar as mãos, os punhos e os ombros, a fim de evitar casos de rigidez secundária. No entanto, faz-se necessário evitar posições de cotovelo em varo e valgo com sobrecarga da gravidade durante a execução de exercícios de movimento do ombro. Os exercícios típicos de ombro que devem ser executados são os pendulares e de rotação interna e externa.[11]

Os exercícios de ADM devem ser realizados ativamente ao se iniciar a reabilitação, pois os músculos ao redor da articulação do cotovelo perdem a capacidade de gerar tensão normal após a lesão. Ou seja, esses exercícios fornecerão retreinamento aos músculos.[11] Durante a fase final da fibroplasia, 3 a 4 semanas até a fase de remodelamento, deve-se realizar movimentos passivos de forma suave e gradual, mantendo o arco de movimento. Os movimentos de flexão e extensão devem, preferencialmente, ser executados acima da cabeça, para potencializar a estabilidade. O movimento pode ser realizado com o auxílio da outra mão do paciente, empurrando de forma suave para a flexão e, depois, para a extensão, mantendo por 5 a 10 segundos.[11]

Os exercícios de rotação passiva devem ser evitados até 4 a 6 semanas após a lesão. A inclinação da articulação ulnoumeral deve ser evitada, para não causar estresse no CLL e no CLM. O cotovelo deve estar posicionado com mais de 90° de flexão para executar os movimentos de rotação passiva. A força passiva deve ser realizada tanto pelo paciente quanto pelo terapeuta na altura média do antebraço, garantindo uniformidade na força das articulações radioulnares. O paciente só deve ser instruído a realizar os movimentos em casa quando for capaz de executar os exercícios de maneira adequada. A posição deve ser mantida por 6 a 10 segundos com força leve, garantindo alongamento prolongado a baixas cargas.[11]

A partir da 8ª semana, iniciam-se os exercícios de maneira isotônica dos flexores e extensores do cotovelo e da cintura escapular, utilizando pesos leves e faixas elásticas. Deve-se considerar minimizar a carga em varo e valgo no cotovelo até 12 semanas após a lesão. Após isso, pode-se iniciar exercícios funcionais específicos do trabalho ou esportivos concentrados no desempenho muscular. O fortalecimento deve ser continuado até se obter um resultado satisfatório e semelhante ao membro não acometido.[11]

■ COMPLICAÇÕES

A principal complicação das luxações de cotovelo é a alteração da ADM total. A perda de extensão final é a mais comum, e está relacionada com o tempo de imobilização prolongado.

A instabilidade persistente é outra complicação comum. A insuficiência do ligamento colateral lateral desencadeia instabilidade em varo e pode ser tratada com imobilização em pronação, porém pode ser necessário reparo cirúrgico.

A rigidez também é uma complicação persistente após o trauma. O início precoce, dentro do possível, favorece melhores resultados e menores complicações. É importante que haja comunicação entre médico e fisioterapeuta, para melhorar a escolha do tratamento individualizado, levando em consideração a lesão e as estruturas envolvidas, bem como o tratamento escolhido (se foi redução fechada ou aberta, em caso de luxação). Além disso, faz-se necessário alcançar um arco de movimento em que o cotovelo permaneça congruente e reduzido de forma mais estável. Essa informação é extremamente importante para permitir a movimentação precoce dentro de um arco de movimento seguro e com posicionamento correto na órtese de proteção. Se essa informação não estiver disponível para o terapeuta, a extensão deve ser limitada a 60° inicialmente, aumentando-se 10° a cada semana.[11]

Lesões neurovasculares são incomuns, entretanto, são observadas em uma luxação anterior, sendo a mais relatada a neuropraxia dos nervos ulnar e mediano e da artéria braquial, esta última mais rara. Os pulsos e a perfusão geralmente retornam após a redução, motivo pelo qual os pacientes são inicialmente tratados por observação; contudo, se o retorno não ocorrer, faz-se necessária a intervenção cirúrgica.[6]

Outras complicações estão relacionadas com a tríade terrível, lesão que envolve fratura e luxação, entre as quais estão: falha na fixação, rigidez articular, instabilidade articular recorrente, artrite pós-traumática ou neuropatia ulnar que exige nova operação, além das que não necessitam de cirurgia, como ossificação heterotópica e artrose. Assim como as luxações simples, a tríade terrível pode apresentar instabilidade residual e ADM reduzida.[14]

TENDINOPATIAS DO COTOVELO

A articulação do cotovelo está diretamente relacionada com a funcionalidade do membro superior. O cotovelo e o ombro são responsáveis pelo posicionamento da mão no espaço e, consequentemente, por propiciar a função de todo o membro superior. No complexo articular do cotovelo, observa-se uma grande quantidade de grupos musculares que cruzam essa articulação. Assim, pode-se observar a origem ou a inserção desses grupos musculares nas diferentes regiões do cotovelo, como: epicôndilo medial (flexores superficiais e profundos dos dedos, pronador redondo, flexor ulnar e radial do carpo, palmar longo), epicôndilo lateral (extensores dos dedos, extensor ulnar do carpo, extensores radial longo e curto do carpo, supinador, ancôneo, extensor longo do polegar, abdutor longo do polegar, extensor do 2º e do 5º dedos e do músculo braquiorradial), região anterior do cotovelo (braquial e bíceps braquial) e região posterior do cotovelo (tríceps braquial).

A região do cotovelo é comumente acometida por processos inflamatórios. A região lateral tem maior incidência de epicondilose lateral (EL). As outras regiões podem ser acometidas por epicondilose medial, tendinopatia distal do bíceps e tendinopatia distal do tríceps braquial.[15,16]

Fedorczyk[17] descreve as tendinopatias como condições inflamatórias e/ou degenerativas no tecido tendinoso. Primeiro, o autor descreve as estruturas do tendão saudável, com três componentes principais: 1) fibras de colágeno, predominantes e longitudinais; 2) matriz extracelular, rica em glicosaminoglicanos; e 3) células, com predomínio dos fibroblastos, que sintetizam colágeno. Além dessas estruturas, há vasos sanguíneos e nervos. De modo geral, as tendinopatias são classificadas em: tendinite, tendinose e tenossinovite. As tendinites estão relacionadas com o processo inflamatório, com presença de sinais flogísticos e células inflamatórias observadas nas análises histopatológicas. Já as tendinoses são descritas como um processo crônico degenerativo dos tecidos tendinosos, em que não se observa células inflamatórias, porém há substituição do colágeno tipo I pelo tipo III, desorganização tecidual, invasão de vasos sanguíneos e terminações nervosas sensitivas e diminuição da resistência tênsil tecidual. Por fim, a tenossinovite refere-se ao acometimento tendinoso com o processo inflamatório da bainha sinovial.

■ EPICONDILOSE LATERAL

A epicondilose lateral (EL), também conhecida como *tennis elbow*, é uma patologia que acomete a origem dos músculos extensores do punho e dos dedos, na região do epicôndilo lateral do cotovelo. Nessa condição, o extensor radial curto do carpo é acometido em todos os pacientes, e pode-se observar que cerca de 35% destes também apresentam acometimento do músculo extensor comum dos dedos.

O mecanismo de lesão desse grupo muscular pode ser explicado pela sua importante função na estabilização do punho durante as atividades da mão. Ao observar a funcionalidade da mão, destaca-se o sinergismo existente entre os músculos extensores do punho e os flexores dos dedos, denominado movimento sinérgico da mão e do punho, ou efeito tenodese. Dessa forma, a atuação constante dos músculos extensores nas atividades exercidas pela mão pode possibilitar o início de um processo inflamatório e/ou degenerativo (degeneração angiofibroblástica) na origem desse grupo muscular, que é conhecida como EL. O acometimento dessa disfunção pode ser potencializado pela sobrecarga dos músculos extensores nos meios ocupacionais e/ou desportivos.

A etiologia da EL é considerada multifatorial, e os casos mais recorrentes estão vinculados aos atletas que utilizam raquete e aos trabalhadores de linhas de produção. Os atletas desenvolvem a EL devido à alteração biomecânica do gesto esportivo, como o movimento do *backhand*, que é o que mais afeta a musculatura que se origina no epicôndilo lateral. A EL também pode estar relacionada com o peso da bola e a própria tensão das cordas da raquete utilizada. Outros fatores existentes, como esforço físico, contração excêntrica e concêntrica junto aos movimentos repetitivos e exposição biomecânica do punho e/ou do cotovelo nos trabalhadores, estão diretamente relacionados com o desenvolvimento da EL. Alguns autores descrevem outros possíveis fatores de risco da EL, como tabagismo e hipercolesterolemia. Além disso, pessoas do sexo feminino têm 1,29% mais chance de desenvolver EL.[18]

A EL pode acometer cerca de 1 a 3% da população mundial.[19] Sanders Jr e colaboradores[20] descrevem uma incidência aproximada de 3,3 a 3,5 a cada mil pessoas, e um número aproximando de 1 milhão de indivíduos acometidos nos Estados Unidos da América. Além desses dados, os autores relatam que a faixa etária mais afetada é entre 40 e 49 anos. Van Hofwegen e colaboradores[15] descrevem a alta incidência em atletas: cerca de 10 a 50% dos atletas que utilizam raquete poderão apresentar um episódio de dor na região lateral do cotovelo.

Ao observar a grande incidência dessa disfunção, pode-se destacar que os pacientes com EL geralmente apresentam um quadro clínico clássico de dor na região do epicôndilo lateral, que pode ser exacerbada pelos movimentos de extensão, supinação e preensão palmar.

Além disso, eles podem apresentar pontos de dor e/ou pontos-gatilho na região dos músculos extensores, bem como diminuição da força de preensão palmar.

Wixom e Lastayo[21] descreveram um potencial modelo de classificação para os indivíduos com EL. Os autores basearam a classificação de acordo com as observações realizadas por Cyriax,[22] Galloway e colaboradores,[23] Kraushaar e Nirschl,[24] classificando esses indivíduos de acordo com os sintomas (severo, moderado e leve) e levando em consideração: dor, ADM, teste de resistência muscular, preensão palmar e palpação da região do epicôndilo lateral.

Os indivíduos acometidos com EL podem apresentar uma grande disfunção no membro superior. A dor na região do epicôndilo lateral do cotovelo é a principal queixa, a qual piora com os movimentos de extensão do punho, pronossupinação e preensão palmar. Vaquero-Picado e colaboradores[25] descrevem que os pacientes podem apresentar distúrbio do sono, ocasionado pela dor local e irradiada.

A EL pode ocasionar alterações biomecânicas, como diminuição da preensão palmar e alteração nos sinais eletromiográficos dos músculos extensores de punho e dos dedos.[26] Nos pacientes com sintomas no epicôndilo lateral do cotovelo, o ultrassom diagnóstico (Doppler) e a ressonância magnética são ferramentas importantes para vislumbrar alterações estruturais nos tendões acometidos, pois possibilitam classificá-las e podem evidenciar a degeneração angiofibroblástica. Devido a esse processo degenerativo, a nomenclatura mais adequada para essa disfunção é epicondilose lateral do cotovelo.

Além dos sinais e sintomas apresentados em pacientes com EL – quadro álgico, alterações biomecânicas e alterações estruturais do tecido tendinoso –, podem-se observar pontos-gatilho ou pontos de dor na musculatura extensora, os quais ocasionam a irradiação da dor. O paciente também pode apresentar um baixo escore no Questionário PRTEE (Patient-Rated Tennis Elbow Evaluation Questionnaire), que avalia a funcionalidade do cotovelo de pacientes com EL. Vaquero-Picado e colaboradores[25] descrevem que a ADM geralmente não está acometida nesses pacientes, porém pode aumentar durante o quadro álgico, dependendo da demanda do membro superior.

■ EPICONDILOSE MEDIAL

A tendinopatia medial do cotovelo é chamada de epicondilose medial (EM), também conhecida como *golfer's elbow* ou *thrower's elbow*. A EM é uma disfunção comum, porém menos frequente quando comparada à EL. Os músculos flexor superficial dos dedos e pronador redondo se originam do epicôndilo medial e são os mais frequentemente acometidos na EM. A epidemiologia da EM ocorre com menor incidência, quando comparada à EL, e pode acometer cerca de 10 a 20% de todas as epicondiloses, com uma frequência do lado dominante de três a cada quatro casos.[19]

Os fatores de risco e a fisiopatologia da EM no meio desportivo estão relacionados a erro nos treinamentos, técnica imprópria, alteração de força, resistência e flexibilidade muscular. Já no meio ocupacional, os principais fatores de risco são tarefas de alta demanda, excesso de repetições, cigarro e alta demanda psicossocial.

A sobrecarga ocasionada nos meios desportivo e ocupacional gera cargas excêntricas e concêntricas, repetitivamente, fatores importantes no desencadeamento da EM. Essa sobrecarga pode gerar um simples processo inflamatório, que pode cronificar e resultar em uma degeneração angiofibroblástica, resultando em uma tendinose gerada na origem dos músculos flexores do punho e no músculo pronador redondo. Alguns autores descrevem o acometimento da região medial do cotovelo nos atletas arremessadores (p. ex., *pitching* beisebol) e nos atletas de golfe, pois o estresse gerado pelo gesto do arremesso nas estruturas da região medial do cotovelo pode desencadear um processo inflamatório e/ou degenerativo na região do epicôndilo medial.[27,28]

O quadro clínico dos pacientes com EM é muito parecido com o da EL, com diminuição de força de preensão palmar e alteração na funcionalidade do membro superior. O paciente pode relatar dor ao movimento resistido de pronação e flexão do punho. Na região medial do cotovelo, encontra-se o sulco no nervo ulnar, por isso, aproximadamente 20% dos pacientes apresentam sintomas como parestesia no trajeto do nervo ulnar.[28]

■ TENDINOPATIAS DISTAIS DO BÍCEPS E DO TRÍCEPS BRAQUIAIS

Donaldson e colaboradores[28] descrevem as tendinopatias distais do bíceps e do tríceps braquiais. A tendinite bicipital é menos frequente, considerada rara pelos autores. A tendinopatia do tríceps braquial tem menor incidência, quando comparada às outras tendinopatias do cotovelo. Os autores também relatam que a maioria dos estudos referentes a esse tema descreve as lesões parciais e totais desses tendões, e que possivelmente a lesão total pode estar relacionada com o agravamento das tendinopatias. Contudo, há uma escassez de pesquisas sobre essas lesões.

Um grande fator de risco para essas lesões é a sobrecarga ocasionada pelo uso excessivo no meio desportivo e/ou ocupacional, pois os atletas utilizam os membros para o levantamento de peso. A tendinopatia bicipital pode ocasionar dor na região anterior do cotovelo, que se intensifica ao movimento de flexão. Já a tendinopatia do tríceps ocasiona dor posterior do cotovelo. Donaldson e colaboradores[28] descrevem que, além do acometimento do tecido tendinoso, que ocasiona o processo inflamatório ou degenerativo (degeneração angiofibroblástica), há o acometimento da região de inserção desses tendões, chamada de entesopatia, que ocorre na tuberosidade do rádio na tendinopatia do bíceps e no olécrano na tendinopatia do tríceps, podendo desencadear um potencial início de ossificação heterotópica.

A seguir, serão apresentadas as condutas relacionadas com o processo de avaliação e de reabilitação das tendinopatias.

■ AVALIAÇÃO DAS TENDINOPATIAS DO COTOVELO

A avaliação musculoesquelética deve ser conduzida com o intuito de investigar todos os sinais e sintomas que os pacientes com tendinopatias do cotovelo podem apresentar. Além disso, há a necessidade de se buscar o diagnóstico diferencial para esses indivíduos (**Tab. 7.1**). Salienta-se a necessidade de se realizar a avaliação bilateralmente.

A anamnese deve ser conduzida de forma a observar os dados dos pacientes e perguntar sobre sua ocupação, pois ela pode ser o desencadeador da disfunção. Além disso, deve-se questionar sobre a principal queixa e a história atual e pregressa relacionada com a disfunção do cotovelo. O fisioterapeuta deve estar atento às alterações anatômicas, biomecânicas, fisiopatológicas e psicossociais, e deve identificar os fatores que perpetuam ou melhoram as queixas dos pacientes. A realização de uma avalição detalhada e completa, que observe o indivíduo bilateralmente, avalie as articulações adjacentes e observe a região cervical, com certeza facilitará o desenvolvimento de estratégias eficazes, por meio de um programa de reabilitação abrangente e individualizado para cada paciente, visando a ocasionar melhora funcional da qualidade de vida desses indivíduos.

Embora poucos pacientes apresentem edema na região dos acidentes ósseos, no epicôndilo lateral, no epicôndilo medial e no olécrano, deve-se relatar se há ou não presença de edema. Apesar de as tendinopatias do cotovelo afetarem pouco a ADM, na tendinopatia distal do bíceps, pode-se observar que o cotovelo fica semifletido, pois o final da extensão pode ocasionar dor ao paciente.

Outras abordagens podem ser realizadas na avaliação do paciente com tendinopatia do cotovelo, como o uso dos questionários de cinesiofobia (Escala Tampa) e de catastrofização da dor (Pain-Related Catastrophizing Thoughts Scale) e uso do algômetro para avaliar o limiar de dor por pressão no ventre dos músculos extensores e na região do epicôndilo lateral. Ao fim da avaliação, pode-se observar e descrever os achados nos exames complementares,

TABELA 7.1
DEMONSTRAÇÃO RESUMIDA DOS PASSOS NECESSÁRIOS PARA REALIZAR A AVALIAÇÃO FISIOTERAPÊUTICA DE UM PACIENTE COM TENDINOPATIAS DO COTOVELO

Avaliação fisioterapêutica

- Avaliar a movimentação ativa do membro acometido e do não acometido.
- Observar os gestos ocupacional e desportivo e as atividades de vida diária (AVDs).

Exame físico

Dor	Escala numérica ou analógica	Escore de 0-10
Palpação	Palpação de toda a região do cotovelo e dos ventres musculares	Presença de dor local ou irradiada ou de pontos de dor ou gatilho
	Algometria	Valores em Kgf
Força muscular	Teste de força manual	Escore de 0-5
	Dinamômetros: Jamar® – preensão palmar Pinch Gauge® – pinça (trípode, polpa a polpa e lateral)	Valores em Kgf
Análise eletromiográfica	EMG: músculos da região do antebraço e do braço	Valores em mV para ativação muscular
		Valores em Hz para fadiga
Amplitude de movimento	Goniometria	Valores em graus (°)
	Análise cinemática do membro superior	
Teste para o sistema nervoso periférico	Teste de tensão dos nervos radial, mediano e ulnar	Teste positivo se exacerbar os sintomas do paciente
	Avaliar os dermátomos correspondentes com a região do cotovelo	
Questionários	Funcionalidade – específico para epicondilose lateral	Patient-Rated Tennis Elbow Evaluation (PRTEE)
	Funcionalidade – global para o membro superior	Disabilities of the Arm, Shoulder and Hand (DASH)
	Funcionalidade	Classificação Internacional de Funcionalidade (CIF)
	Qualidade de vida	The Short Form 12 (SF-12)
Testes	**Específicos**	**Funcionais**
	Cozen	Teste de cadeia cinética fechada do membro superior (TCCFMS)
	Mill	Y Balance Test Upper limb
	Cadeira	Preensão palmar livre de dor
	Aperto de mão	
	Manobra de Maudsley	
	Estresse em valgo	
	Teste para epicondilose medial	

como ultrassom Doppler, radiografia (para comprovar ou descartar calcificações) e ressonância nuclear magnética.

■ REABILITAÇÃO DAS TENDINOPATIAS DO COTOVELO

Após a avaliação detalhada e criteriosa do paciente, deve-se fazer as observações das alterações e dos déficits presentes. Em seguida, faz-se necessário traçar os objetivos de tratamento, que devem ser específicos para o paciente avaliado. Em geral, o objetivo para os pacientes com tendinopatia do cotovelo pode ser: buscar a melhora da funcionalidade do membro acometido, levando-se em consideração o quadro clínico dos pacientes. Assim, é possível desenvolver um programa de reabilitação a curto, médio e longo prazo, adequando-o às condutas de cada paciente.

O tempo de reabilitação das tendinopatias do cotovelo geralmente é relatado nos estudos que tratam da EL. No estudo realizado por Lai e colaboradores,[16] os autores descrevem um tempo médio de 1 ano (52 semanas) para melhora dos sintomas na região do epicôndilo lateral e alta da reabilitação. Cerca de 20% dos pacientes podem ter dor relacionada com a EL entre 3 e 5 anos após o tratamento, independentemente do tratamento recebido. Contudo, esse quadro álgico não limita as atividades do indivíduo.[29,30]

Há uma grande variedade de condutas demonstradas nos programas de reabilitação, as quais são descritas nas diversas pesquisas sobre tendinopatia do cotovelo, com maior número na literatura sobre EL. Bisset e Vicenzino[30] demonstraram, em uma revisão sistemática com metanálise, as condutas realizadas para EL, como exercícios, órtese, terapia manual, acupuntura, fotobiomodulação, ultrassom terapêutico, terapia por ondas de choque, tratamento multimodal e tratamento placebo, e o número de pacientes tratados por essas condutas.

As possíveis condutas relacionadas com o tratamento das tendinopatias do cotovelo são apresentadas na **Tabela 7.2**, que especifica as condutas baseadas em evidência, com ênfase para a abordagem conservadora de um paciente com o quadro clínico de EL, EM e tendinopatias distais de bíceps e tríceps braquiais. As possíveis condutas são divididas em três grupos: agentes eletrofísicos, cinesioterapia e condutas diversas.

TABELA 7.2
PROCEDIMENTOS DESCRITOS NA LITERATURA PARA A ABORDAGEM CONSERVADORA PARA A TENDINOPATIA DE COTOVELO

Agentes eletrofísicos	
Fotobiomodulação	• 904 nm • 780-830 nm • 638-670 nm
Ultrassom terapêutico	• 1 MHz • Fonoforese
Correntes elétricas	• TENS* • Iontoforese – corrente galvânica
Ondas de choque	
Campo eletromagnético	
Ondas curtas	

»

TABELA 7.2
PROCEDIMENTOS DESCRITOS NA LITERATURA PARA A ABORDAGEM CONSERVADORA PARA A TENDINOPATIA DE COTOVELO

Cinesioterapia	
Alongamentos	
Exercícios de fortalecimento: membro superior (cotovelo, punho e mão)	- Excêntrico - Concêntrico - Isométrico
Fortalecimento da preensão palmar	
Exercícios para os músculos do CORE	
Exercícios para a região cervical e do ombro	
Mobilização neural	- Nervo radial - Nervo mediano - Nervo ulnar
Mobilização	- Mobilização com movimento - Mobilização articular
Facilitação neuromuscular proprioceptiva	
Inibição do ponto-gatilho	
Massagem transversa profunda	
Treino sensório-motor	
Exercício pliométrico	
Treino do gesto	- Esportivo - Ocupacional - AVDs

Procedimentos diversos	
Agulhamento a seco	
Acupuntura	
Órteses	- Brace - Estática de punho
Bandagem elástica	
Plasma rico em plaquetas	
Toxina botulínica	
Crioterapia	
Proloterapia	
Injeção de medicamentos	

Transcutaneous electrical nerve stimulation (estimulação nervosa elétrica transcutânea).

A **Figura 7.7**, a seguir, apresenta os exercícios realizados para a musculatura do antebraço e da mão.

Além dos procedimentos descritos na **Tabela 7.2**, Day e colaboradores[31] relatam a importância da educação do paciente sobre o seu quadro e o seu prognóstico. Para pacientes cuja ocupação é a causa da disfunção, torna-se necessária uma observação criteriosa referente aos seus afazeres, pois, nesses casos, o gesto ocupacional pode atuar como o estopim da lesão. Portanto, deve-se orientar o paciente a ter um período maior de repouso, fazer exercícios laborais e, se necessário, trocar de setor. Em atletas que utilizam raquete, o treino do gesto esportivo é de extrema importância para a correção de qualquer erro biomecânico que tenha sido observado na avaliação.

Marcolino e colaboradores[32] descrevem o uso da abordagem conhecida como multimodal, uma intervenção que busca a aproximação das condutas realizadas no ambiente clínico. Os tratamentos multimodais utilizam um programa de reabilitação que contém um conjunto de procedimentos com a finalidade de tratar a disfunção. Bisset e Vicenzino[30] relatam que os tratamentos que contêm mobilização com movimento e exercícios obtêm resultados superiores às outras técnicas utilizadas no tratamento da EL.

Realizar o processo de alta do paciente é o principal objetivo do fisioterapeuta. Contudo, antes de pensar em liberar o paciente, o fisioterapeuta deve realizar uma reavaliação tão detalhada quanto a avaliação inicial, a fim de observar se a função do membro acometido está restaurada, sempre respeitando os objetivos traçados a curto, médio e longo prazo, que foram propostos por meio das observações realizadas na avaliação inicial do paciente. Todavia, alguns fatores podem dificultar ou alterar o tempo de reabilitação, e as alterações psicológicas são fatores perpetuantes da disfunção musculoesquelética na região do membro su-

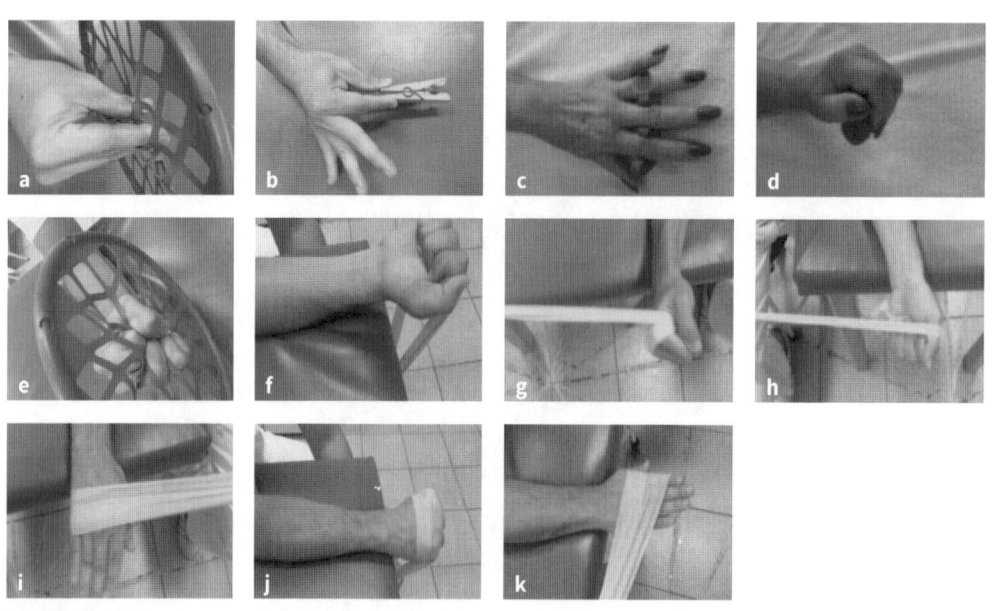

■ **Figura 7.7**
Exercícios realizados para a musculatura do antebraço e da mão.

[a, b e c] Modelo de exercícios para a musculatura intrínseca da mão. **[d, e, f, g, h, i, j e k]** Modelo de exercícios para a musculatura extrínseca da mão.

Fonte: Imagens gentilmente cedidas pelo Dr. Alexandre Marcio Marcolino.

perior. Além disso, a sensibilização da dor pode influenciar negativamente o prognóstico dos pacientes com tendinopatia do cotovelo, podendo retardar a melhora do quadro do paciente e dificultar a chegada de um passo importante tanto para os fisioterapeutas como para os pacientes: a alta do tratamento.

O fisioterapeuta deve orientar os pacientes quanto à necessidade de continuidade dos exercícios físicos. Para tanto, pode-se elaborar uma cartilha de exercícios e/ou encaminhar os pacientes para realizar exercícios supervisionados. George e colaboradores[33] desenvolveram um aplicativo de celular para facilitar a realização dos exercícios domiciliares para pacientes com tendinopatia medial do cotovelo.

CONSIDERAÇÕES FINAIS

A articulação do cotovelo é importante para a função do membro superior, pois as lesões que a afetam podem desencadear disfunções para todo o segmento. A luxação do cotovelo e as tendinopatias são estudadas comumente e descrevem bons prognósticos, sendo tratadas conservadoramente na maioria dos casos. Portanto, o fisioterapeuta deve realizar uma avaliação criteriosa e detalhada para que seja possível elaborar os objetivos de tratamento e organizar um programa de tratamento adequado e individualizado para cada paciente.

REFERÊNCIAS

1. Pablo Márquez B, Castillón Bernal P, Bernaus Johnson MC, Ibañez Aparicio NM. Luxación de codo. Semergen. 2017;43(8):574-7.
2. Robinson PM, Griffiths E, Watts AC. Simple elbow dislocation. Shoulder Elbow. 2017;9(3):195-204.
3. Adams JE. Elbow instability: evaluation and treatment. Hand Clin. 2020;36(4):485-94.
4. Park CH, Kim BS, Lee JH, Chung SG. Optimal elbow positions for identification of the radial collateral ligament using ultrasonography. PM R. 2020;12(7):671-8.
5. O'Driscoll SW, Morrey BF, Korinek S, An KN. Elbow subluxation and dislocation. A spectrum of instability. Clin Orthop Relat Res. 1992;(280):186-97.
6. Layson J, Best BJ. Elbow dislocation. Treasure Island: StatPearls; 2021.
7. Rhyou IH, Lee JH, Lee JH, Kim KC, Ahn KB, Gwon YE. Soft tissue injury patterns in posteromedial rotatory instability with dislocation compared with posteromedial dislocation of the elbow joint. J Shoulder Elbow Surg. 2020;29(6):1259-66.
8. Lee SH, Nam DJ, Yu HK, Kim JW. The lateral ligament is injured preferentially in posterolateral dislocation of the elbow joint. Bone Joint J. 2020;102-B(2):227-31.
9. Waymack JR, An J. Posterior elbow dislocation. Treasure Island: StatPearls; 2021.
10. Rezaie N, Gupta S, Service BC, Osbahr DC. Elbow dislocation. Clin Sports Med. 2020;39(3):637-55.
11. ipicelli JG, King GJW. Rehabilitation of elbow instability. Hand Clin. 2020;36(4):511-22.
12. Armstrong A. Simple elbow dislocation. Hand Clin. 2015;31(4):521-31.
13. Schreiber JJ, Paul S, Hotchkiss RN, Daluiski A. Conservative management of elbow dislocations with an overhead motion protocol. J Hand Surg Am. 2015;40(3):515-9.
14. Luchetti TJ, Abbott EE, Baratz ME. Elbow fracture-dislocations: determining treatment strategies. Hand Clin. 2020;36(4):495-510.
15. Van Hofwegen C, Baker CL 3rd, Baker CL Jr. Epicondylitis in the athlete's elbow. Clin Sports Med. 2010;29(4):577-97.
16. Lai WC, Erickson BJ, Mlynarek RA, Wang D. Chronic lateral epicondylitis: challenges and solutions. Open Access J Sports Med. 2018;9:243-51.
17. Fedorczyk JM. Tendinopathies of the elbow, wrist, and hand: histopathology and clinical considerations. J Hand Ther. 2012;25(2):191-200.
18. Sayampanathan AA, Basha M, Mitra AK. Risk factors of lateral epicondylitis: a meta-analysis. Surgeon. 2020;18(2):122-8.
19. Shiri R, Viikari-Juntura E, Varonen H, Heliövaara M. Prevalence and determinants of lateral and medial epicondylitis: a population study. Am J Epidemiol. 2006;164(11):1065-74.
20. Sanders TL Jr, Maradit Kremers H, Bryan AJ, Ransom JE, Smith J, Morrey BF. The epidemiology and health care burden of tennis elbow: a population-based study. Am J Sports Med. 2015;43(5):1066-71.
21. Wixom SM, Lastayo P. A potential classification model for individuals with tennis elbow. J Hand Ther. 2012;25(4):418-20.
22. Cyriax JH. Textbook of orthopaedic medicine: diagnosis of soft tissue lesions. 8th ed. London: Baillière Tindall; 1982. v. 1.

23. Galloway M, DeMaio M, Mangine R. Rehabilitative techniques in the treatment of medial and lateral epicondylitis. Orthopedics. 1992;15(9):1089-96.
24. Kraushaar B, Nirschl RP. Current concepts review – tendinosis of the elbow (tennis elbow). Clinical features and findings of histological, immunohistochemical, and electron microscopy studies. J Bone Joint Surg Am. 1999;81(2): 259-78.
25. Vaquero-Picado A, Barco R, Antuña SA. Lateral epicondylitis of the elbow. EFORT Open Rev. 2017;1(11):391-7.
26. Chourasia AO, Buhr KA, Rabago DP, Kijowski R, Lee KS, Ryan MP, et al. Relationships between biomechanics, tendon pathology, and function in individuals with lateral epicondylosis. J Orthop Sports Phys Ther. 2013;43(6):368-78.
27. Wilk KE, Macrina LC, Cain EL, Dugas JR, Andrews JR. Rehabilitation of the overhead athlete's elbow. Sports Health. 2012;4(5):404-14.
28. Donaldson O, Vannet N, Gosens T, Kulkarni R. Tendinopathies around the elbow part 2: medial elbow, distal bíceps and triceps tendinopathies. Shoulder Elbow. 2014;6(1): 47-56.
29. Coombes BK, Bisset L, Vicenzino B. Management of lateral elbow tendinopathy: one size does not fit all. J Orthop Sports Phys Ther. 2015;45(11):938-49.
30. Bisset LM, Vicenzino B. Physiotherapy management of lateral epicondylalgia. J Physiother. 2015;61(4):174-81.
31. Day JM, Lucado AM, Uhl TL. A comprehensive rehabilitation program for treating lateral elbow tendinopathy. Int J Sports Phys Ther. 2019;14(5):818-29.
32. Marcolino AM, das Neves LM, Oliveira BG, Alexandre AA, Corsatto G, Barbosa RI, et al. Multimodal approach to rehabilitation of the patients with lateral epicondylosis: a case series. Springerplus. 2016;5(1):1718.
33. George C, Kean CO, Stanton R, Heales LJ. PT and OT Helper Golf Elbow: a mobile app user guide for getting a grip on medial epicondylalgia. Br J Sports Med. 2018;52(23):e9.

LEITURAS RECOMENDADAS

Giannicola G, Sessa P, Calella P, Gumina S, Cinotti G. Chronic complex persistent elbow instability: a consecutive and prospective case series and review of recent literature. J Shoulder Elbow Surg. 2020;29(4):e103-17.

Morris H. The rider's sprain. Lancet. 1882;102(3074):133-4.

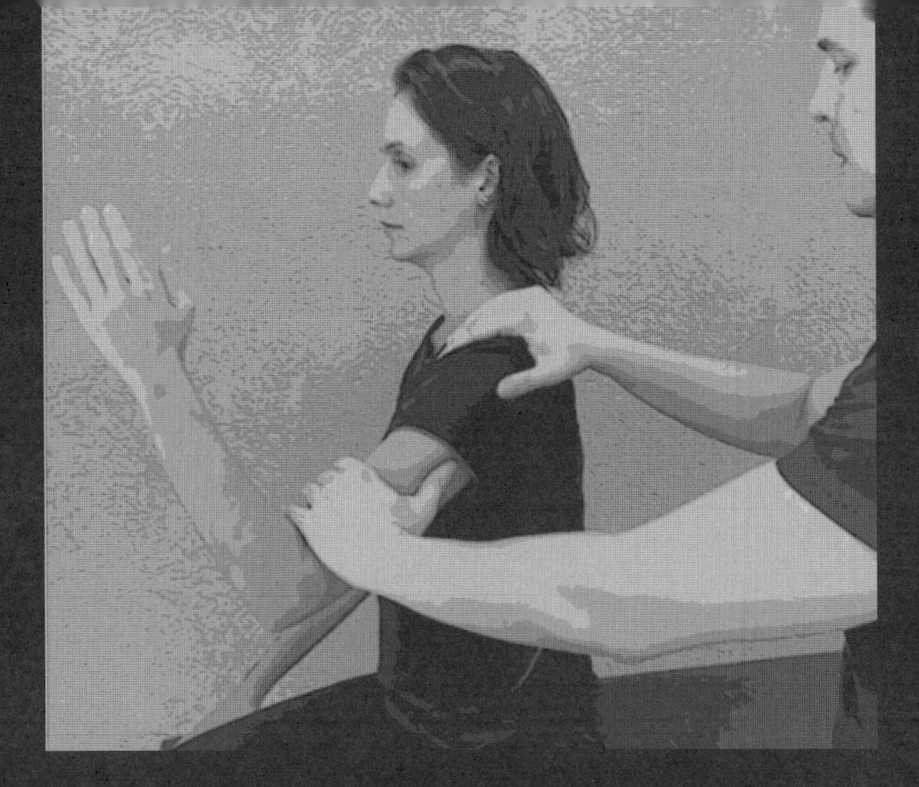

8
Tratamento Fisioterapêutico nas Lesões do Complexo do Ombro

FELIPE DE SOUZA SERENZA
JÚLIA GONZALEZ FAYÃO
GISELE HARUMI HOTTA
ANAMARIA SIRIANI DE OLIVEIRA

Síndrome de dor subacromial ——— 148
Instabilidade do ombro ——— 157
Instabilidade multidirecional ——— 165
Capsulite adesiva ——— 166
Fratura proximal do úmero ——— 172
Considerações finais ——— 175

A funcionalidade do complexo articular do ombro é importante para o desempenho adequado das funções do membro superior. Trata-se de um conjunto de três articulações verdadeiras (esternoclavicular, acromioclavicular e glenoumeral), uma articulação funcional (escapulotorácica), 26 músculos e muitos ligamentos, que, juntos, têm a função de constituir a parte proximal da cadeia articular do membro superior. Do ponto de vista biomecânico, essas estruturas precisam trabalhar de maneira coordenada durante os movimentos do braço, motivo pelo qual a reabilitação do complexo é, ao mesmo tempo, desafiadora e instigante.

Este capítulo trata dos diagnósticos clínicos mais frequentes de dor no ombro: síndrome do impacto (SIS), incluindo a reabilitação após o reparo cirúrgico do manguito rotador; capsulite adesiva; instabilidades traumáticas e atraumáticas reabilitadas de forma conservadora ou cirúrgica; e fratura do úmero proximal.

Diferentemente da maioria dos textos produzidos para fisioterapeutas, este capítulo enfatiza os processos de tomada de decisão para a reabilitação considerando o conjunto de diagnóstico médico e diagnóstico cinético-funcional. Além disso, é incluída a necessidade de tomar decisões considerando-se a influência do sistema nervoso central no processamento da resposta dolorosa e o impacto de fatores psicossociais, como autoeficácia e cinesiofobia, na apresentação clínica e no prognóstico desses pacientes.

Os benefícios do uso desse sistema de tomada de decisão, à primeira vista mais complexo, são vários. O diagnóstico cinético-funcional é compatível com a formação do fisioterapeuta, agregando mais consistência entre o conhecimento técnico e as diferentes etapas de tomada de decisão para o tratamento. O uso do diagnóstico cinético-funcional permite, ainda, melhorar a comunicação, por usar termos técnicos próprios, receber pacientes em primeiro contato e aplicar a Classificação Internacional de Funcionalidade, Incapacidade e Saúde (CIF). Um potencial ainda pouco explorado da utilização da CIF na reabilitação dos problemas no ombro é que essa estrutura de classificação permite incluir e considerar fatores psicossociais. Essa possibilidade amplia a atuação do fisioterapeuta para atender pacientes que, por exemplo, exibem comportamentos de dor e disfunção que não são compatíveis com a extensão das limitações físicas identificadas na avaliação.

A classificação diagnóstica cinético-funcional foi primeiro apresentada em um guia clínico prático, o qual introduziu três grupos de diagnósticos para os problemas mais frequentes do complexo articular do ombro, com base nas características de limitação do movimento, e não, exclusivamente, no comprometimento anatomopatológico que fundamenta o diagnóstico médico.[1]

O guia clínico prático em questão dividiu as condições do ombro em: 1) dor no ombro e déficit de potência muscular/SIS; 2) dor no ombro e déficit de mobilidade/capsulite adesiva; e 3) limitação da estabilidade e coordenação do ombro/luxação da articulação do ombro ou entorse e laxidão da articulação do ombro. A **Tabela 8.1** resume as características clínicas que incluem e excluem os pacientes de cada uma dessas categorias diagnósticas.

Após realizar o diagnóstico cinético-funcional, os clínicos devem avaliar a intensidade da dor noturna, ao repouso e em atividades, e as amplitudes de movimento (ADMs) ativa e passiva da glenoumeral em todas as direções, a fim de avaliar os principais comprometimentos da função e das estruturas corporais em pacientes com dor e disfunção no ombro. Em conjunto com o relato de percepção de incapacidade funcional do paciente, esses achados do exame físico irão compor a interpretação dos níveis de irritabilidade tecidual, conforme descrito na **Tabela 8.2**.[2] Essa determinação é importante, pois esses níveis nortearão a escolha dos elementos que irão compor os protocolos de intervenção, considerando-se a magnitude do estresse mecânico que essas intervenções provocaram nos tecidos.

TABELA 8.1
CRITÉRIOS DE INCLUSÃO E EXCLUSÃO NA CLASSIFICAÇÃO DIAGNÓSTICA DOS PRINCIPAIS PROBLEMAS CINÉTICO-FUNCIONAIS DO COMPLEXO ARTICULAR DO OMBRO. OS NEGRITOS INDICAM OS ACHADOS CLÍNICOS MAIS RELEVANTES EM SUA CATEGORIA

	Características que incluem o paciente no diagnóstico	Características que excluem o paciente do diagnóstico
Dor no ombro e déficit de potência muscular/síndrome do impacto	Sintomas desencadeados ou agravados por atividades repetidas acima de **90° de elevação** do braço ou com estiramento causado por trauma direto, como a queda sobre o ombro. Sensação de "pinçamento" no meio do arco de movimento (cerca de 90°) ou **arco doloroso na elevação ativa do braço**. Reprodução da dor nos testes resistidos dos músculos do manguito rotador, realizados no meio do arco de movimento durante a flexão e a abdução do braço, com fraqueza dos músculos do manguito rotador.	**Ausência de dor nos testes de movimentos contrarresistência.** Força normal nos músculos supraespinhoso, infraespinhoso e bíceps braquial. Perda significativa de ADM passiva.
Estabilidade do ombro e coordenação motora/luxação da articulação do ombro ou distensão da articulação do ombro	A idade é inferior a 40 anos. História de luxação do ombro. **Excesso de movimentos glenoumerais em uma ou múltiplas direções.** Apreensão nos limites finais de flexão, abdução horizontal ou rotação externa.	**Não há histórico de deslocamento.** Presença de limitações globais no movimento glenoumeral. Sem apreensão com movimentos passivos ou ativos do ombro no limite final.
Déficit de mobilidade e dor no ombro/ capsulite adesiva	A idade do paciente é entre 40 e 65 anos. O paciente relata um **início gradual e piora progressiva da dor e da rigidez**. Dor e rigidez limitam o movimento do paciente para dormir, arrumar-se e vestir-se e as atividades de alcance. **A ADM passiva glenoumeral está limitada em múltiplas direções, sendo a rotação externa a mais limitada, particularmente em adução.** A ADM de rotação externa ou interna glenoumeral diminui à medida que o úmero é abduzido de 45 para 90°. Movimentos passivos no final da amplitude da glenoumeral reproduzem a dor no ombro relatada pelo paciente. Os movimentos de deslizamento (*glide*)/acessórios da articulação estão restritos em todas as direções.	A ADM passiva é normal. Evidência radiográfica da **artrite glenoumeral**. A ADM de rotação externa ou interna glenoumeral passiva aumenta à medida que o úmero é abduzido de 45 para 90°, e a dor relatada no ombro é reproduzida com provocação palpatória miofascial subescapular. O teste da tensão neural do membro superior reproduz os sintomas relatados, e a dor no ombro pode ser aumentada ou diminuída com a alteração das posições de tensão nervosa. A dor no ombro é reproduzida com a provocação palpatória do local de aprisionamento do nervo periférico relevante.

ADM, amplitude de movimento; SIS, síndrome do impacto subacromial.
Fonte: Kelley e colaboradores.[1]

TABELA 8.2
INFORMAÇÕES DA AVALIAÇÃO QUE COMPÕEM A INTERPRETAÇÃO DOS NÍVEIS DE IRRITABILIDADE DA PERCEPÇÃO DE DOR

Nível alto	Nível moderado	Nível baixo
- Dor intensa (≥ 7/10 END). - Dor consistente noturna ou no repouso. - Incapacidade alta em questionários de autorrelato de função ou dor. - Dor antes da ADM final. - ADM ativa menor que a passiva devido à dor.	- Dor moderada (4-6/10 END). - Dor noturna intermitente ou no repouso. - Incapacidade alta em questionários de autorrelato de função ou dor. - Dor no final da ADM. - ADM ativa semelhante à passiva.	- Dor baixa (≤ 3/10 END). - Ausência de dor noturna ou no repouso. - Incapacidade alta em questionários de autorrelato de função ou dor. - Dor mínima no final da ADM com sobrepressão. - ADM ativa igual à passiva.

ADM, amplitude de movimento; END, escala numérica de dor.
Fonte: McClure e Michener.[2]

SÍNDROME DE DOR SUBACROMIAL

A síndrome de dor subacromial é o rótulo diagnóstico mais utilizado pelos profissionais da saúde para se referirem às condições dolorosas atraumáticas que ocorrem na articulação do ombro. É uma condição clínica caracterizada principalmente por dor e perda de força, agravadas por atividades repetidas acima de 90° de elevação do braço e arco doloroso na elevação ativa, o que compromete a capacidade de realizar atividades diárias e laborais. Outros termos podem ser utilizados para designar essa condição, como síndrome do impacto subacromial, tendinopatia do manguito rotador e dor no ombro relacionada com o manguito rotador. A prevalência da síndrome aumenta com a idade e acomete, principalmente, mulheres entre a 4ª e a 5ª décadas de vida, sendo considerada a condição clínica mais comum no ombro. As rupturas afetam mais de 30% da população com 60 anos ou mais.[3]

A etiologia da síndrome de dor subacromial é multifatorial e está além de uma perspectiva estática. Muitas estruturas podem estar envolvidas na sua patogênese. No entanto, ainda não há um consenso sobre os reais fatores causais, que podem incluir múltiplos aspectos funcionais, degenerativos e neuromecânicos. Na avaliação desse paciente, espera-se encontrar os aspectos-chave do diagnóstico cinético-funcional de dor e déficit de força, descritos na **Tabela 8.1**.

Em alguns pacientes, sobretudo aqueles que evoluem para dor persistente e limitações significativas da função, também é possível encontrar evidências de alterações no processamento nociceptivo, como queixa de dor de intensidade desproporcional e níveis mais altos de incapacidade, por vezes com associações cognitivas inapropriadas entre dor e movimento. Esses pacientes demonstram comportamentos e crenças incompatíveis, baixa autoeficácia para o controle da dor, medo de dor e ansiedade relacionados ao movimento, catastrofização da dor e hipervigilância.

Além da intensidade de dor noturna ao repouso e em atividades, as ADMs ativa e passiva da glenoumeral em todas as direções e a avaliação sistematizada por questionários, como o Shoulder Pain and Disability Index (SPADI), irão compor a interpretação dos níveis de irritabilidade tecidual que nortearão o clínico na intensidade de execução dos exercícios propostos na reabilitação.

Recomenda-se, também, avaliar a autoeficácia relacionada com a dor e a expectativa em relação ao tratamento,[4] que, em conjunto com dados da anamnese e do exame físico, nortearão o clínico quanto ao prognóstico dos pacientes. Pacientes com baixa autoeficácia e pouca expectativa de recuperação com fisioterapia tiveram pior prognóstico associado aos seus tratamentos. Na literatura, existem duas ferramentas padronizadas para essas medidas: a Escala de Autoeficácia na Dor Crônica (CPSS) e o Questionário de Autoeficácia da Dor (PSEQ).

A alteração do processamento nociceptivo e os aspectos cognitivo-disfuncionais podem ser avaliados por: mapas de distribuição de dor; escala numérica de dor; escore do Inventário de Sensibilização Central (CSI) (distribuição e proporcionalidade da dor); Escala de Pensamentos Catastróficos sobre a Dor (B-PCS) (catastrofização da dor e outros sintomas); Escala Tampa de Cinesiofobia (TSK) e Questionário de Crenças de Medo-Evitação (FABQ) (medo da dor relacionado com o movimento); Escala Hospitalar de Ansiedade e Depressão (alterações de humor); e Escala de Afeto Negativo e Positivo (PANAS) (afetividade).

No exame físico específico, a principal alteração encontrada é a fraqueza dos músculos manguito rotador e bíceps braquial. Os músculos responsáveis pela estabilização das escápulas também podem estar fracos. A força muscular pode ser avaliada de forma indireta, por teste de função manual, e direta, por dinamometria isométrica e isocinética, a depender do instrumental disponível para o clínico.

Os testes de função muscular testam a capacidade de contração voluntária de grupos musculares. Na gradação de força, leva-se em consideração a realização do movimento na sua extensão completa contra a gravidade suportando resistências manuais externas. Sugere-se utilizar a gradação de força muscular do Medical Research Council (MRC) de 0 a 5, sendo 0 a ausência de contração muscular, 1 o sinal de contração, 2 a contração sem gravidade, 3 a contração com gravidade, 4 a contração com leve resistência e gravidade e 5 a contração com resistência e gravidade. A **Tabela 8.3** apresenta as posições de prova recomendadas para a realização do teste para os principais grupos musculares dessa síndrome.

O nível de irritabilidade tecidual deve ser considerado na tomada de decisão clínica, e os exercícios terapêuticos devem ser priorizados no tratamento como a principal forma de melhorar a função e diminuir a dor nos pacientes com a síndrome da dor subacromial. O regime de exercícios[6] (tipo, dose e cargas) mais apropriado ainda não está claro, pois faltam estudos que mostrem o exato protocolo utilizado. No entanto, os exercícios comumente prescritos, que incluem fortalecimento da musculatura ao redor do ombro e da escápula, mobilidade articular e qualidade de movimento, são capazes de controlar a dor e melhorar a função nos pacientes.

Recomenda-se que a realização dos exercícios seja supervisionada por um profissional e que seja incentivada a realização de exercícios domiciliares para melhorar os resultados. Os pacientes com alto risco de cronificação precisam de estratégias de intervenção que sejam efetivas para recuperar as deficiências identificadas e que não reforcem pensamentos e comportamentos negativos sobre a sua condição. Os pacientes precisam ser incluídos de forma ativa no tratamento e devem se beneficiar e ser educados sobre como a dor é sentida, modulada e percebida.

A terapia manual é eficaz quando combinada com os exercícios, principalmente nas fases iniciais, mas também não foi estabelecida a melhor técnica (mobilizações articulares, técnicas específicas para tecidos moles, manipulações, mobilizações neurodinâmicas, mobilizações com movimento da cintura escapular e coluna).

Não está claro se há razões para acrescentar aos exercícios, ou não, o uso de fotobiomodulação (*laser* de baixa intensidade), ultrassom, ondas de choque extracorpórea e energia eletromagnética pulsada, devido à falta de evidências que suportem essas recomendações. A **Tabela 8.4** apresenta uma sugestão de tratamento para pacientes com a síndrome de dor subacromial por nível de irritabilidade tecidual.[2]

TABELA 8.3
TESTES DE FUNÇÃO PARA OS PRINCIPAIS GRUPOS MUSCULARES DO COMPLEXO DO OMBRO

Grupo muscular	Ilustração	Descrição do teste
Flexores do ombro		O paciente pode ficar sentado, com o cotovelo flexionado ou em extensão (importante padronizar), com flexão do ombro um pouco abaixo de 90°, sem rotação. O examinador coloca uma das mãos na parte distal do úmero, resistindo o movimento de flexão do ombro.
Extensores do ombro		O paciente pode ficar sentado, com o cotovelo flexionado ou em extensão, com um pouco de extensão do ombro, sem rotação. O examinador coloca uma das mãos na parte distal do úmero, resistindo o movimento de extensão do ombro.
Abdutores do ombro		O paciente pode ficar sentado, com o cotovelo flexionado ou em extensão, com abdução do ombro um pouco abaixo de 90°. O examinador coloca uma das mãos na parte distal do úmero, resistindo o movimento de abdução do ombro.

»

TABELA 8.3
TESTES DE FUNÇÃO PARA OS PRINCIPAIS GRUPOS MUSCULARES DO COMPLEXO DO OMBRO

Grupo muscular	Ilustração	Descrição do teste
Rotadores externos do ombro	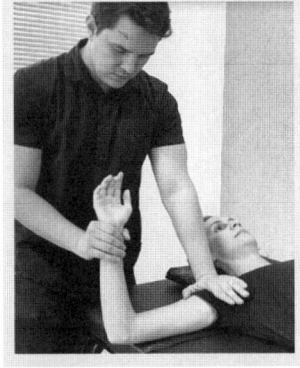	O paciente pode ficar em decúbito dorsal, com o cotovelo flexionado e o antebraço neutro; pode partir de 0 ou 90° de abdução, com rotação externa do ombro. O examinador coloca uma mão na parte proximal do braço, para estabilizá-lo, e a outra mão na parte distal posterior do antebraço, resistindo ao movimento de rotação externa do ombro.
Rotadores internos do ombro	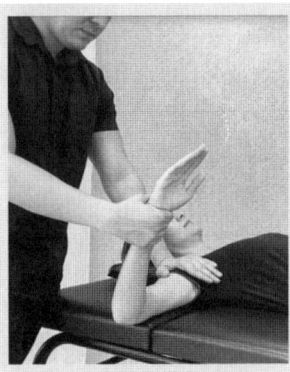	O paciente pode ficar em decúbito dorsal, com o cotovelo flexionado e o antebraço neutro, partindo de 0 a 90° de abdução, com rotação interna do ombro. O examinador coloca uma mão na parte proximal do braço, para estabilizá-lo, e a outra mão na parte distal anterior do antebraço, resistindo ao movimento de rotação interna do ombro.
Peitoral maior	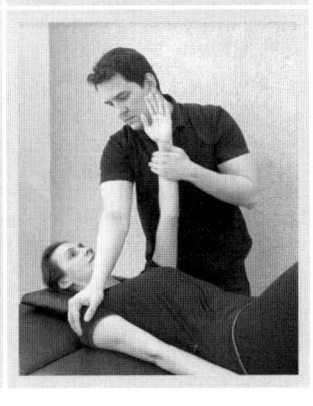	Fibras superiores: o paciente pode ficar em decúbito dorsal, com o cotovelo em extensão e o ombro a 90° de flexão e leve rotação interna. O examinador coloca uma das mãos sobre o ombro oposto, para estabilizá-lo, e a outra mão na parte medial do antebraço, resistindo ao movimento de adução horizontal no sentido da extremidade esternal da clavícula.

»

TABELA 8.3
TESTES DE FUNÇÃO PARA OS PRINCIPAIS GRUPOS MUSCULARES DO COMPLEXO DO OMBRO

Grupo muscular	Ilustração	Descrição do teste
Peitoral maior	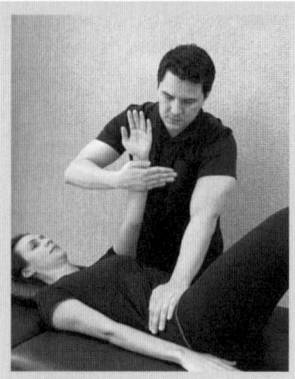	Fibras inferiores: o paciente pode ficar em decúbito dorsal, com o cotovelo em extensão e o ombro a 90° de flexão e leve rotação medial. O examinador coloca uma das mãos sobre a crista ilíaca oposta, para estabilizá-la, e a outra mão na parte medial do antebraço, resistindo ao movimento de adução horizontal no sentido da crista ilíaca oposta.
Serrátil anterior	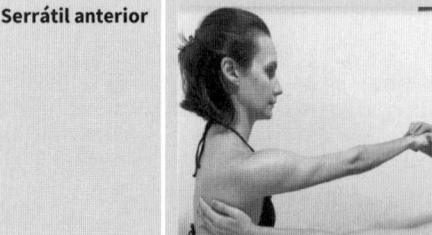 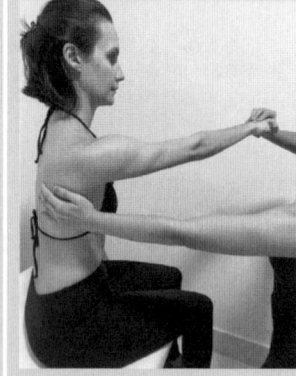	O paciente pode ficar em decúbito dorsal, com o cotovelo em extensão, o ombro a 90° de flexão no plano escapular e os dedos da mão fechados. O examinador resiste à protração da escápula com a mão em cima dos dedos do paciente.
Trapézio	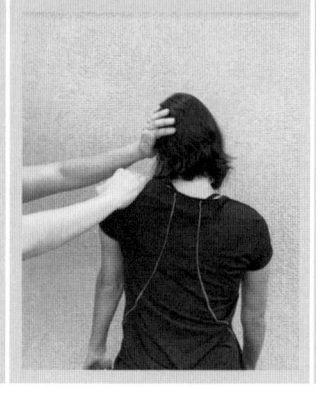	Superior: o paciente pode ficar sentado, com elevação da extremidade acromial da clavícula e da escápula e extensão e rotação da cabeça e do pescoço no sentido do ombro elevado, com a face rodada para a direção oposta. O examinador coloca uma das mãos em cima do ombro e a outra na base da cabeça, resistindo simultaneamente à elevação da escápula, à flexão lateral e à extensão da cervical.

»

TABELA 8.3
TESTES DE FUNÇÃO PARA OS PRINCIPAIS GRUPOS MUSCULARES DO COMPLEXO DO OMBRO

Grupo muscular	Ilustração	Descrição do teste
Trapézio	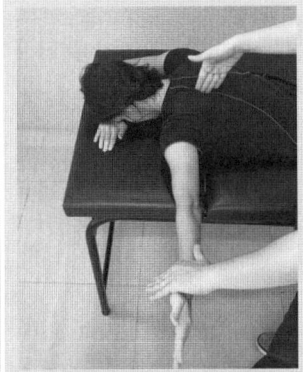	Médio: o paciente pode ficar em decúbito ventral, com abdução do ombro em 90° e rotação externa. O examinador coloca uma das mãos na superfície escapular oposta, para estabilizá-la, e a outra mão na parte distal do antebraço, resistindo à abdução horizontal do braço.
	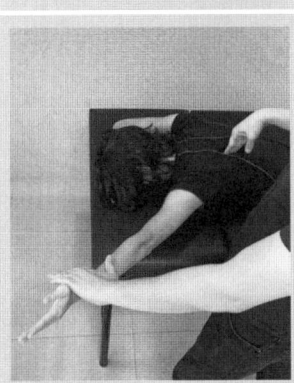	Inferior: o paciente pode ficar em decúbito ventral, com abdução do ombro em 120° e rotação externa. O examinador coloca uma das mãos na superfície escapular oposta, para estabilizá-la, e a outra mão na parte distal do antebraço, resistindo à abdução horizontal do braço.
Flexores do cotovelo	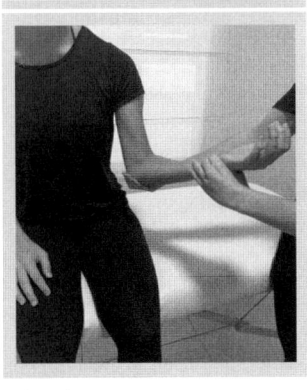	O paciente pode ficar em decúbito dorsal ou sentado, com o cotovelo flexionado em um ângulo reto ou um pouco menos, com o antebraço em supinação. O examinador coloca uma das mãos debaixo do cotovelo do paciente, como apoio, e a outra mão na parte distal do antebraço, resistindo ao movimento de flexão do cotovelo.

Fonte: Kendall e colaboradores.[5]

TABELA 8.4

SUGESTÃO DE TRATAMENTOS COM PROGRESSÃO DETERMINADA PELO NÍVEL DE IRRITABILIDADE DOS TECIDOS DE ACORDO COM A INTENSIDADE DE DOR RELATADA. ESSAS SUGESTÕES SÃO CONSIDERADAS APROPRIADAS PARA PACIENTES COM SÍNDROME DE DOR SUBACROMIAL QUE APRESENTEM DOR COM PREDOMÍNIO NOCICEPTIVO E BAIXO RISCO DE CRONIFICAÇÃO

Nível alto	Nível moderado	Nível baixo

▪ Modificação das atividades diárias:
  – Proteção articular.
  – Conservação de energia.
▪ Terapia manual para aliviar a dor e a inflamação:
  – Liberação miofascial.
  – Mobilizações articulares.
  – MWM.
▪ Baixos níveis de estresse físico por meio do exercício:
  – Exercícios passivos e ativo-assistidos com ADM ativa sem dor.
  – Exercícios isométricos de rotação externa.
  – *Scapular punch* sem carga.
  – PNF escapular.
  – *Scapular clock*.
  – *Scapular orientation*.
▪ Educação do paciente:
  – Educação sobre dor.
  – Orientação sobre o uso das regiões não afetadas.
▪ Crioterapia.
▪ Considere usar *feedback* visual, tátil e reforço verbal.
	▪ Estresse controlado na forma de terapia manual progressiva:
	  – MWM.
	▪ Exercícios leves de alongamento e controle motor:
	  – Exercícios ativo-assistidos.
	  – Exercícios resistidos com carga a partir de 60% de 1 RM.
	  – *Scapular punch* com carga.
	  – Rotação externa glenoumeral em decúbito lateral com carga (**Fig. 8.1**).
	  – *Knee-push* (**Fig. 8.2**).
	  – *Full can* sem ou com carga.
	  – Diagonal 1 (**Fig. 8.3**) e 2 sem carga.
	▪ Treinamento de movimentos básicos com ênfase na qualidade:
	  – PNF escapular.
	  – *Towel slide*.
	  – *Inferior glide* modificado.
	▪ Atividade funcional básica:
	  – Progressivo engajamento em AVDs.
	  – Cartilha de exercícios domiciliares.
	▪ Crioterapia.
		▪ Estresse progressivo na forma de alongamento, terapia manual.
		▪ Exercícios resistidos com carga acima de 75% de 1 RM:
		  – *Scapular punch* com carga.
		  – Rotação externa glenoumeral em decúbito lateral com carga.
		  – *Push up plus* (**Fig. 8.4**).
		  – *Full can* com carga.
		  – Diagonal 1 (**Fig. 8.5**) e 2 com carga (**Fig. 8.6**).
		▪ Exercícios adicionando desafios e estabilidade para o tronco e vibração do membro superior.
		▪ Maior demanda de atividade física:
		  – Sem restrições.
		  – Engajamento progressivo em atividades de alta demanda.
		  – Cartilha de exercícios domiciliares.

ADM, amplitude de movimento; AVDs, atividades de vida diária; MWM, mobilizações com movimento (*mobilization with movements*); PNF, facilitação neuromuscular proprioceptiva; RM, repetição máxima.
Fonte: McClure e Michener.[2]

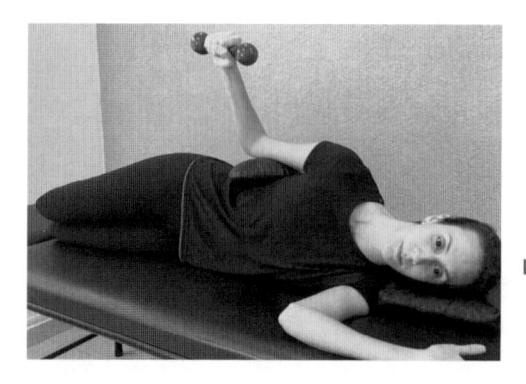

▪ **Figura 8.1**
Rotação externa em decúbito lateral com carga.
Fonte: Arquivo dos autores.

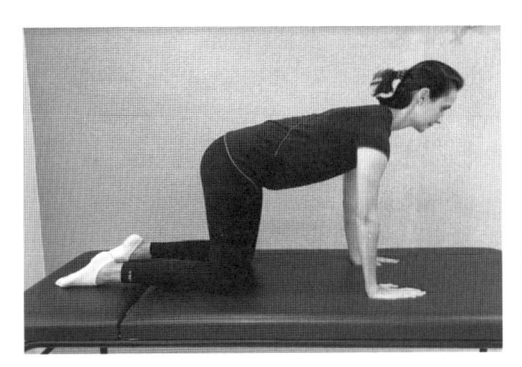

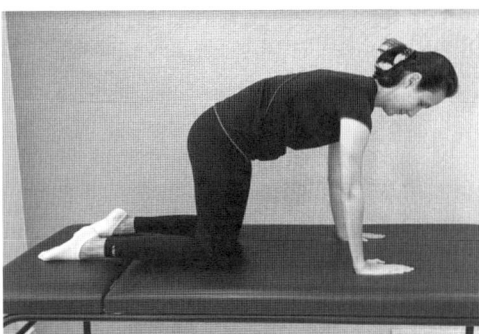

Figura 8.2
Knee-push.
Fonte: Arquivo dos autores.

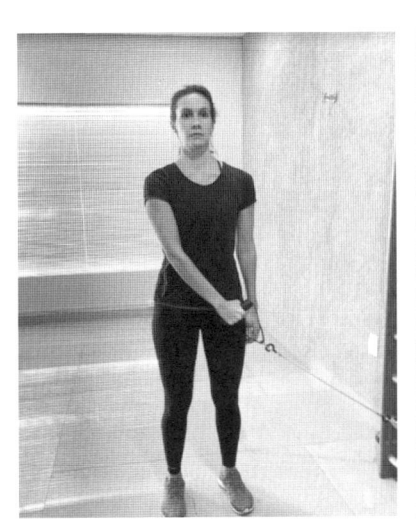

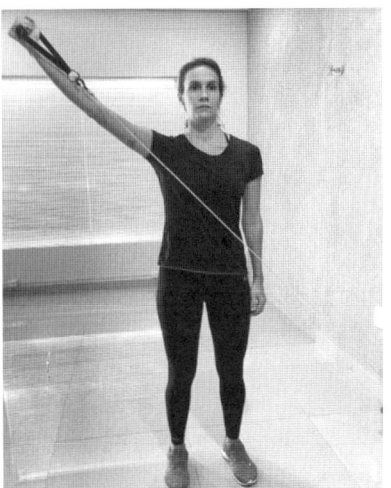

Figura 8.3
Diagonal 1.
Fonte: Arquivo dos autores.

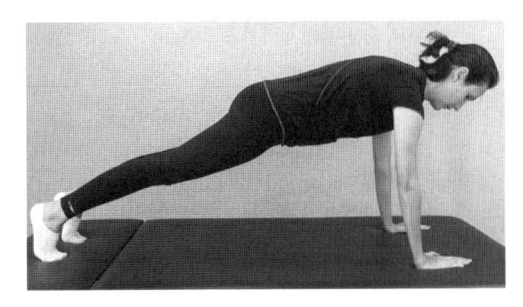

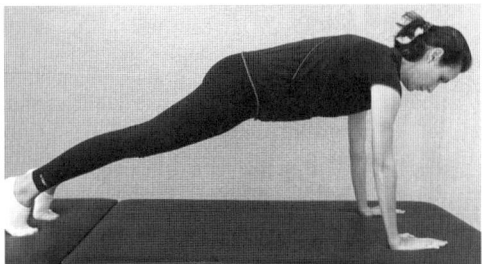

Figura 8.4
Push up plus.
Fonte: Arquivo dos autores.

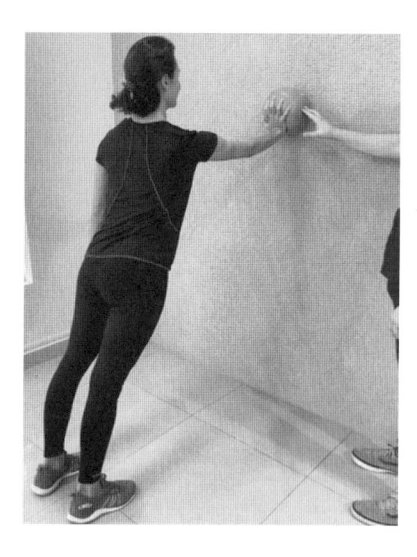

■ **Figura 8.5**
Exercícios proprioceptivos.
Fonte: Arquivo dos autores.

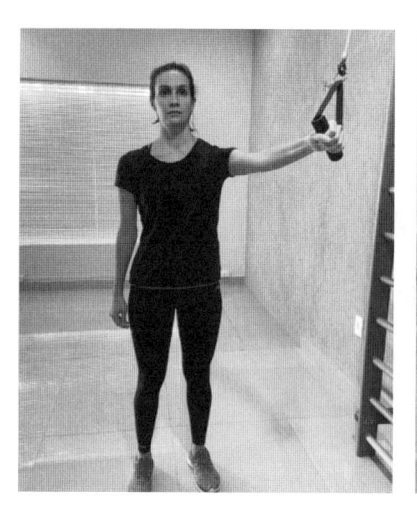

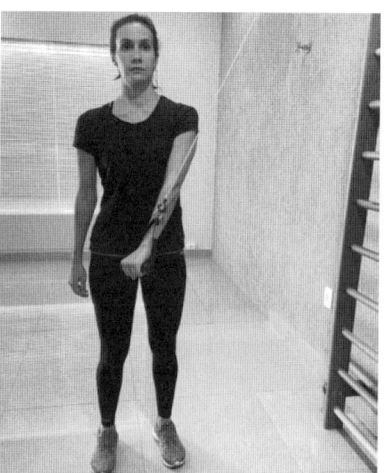

■ **Figura 8.6**
Diagonal 2.
Fonte: Arquivo dos autores.

O tratamento conservador de pacientes diagnosticados com a síndrome da dor subacromial tem uma duração média de 3 meses, porém a resposta a ele é variável. Em alguns casos, o paciente relata uma recuperação completa dos sintomas, em outros, o curso da doença parece ser desfavorável, com o paciente continuando a apresentar algum tipo de restrição de movimento ou dor e sem conseguir retornar ao trabalho que realizava antes dos sintomas.

Alguns pacientes evoluem para o tratamento cirúrgico. A decisão para a indicação de cirurgia é feita com base em: duração e severidade da dor, grau de incapacidade e disfunção, extensão do dano tecidual, condição muscular (qualidade tecidual, retração do tendão, porcentagem de infiltrados gordurosos), falha do tratamento conservador, idade avançada, hábito tabagista e comorbidades, como hipercolesterolemia e diabetes. A cirurgia parece oferecer resultados superiores ao tratamento conservador em relação à dor e à função quando a ruptura é total, pois houve casos de falha no tratamento conservador, em que o paciente teve boa adesão à reabilitação pós-operatória. Os tratamentos cirúrgicos mais comuns são a descompressão subacromial e o reparo do tendão do manguito rotador com artroscopia.

Nesse processo de reabilitação pós-operatória, o fisioterapeuta deve manter uma boa comunicação com o paciente e, sempre que possível, com a equipe médica que o operou, compartilhando responsabilidades pelas decisões de tratamento. É importante que os protocolos sejam individualizados, respeitando-se idade, expectativas, estado de saúde, características da ruptura do manguito rotador (tamanho, cronicidade e qualidade do tecido) e lesões associadas (fratura do úmero proximal ou tuberosidade maior, instabilidade, tenodese bicipital).

Após o reparo cirúrgico do manguito rotador, a fisioterapia pode ter início no pós-operatório imediato, porém, geralmente, inicia-se após o tempo de imobilização de 4 a 6 semanas.[7,8] O ideal é que a reabilitação seja supervisionada e complementada com exercícios domiciliares e que sempre seja respeitado o processo de cicatrização, uma vez que há risco de rerruptura nos primeiros 3 a 6 meses após o reparo.

Os objetivos da reabilitação pós-operatória são: restabelecer as ADMs passiva e ativa, fortalecer os músculos que estão em volta das articulações glenoumeral e escapulotorácica, treinar para que eles trabalhem sinergicamente, restaurar a função do membro e reduzir a dor. Após a retirada da imobilização, prioriza-se o ganho de ADM gradual (**Tab. 8.5**) e a redução da dor.[7] Após 12 semanas, se o paciente estiver com a amplitude de movimento passiva completa, com ausência de dor e boa condição muscular, inicia-se o tratamento de fortalecimento muscular específico. Alguns sinais e sintomas devem ser constantemente avaliados para decidir se o paciente avançará para a próxima fase, como: intensidade de dor, ADM, adesão ao tratamento e recomendações. A **Tabela 8.6** apresenta uma sugestão de tratamento para pacientes após o reparo do manguito rotador.[7]

INSTABILIDADE DO OMBRO

A estabilidade do ombro está relacionada com vários elementos, que variam de acordo com a sua posição, formando um complexo balanço biomecânico. A estabilidade é dividida em estática e dinâmica. Os estabilizadores estáticos são ativados nas posições extremas do movimento e incluem a cavidade glenoide, o arco coracoacromial, a pressão intra-articular negativa e o complexo ligamentar capsulolabral. O *labrum* da glenoide é uma estrutura de fibro-

TABELA 8.5
METAS DE AMPLITUDE DE MOVIMENTO APÓS O REPARO DO MANGUITO

Pós-operatório	Flexão passiva	REP20	REP90	Flexão ativa
2ª Semana	0-30°	0°	Não	Não
6ª Semana	90-120°	20-30°	Não	Não
9ª Semana	130-155°	30-45°	75-60°	80-120°
12ª Semana	140°-ACM	30°-ACM	75°-ACM	120°-ACM

ACM, amplitude completa de movimento; REP20, rotação externa passiva com 20° de abdução; REP90, rotação externa passiva com 90° de abdução.
Fonte: Thigpen e colaboradores.[7]

TABELA 8.6
SUGESTÃO DE TRATAMENTO POR FASES APÓS O REPARO DO MANGUITO ROTADOR

Fase	Objetivos	Condutas	Critérios de evolução

1
0-4 ou 6 semanas
	• Proteger o reparo cirúrgico.
	• Minimizar a dor e a resposta inflamatória.
	• Minimizar a perda de ADM das articulações adjacentes.
		• Educação do paciente sobre:
		  – Doença e procedimento cirúrgico.
		  – Precauções e posicionamentos.
		  – Prognóstico da reabilitação a curto e longo prazos.
		  – Importância da adesão aos exercícios supervisionados e em domicílio.
		• Manter a imobilização na tipoia anatômica (30° de abdução e 0° de rotação externa).
		• Exercícios ativos das articulações livres: escápulas, cotovelo, punho, mão, dedos e membro superior contralateral.
		• Crioterapia, eletroterapia, liberação miofascial.
			• Cicatrização do reparo.
			• Retirada da tipoia.

2
4 ou 6-12 semanas
	• Ganhar ADM com exercícios em baixa velocidade, em posições que minimizem a gravidade, com braços de alavanca curtos.
	• Iniciar a ativação muscular na musculatura de todo o complexo do ombro.
	• Retornar gradualmente às AVDs leves.
		• Exercícios de flexão, abdução e rotação externa:
		  – Passivos (4ª a 6ª semana).
		  – Ativo-assistidos (6ª a 8ª semana).
		  – *Table slide*.
		  – Polia.
		  – Bastão (cuidado com o braço de alavanca).
		  – Ativos (8ª semana).
		• Exercícios de adução horizontal e rotação interna passivos (6ª a 8ª semana), ativo-assistidos (8ª a 10ª semana) e ativos (10ª semana).
		• Exercícios isométricos periescapulares a partir da 8ª semana.
		• Exercícios isométricos do manguito rotador a partir da 10ª semana; atletas podem iniciar exercícios isotônicos.
		• Treino do ritmo escapuloumeral.
		• Mobilização da cápsula articular.
			• ADM passiva completa.
			• Ausência de dor ou intensidade pequena.
			• Boa condição muscular.

3
12-20 semanas
	• Promover o fortalecimento muscular, progredindo de exercícios abaixo do ombro para exercícios acima do ombro.
	• Retornar às AVDs que não demandam carregamento de peso.
		• Exercícios ativos em posições contra a gravidade, com braços de alavanca maiores:
		  – *Wall slide*.
		  – *Wall walk*.
		• Exercícios isotônicos para os músculos periescapulares, rotadores externos, rotadores internos, bíceps braquial e tríceps braquial.
		• Exercícios isotônicos para os músculos trapézio superior e médio e deltoide a partir da 14ª semana.
			• ADM ativa funcional.
			• Força e resistência muscular para realizar atividades com mínima ou nenhuma dor ou dificuldade.
			• Alta para pacientes com nível baixo de exigência da articulação

»

TABELA 8.6
SUGESTÃO DE TRATAMENTO POR FASES APÓS O REPARO DO MANGUITO ROTADOR

Fase	Objetivos	Condutas	Critérios de evolução
3 12-20 semanas		• Exercícios isotônicos para os músculos peitoral e serrátil anterior a partir da 16ª semana.	do ombro para atividades físicas e laborais.
4 20 semanas até a alta	• Retornar gradualmente ao trabalho e às atividades esportivas.	• Progressão dos exercícios trabalhados na fase anterior. • Exercícios que simulem o gesto executado pelo paciente na sua atividade esportiva (**Fig. 8.7**) ou laboral. • Exercícios avançados quanto à carga e aos posicionamentos. • Exercícios proprioceptivos (**Fig. 8.8**).	

ADM, amplitude de movimento; AVDs, atividades de vida diária.
Fonte: Thigpen e colaboradores.[7]

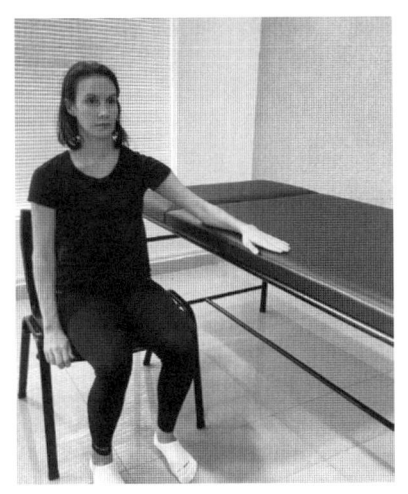

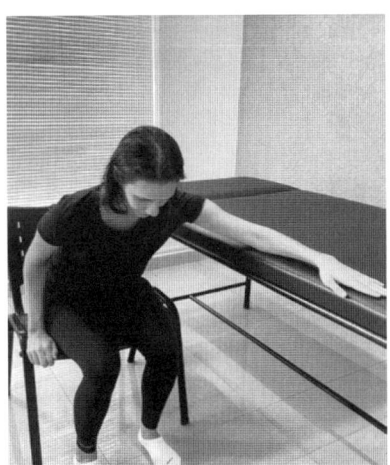

■ **Figura 8.7**
Table slide.
Fonte: Arquivo dos autores.

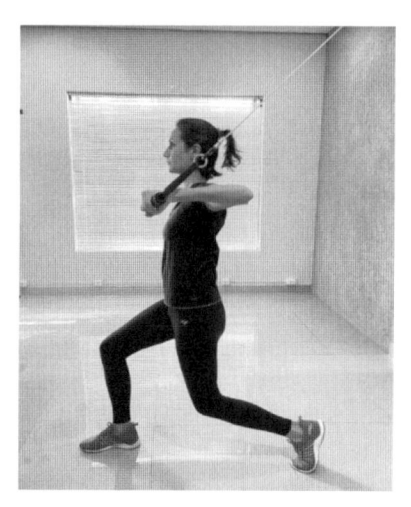

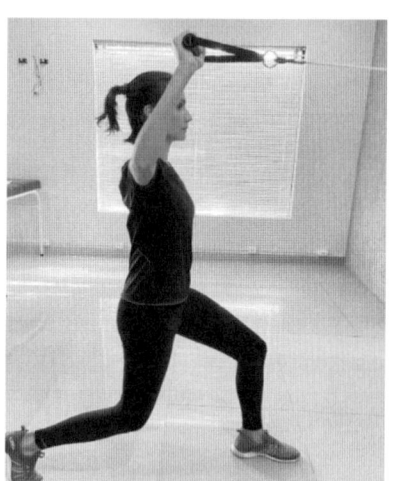

Figura 8.8
Gesto esportivo.
Fonte: Arquivo dos autores.

cartilagem que reveste a borda da glenoide e aumenta a superfície de contato e a profundidade da cavidade glenoidal, possibilitando, assim, uma maior congruência das duas superfícies articulares. Os estabilizadores dinâmicos são representados pelos músculos do manguito rotador e os periescapulares.[9]

A instabilidade glenoumeral é geralmente dividida em relação ao grau (luxação, subluxação), à frequência (aguda ou recorrente), à direção (anterior, posterior, inferior ou multidirecional) e à etiologia (traumática, atraumática, microtrauma ou adquirida e congênita).[10] As luxações podem ocorrer anterior ou posteriormente, sendo mais comum a ocorrência anterior, presente em 90 a 96% das luxações. A articulação glenoumeral é a mais comumente acometida por luxação e, muitas vezes, é acompanhada por uma lesão labral, o que predispõe ao desenvolvimento de instabilidade crônica.[8]

■ INSTABILIDADE ANTERIOR

Há uma grande variedade de estruturas anatômicas que podem estar lesionadas nas instabilidades. O mecanismo de lesão mais comum é a hiperabdução associada à rotação externa. O estiramento intersticial, as lesões da cápsula e, mais frequentemente, o descolamento capsulolabral anteroinferior (conhecido como lesão de Bankart) podem ocorrer, sobretudo em jovens. As lesões do *labrum* inferior têm um papel fundamental na estabilidade do ombro, sendo a lesão de Bankart prevalente em 87 a 100% dos casos. Além da lesão de Bankart, podem ocorrer fratura da borda da glenoide (Bankart ósseo), avulsão dos ligamentos glenoumerais, lesão labral (SLAP), rupturas do tendão do manguito rotador e fraturas por impactação do aspecto posterolateral da cabeça do úmero (lesões de Hill-Sachs).

O tratamento agudo do ombro luxado é a redução fechada, que deve ser realizada assim que possível. Alguns pacientes desenvolvem luxações recorrentes em atividades diárias. Existe uma variação considerável na gestão de pacientes após a luxação traumática primária. Em alguns casos, pode ser necessária uma estabilização cirúrgica.[10]

■ TRATAMENTO CONSERVADOR

Tradicionalmente, o tratamento não cirúrgico para luxação traumática consiste em redução fechada e imobilização em tipoia por 3 a 6 semanas, seguidas de fisioterapia.

Os clínicos devem avaliar, inicialmente, a intensidade e a localização da dor, as ADMs ativa e passiva do ombro e a força muscular. Muitas vezes, os pacientes apresentam déficits nos sistemas neuromuscular e proprioceptivo global, além de fraqueza dos músculos do manguito rotador e periescapulares. Uma ferramenta de avaliação importante para direcionar o nível de disfunção que o paciente apresenta é o questionário WOSI (Western Ontario Shoulder Instability Index), específico para a instabilidade de ombro (**Tab. 8.2**).[11]

O exercício neuromuscular tem se mostrado uma boa alternativa em casos de instabilidade anterior, de modo que deve ser a primeira escolha em pacientes que não são candidatos à cirurgia. Segundo Eshoj e colaboradores,[12] o exercício neuromuscular é superior quando comparado ao exercício de tratamento padrão (apenas fortalecimento). Os exercícios neuromusculares incluem força, coordenação, equilíbrio e propriocepção e são integrados em várias posições corporais, melhorando a estabilidade compensatória do ombro. Além disso, podem ser incluídos exercícios em superfícies instáveis e com velocidades variáveis.[12]

O nível de irritabilidade tecidual deve ser respeitado durante os exercícios. No primeiro momento, espera-se um alto nível de irritabilidade, além da sensação de instabilidade. Nessa fase, os exercícios devem ser realizados em posições confortáveis, a fim de evitar novos episódios de luxação. As cargas são baixas, e devem ser evitados exercícios com altas velocidades. Com a diminuição da dor e da sensação de instabilidade, os exercícios devem evoluir em carga, trabalhando gradualmente em direção a uma posição de rotação externa na posição "90-90". O programa de exercícios deve enfatizar atividades multiplanares que incorporem a cadeia cinética e replicar gradualmente atividades exigidas no trabalho e/ou no esporte (**Tab. 8.7**).[2,10]

■ TRATAMENTO CIRÚRGICO

Existe uma variedade de técnicas cirúrgicas para a correção da instabilidade do ombro. A cronicidade, a magnitude (luxações ou subluxações) e a direção (anterior, posterior ou multidirecional) são os principais fatores considerados durante o planejamento pré-operatório. Além disso, as características do paciente, como a necessidade de mobilidade, no caso de um atleta, devem ser consideradas.

Pacientes com instabilidade anterior apresentam lesões no complexo capsulolabral; nesses casos, o reparo capsulolabral anterior artroscópico é o procedimento mais utilizado. O reparo busca restaurar a estabilidade do ombro suturando o lábio anteroinferior de volta à glenoide, condição conhecida como lesão de Bankart.[13]

Os exames de imagem desempenham um papel importante na avaliação pré-operatória na instabilidade anterior, uma vez que estimam a perda óssea glenoumeral, além de possibilitarem a avaliação dos tecidos moles, de forma a identificar pacientes em risco para recorrência. O grau de perda óssea afeta o sucesso do reparo artroscópico de Bankart e tem sido identificado como fator de risco para a falha de cirurgia artroscópica. Em casos de grande perda óssea, técnicas cirúrgicas com bloqueio ósseo, como as cirurgias de Latarjet e Bristow, podem obter melhores resultados que o reparo de Bankart isolado.[14]

■ REABILITAÇÃO PÓS-CIRÚRGICA

O resultado bem-sucedido após a cirurgia é definido como um ombro estável e sem dor, com mobilidade, força e controle muscular suficientes para o nível de atividade desejado. O estabelecimento de metas apropriadas deve ocorrer no início da reabilitação, como resultado de um esforço entre paciente, médico e fisioterapeuta.

TABELA 8.7
QUADRO DE CONDUTAS DE ACORDO COM O NÍVEL DE IRRITABILIDADE PARA A INSTABILIDADE DO OMBRO

Nível alto	Nível moderado	Nível baixo

• Imobilização de 3-6 semanas com tipoia (primeira luxação).
• Educação sobre dor.
• Modificação das AVDs:
  – Proteção articular no final do movimento.
• Uso de manobra de reposicionamento da cabeça umeral.
• Exercícios de controle motor glenoumerais.
• Considere usar *feedback* visual, tátil e reforço verbal.
• Baixos níveis de estresse físico por meio do exercício:
  – Exercícios ativo-assistidos com ADM sem dor.
  – Exercícios isométricos leves de manguito rotador e periescapulares com o braço junto ao corpo.
	• Manobra de reposicionamento da cabeça umeral.
	• Alongamento em adução horizontal e em rotação medial.
	• Exercícios de fortalecimento isotônicos com resistência leve a moderada, com, no máximo, 45° de elevação do ombro.
	• Exercícios de controle motor glenoumerais.
	• Treinamento de movimentos básicos com ênfase na qualidade ou na precisão, em vez de na resistência, de acordo com os princípios do aprendizado motor.
	• Atividade funcional básica:
	  – Engajamento progressivo em AVDs.
	  – Cartilha de exercícios domiciliares.
		• Alongamento combinado para adução horizontal e rotação medial.
		• Treinamento com vibração, instabilidade e habilidade proprioceptiva.
		• Exercícios de fortalecimento com resistência moderada a alta em toda a ADM.
		• Exercícios adicionando desafios e estabilidade para o tronco.
		• Treinamento com pliometria.
		• Maior demanda de atividades físicas:
		  – Sem restrições.
		  – Engajamento progressivo em atividades de alta demanda.
		  – Cartilha de exercícios domiciliares.

ADM, amplitude de movimento; AVDs, atividades de vida diária.
Fonte: McClure e Michener;[2] Sofu e colaboradores.[10]

A reabilitação após a cirurgia deve equilibrar a restauração do movimento e da função, com o resultado desejado sendo um complexo capsulolabral apropriadamente tenso. O ganho de ADM deve respeitar um período mínimo de cicatrização (**Tab. 8.8**) e ser gradual e suave. A terapia manual na articulação glenoumeral pode ser instituída a partir da 6ª semana se as metas de ADM não forem alcançadas.[13]

A Sociedade Americana de Fisioterapia de Ombro e Cotovelo publicou uma diretriz prática para a reabilitação após cirurgias artroscópicas, dividindo o processo de reabilitação em três fases (**Tab. 8.9**).[13]

A fase 1 dura 6 semanas e tem como foco proteger o reparo cirúrgico e atingir, mas não exceder, as metas de ADM, dando atenção especial à rotação externa. Devido à natureza minimamente invasiva do procedimento cirúrgico, alguns pacientes sentem pouca dor e podem ser capazes de usar o braço mais do que o recomendável durante essa fase. Portanto, a educação do paciente é fundamental, de modo a proteger os tecidos em cicatrização de estresse excessivo. A progressão deve ser gradual e por meio das metas de ADM em etapas, limitando a atividade repetitiva do braço e evitando forças que possam sobrecarregar a integridade estrutural do reparo capsulolabral. Como os músculos do manguito rotador não são lesionados durante a estabilização artroscópica, os exercícios de ADMs assistida e passiva são apropriados nos estágios iniciais da reabilitação pós-operatória.

A fase 2 tem duração média de 6 semanas e começa após as metas estabelecidas na fase 1 serem alcançadas. O foco é a educação do paciente em relação às limitações da atividade pós-operatória e ao início das atividades de controle neuromuscular do ombro dentro da ADM permitida.

TABELA 8.8
METAS DE AMPLITUDE DE MOVIMENTO PÓS-OPERATÓRIO DE REPARO DE BANKART

Pós-operatório	Flexão passiva	REP20	REP90	Flexão ativa
3ª Semana	90°	10-30°	Não	Não
6ª Semana	135°	35-50°	45°	115°
9ª Semana	135°	50-65°	75°	145°
12ª Semana	ACM	ACM	ACM	ACM

ACM, amplitude completa de movimento; REP20, rotação externa passiva com 20° de abdução; REP90, rotação externa passiva com 90° de abdução.
Fonte: Gaunt e colaboradores.[13]

TABELA 8.9
SUGESTÃO DE TRATAMENTO POR FASES APÓS O REPARO DE BANKART

Fase	Objetivos	Condutas	Critérios de evolução
1 0-6 semanas	• Proteger a área afetada. • Estabelecer metas de ADM. • Promover educação sobre dor. • Minimizar a dor e a resposta inflamatória. • Controlar a escápula.	• Educação sobre limitações para usar o braço apesar da falta de dor. • Ganho de ADM suave. • ADM de articulações não envolvidas. • Início da restauração da força por meio de exercícios isométricos. • Exercícios pendulares. • ADM passiva/ativo-assistida. • Exercícios ativos para escápula. • Agentes eletrofísicos.	• Cicatrização do reparo. • Metas de ADM. • Dor (0-2/10) END.
2 6-12 semanas	• Estabelecer metas de ADM. • Minimizar a dor no ombro. • Iniciar o treino de força e resistência muscular. • Ter independência funcional.	• Mobilizações articulares suaves se a ADM não estiver alcançando as metas. • Mobilidade de tronco e articulação escapulotorácica. • Flexibilidade de peitoral menor. • Fortalecimento e controle neuromuscular de músculos escapulares e MR. • Exercícios em CCF. • Fortalecimento do CORE. • Carga progressiva, trabalhando em direção a uma posição de rotação externa "90-90". • Atividades livres de dor sem padrões de movimento alterados. • Atividades progressivas em velocidade. • Não realizar elevação com carga alta ou pliometria.	• Metas de ADM. • Dor (0-2/10) END. • Controle dos movimentos de elevação. • Sem dor para atividades leves.

TABELA 8.9
SUGESTÃO DE TRATAMENTO POR FASES APÓS O REPARO DE BANKART

Fase	Objetivos	Condutas	Critérios de evolução
3 12 semanas até a alta	• Normalizar força, resistência, potência e controle neuromuscular. • Evitar estresse progressivo na cápsula anterior do ombro. • Retornar gradualmente às AVDs, ao trabalho e às atividades esportivas.	• Não aumentar o estresse no ombro de forma rápida ou descontrolada. • Não executar exercícios avançados, como pliometria, se o paciente não realizar essas atividades durante as AVDs, o trabalho ou a recreação. • Não evoluir com exercícios avançados se o paciente não apresentar ADM completa e força muscular adequada. • Mobilização e ganho de ADM, se não tiver sido atingida. • Restabelecimento de força, resistência e potência, com ênfase crescente em atividades multiplanares de alta velocidade em toda a cadeia cinética. • Programa de exercícios focado nos músculos motores primários. • Replicação gradual de atividades exigidas no trabalho e no esporte. • Início de treinos de gesto esportivo acima da cabeça após a 16ª semana.	• Liberação do médico. • Sem dor. • Mínima sensação de instabilidade. • Restauração da ADM necessária para a sua atividade. • Força e resistência para realizar atividades com mínima ou nenhuma dor ou dificuldade.

ADM, amplitude de movimento; AVDs, atividades de vida diária; END, escala numérica de dor; MR, manguito rotador.
Fonte: Gaunt e colaboradores.[13]

A fase 3 se inicia por volta da 12ª semana após as metas estabelecidas na fase 2 serem alcançadas. O foco dessa fase final é a normalização da função neuromuscular. Isso deve ser continuado de uma forma que garanta o avanço gradual do estresse para as estruturas capsulolabrais por meio de progressões graduais de ADM, carga submáxima repetitiva e propriocepção. Quaisquer limitações restantes na ADM devem ser abordadas no início da fase 3 por meio de baixa carga, alongamento prolongado e mobilizações articulares. A flexibilidade da cápsula posterior do ombro é importante para manter a artrocinemática normal da articulação glenoumeral, visto que um encurtamento de cápsula posterior no ombro demonstrou aumentar a migração da cabeça umeral superior.

Antes de iniciar qualquer atividade com alta carga, o paciente deve demonstrar excelente força, resistência e controle neuromuscular de todo o complexo do ombro. O objetivo final da reabilitação é maximizar a capacidade do paciente de retornar às atividades completas da vida diária, incluindo trabalho, atividades recreativas e esportivas. Como os objetivos de cada paciente são diferentes, as intervenções na fase 3 devem ser adaptadas a cada caso. Por exemplo, um atleta que deseja um retorno à natação competitiva exigirá uma maior ADM do ombro, além de capacidade da musculatura periescapular e do manguito rotador, resistência e força de toda a extremidade superior, do tronco e da parte inferior do corpo. Em contrapartida, um paciente que deseja retornar ao trabalho em uma linha de montagem pode precisar da capacidade de levantar cargas pesadas acima do nível dos ombros por longos períodos. Ainda, um paciente que deseja apenas retornar às atividades diárias normais não requer ADM extrema ou altos níveis de força, resistência e controle neuromuscular.

INSTABILIDADE MULTIDIRECIONAL

A instabilidade multidirecional do ombro é uma patologia caracteristicamente atraumática, bilateral, resultante da falência dos estabilizadores estáticos e dinâmicos, originando o aparecimento de subluxações ou mesmo luxações. O diagnóstico é clínico, podendo ser complementado por exames de imagem, como ressonância magnética. Hegedus e colaboradores,[15] propuseram três testes clínicos para subsidiar o diagnóstico, os quais estão descritos na **Tabela 8.10**.

Inicialmente, a abordagem terapêutica é conservadora, com taxas de sucesso de 90%. Os autores concordam que o tratamento deve começar com um programa de reabilitação que vise a melhorar a capacidade muscular dos estabilizadores dinâmicos e a propriocepção das articulações glenoumeral e escapulotorácica.

TABELA 8.10
ITENS CONSIDERADOS INDICADORES DE INSTABILIDADE MULTIDIRECIONAL

Teste clínico	Descrição	
Apreensão anterior	Paciente deitado em supino, com o ombro em abdução de 90° e cotovelo em flexão de 90°. O examinador, então, realiza a rotação externa passiva. O teste é considerado positivo se o paciente relatar dor ou apreensão com a luxação do ombro.	
Apreensão posterior	Paciente deitado em supino. O examinador aplica uma força posterior no cotovelo enquanto aduz horizontalmente e roda internamente o úmero. O teste é considerado positivo se o paciente relatar dor ou apreensão com a luxação posterior do ombro.	

TABELA 8.10
ITENS CONSIDERADOS INDICADORES DE INSTABILIDADE MULTIDIRECIONAL

Teste clínico	Descrição	
Hiperabdução	Paciente sentado. O examinador estabiliza a clavícula e a escápula com uma mão, enquanto abduz o braço do paciente com a outra mão. O teste é considerado positivo se houver mais de 105° de abdução (indica frouxidão do ligamento glenoumeral inferior) ou o paciente relatar instabilidade, sintomas neurológicos ou dor.	

Fonte: Hegedus e colaboradores.[15]

O tratamento tem como objetivo buscar o reequilíbrio de forças entre o manguito rotador, a musculatura periescapular e o deltoide, restabelecendo a proteção articular dinâmica. Ele deve buscar a funcionalidade do movimento e as diferentes possibilidades de execução deste na cadeia cinética do membro superior. Em se tratando de atletas, na fase final do tratamento, o programa deve ser direcionado para as necessidades do esporte, visando ao treinamento do gesto esportivo.[16,17]

Em caso de insucesso do tratamento conservador, o tratamento cirúrgico aberto ou artroscópico, por meio de capsulorrafias e plicaturas, pode estar indicado, resultando em taxas de sucesso superiores a 80% quando complementadas por reabilitação pós-cirúrgica. Devem ser evitadas cirurgias em pacientes pediátricos ou adolescentes em fase de crescimento, pois o ombro pode se estabilizar, partindo-se da premissa de que a hiperelasticidade pode ter resolução espontânea.[16]

CAPSULITE ADESIVA

A capsulite adesiva (CA) do ombro, ou ombro congelado, é uma condição clínica caracterizada por perda progressiva de ADM glenoumeral, associada à rigidez e dor, que leva à privação ou ao prejuízo da qualidade do sono e à incapacidade variável no seu curso para as atividades de vida diária e ocupacionais, com relatos de considerável perda da qualidade de vida concomitantemente a maiores níveis de ansiedade e depressão. Os principais achados do exame cinético-funcional e da entrevista de um paciente com CA estão resumidos na **Figura 8.9**. Assim como em outros diagnósticos médicos ou anatomopatológicos, vários nomes podem ser (ou foram) utilizados para designar a capsulite adesiva, como, por exemplo, ombro congelado, pericapsulite, periartrite, bursite adesiva e bursite obliterante.

A capsulite adesiva é classificada de várias formas. Neste capítulo, adotamos o Sistema de Classificação de Cuomo,[18] que divide o acometimento como primário ou idiopático e secundário. A classificação completa está na **Tabela 8.10**. Do ponto de vista do prognóstico de me-

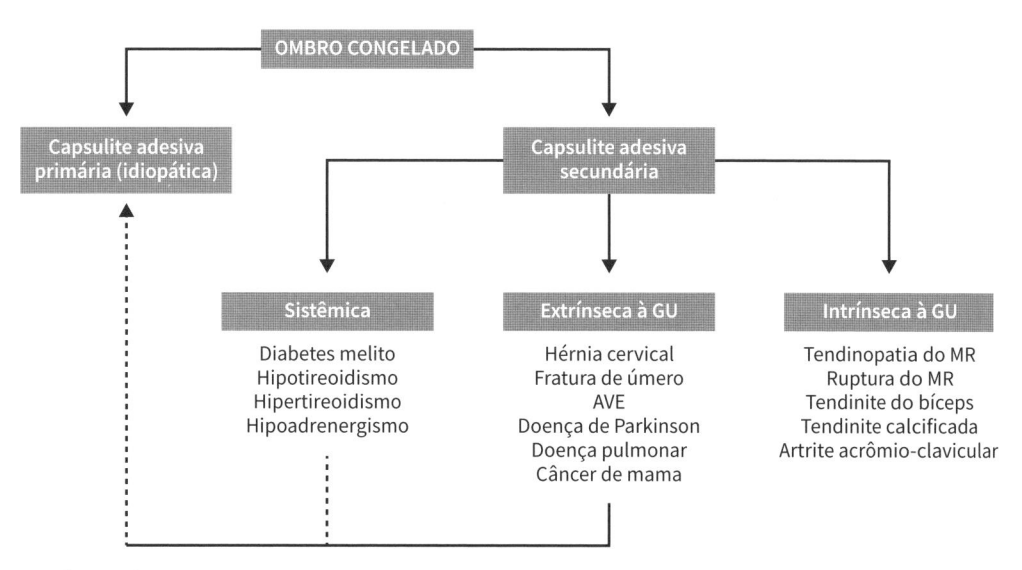

```
                          ┌─────────────────────┐
                          │   OMBRO CONGELADO   │
                          └──────────┬──────────┘
              ┌──────────────────────┴──────────────────────┐
              ▼                                             ▼
  ┌───────────────────────┐                    ┌───────────────────────┐
  │   Capsulite adesiva   │                    │   Capsulite adesiva   │
  │  primária (idiopática)│                    │       secundária      │
  └───────────────────────┘                    └───────────┬───────────┘
                                       ┌──────────────────┼──────────────────┐
                                       ▼                  ▼                  ▼
                               ┌──────────────┐  ┌──────────────┐  ┌──────────────┐
                               │   Sistêmica  │  │ Extrínseca à GU │  │ Intrínseca à GU │
                               └──────────────┘  └──────────────┘  └──────────────┘
```

Sistêmica	Extrínseca à GU	Intrínseca à GU
Diabetes melito	Hérnia cervical	Tendinopatia do MR
Hipotireoidismo	Fratura de úmero	Ruptura do MR
Hipertireoidismo	AVE	Tendinite do bíceps
Hipoadrenergismo	Doença de Parkinson	Tendinite calcificada
	Doença pulmonar	Artrite acrômio-clavicular
	Câncer de mama	

Figura 8.9
Sistema de classificação de Cuomo para as formas de capsulite adesiva.
AVE, acidente vascular encefálico; GU, glenoumeral; MR, manguito rotador.
Fonte: Cuomo.[18]

lhora da função e do movimento do membro superior, não foram encontradas diferenças significativas nas comparações de pacientes com CA primária ou secundária. No entanto, a dor recorrente foi maior nos pacientes diabéticos (26%) em comparação aos grupos idiopáticos (0%), e o grupo secundário teve maior taxa de cirurgia de revisão para liberação capsular artroscópica quando comparado ao grupo idiopático (8,1% vs. 2,4%).[19]

A verdadeira etiologia da capsulite adesiva da articulação glenoumeral permanece incerta, e alguns estudos não encontraram sinais anatomopatológicos compatíveis com uma inflamação típica. As hipóteses causais incluem: reação autoimune; disfunção nos níveis e no funcionamento de citocinas; fatores de crescimento que facilitam o reparo e o remodelamento como parte do processo inflamatório; disfunção na propagação de colágenos I e II; propagação de fibroblastos, disfunção de sistema autônomo; inflamação vascular; e angiogênese sinovial (sinovite) que acomete sobretudo o intervalo rotador.

A prevalência de CA é estimada em 2 a 5% da população em geral. Cerca de 70% são mulheres entre 40 e 60 anos, no entanto, o papel do sexo na etiologia, no desenvolvimento e no resultado do tratamento para capsulite adesiva permanece incerto. A prevalência de pacientes com diabetes e hipotireoidismo aumenta significativamente. Alguns pacientes experimentam acometimento bilateral sequencial, e as recorrências são mais frequentes em diabéticos.[20]

Tradicionalmente, a CA é conhecida como uma condição clínica autolimitada, e os sintomas podem ser completamente eliminados mesmo sem tratamento. Ela se desenvolve em estágios com apresentações clínicas características, as quais foram organizadas em quatro fases: estágio pré-congelamento, congelamento, congelado e descongelamento. Esses estágios e suas características estão descritos na **Tabela 8.11**. Cabe destacar, nesse momento, que não há um consenso a respeito de qual seria a frequência ideal de atendimentos de fisioterapia para as diferentes fases de evolução da CA.

TABELA 8.11
SISTEMA DE CLASSIFICAÇÃO DE CUOMO PARA AS FASES DE CAPSULITE ADESIVA

Pré-congelamento	Congelamento	Congelado	Decongelamento
Duração de 0 a 3 meses	**Duração de 3 a 9 meses**	**Duração de 9 a 15 meses**	**Duração de 15 a 24 meses**
• Dor nas ADMs ativa e passiva. • Limitação da flexão, abdução, rotações interna e externa. • Sob anestesia: perda mínima ou ADM normal. • Artroscopia: sinovite glenoumeral difusa, geralmente mais pronunciada na cápsula anterossuperior. • Patologia: hipertrófica, sinovite hipervascular, infiltrados celulares inflamatórios raros, cápsula subjacente normal.	• Dor crônica nas ADMs ativa e passiva. • Limitação significativa de flexão, abdução, rotações interna e externa. • Sob anestesia: ADM essencialmente idêntica à ADM consciente. • Artroscopia: sinovite pedunculada difusa (cápsula retesada com sensação emborrachada ou densa na inserção do artroscópio). • Patologia: sinovite hipertrófica, hipervascular com cicatriz perivascular e subsinovial, fibroplasias e cicatriz com formação na cápsula subjacente.	• Dor mínima, exceto no final da ADM. • Limitação significativa da ADM com sensação final rígida. • Sob anestesia: ADM idêntica à ADM consciente. • Artroscopia: sem hipervascularidade, restos de sinóvia fibrótica podem ser vistos. A cápsula fica espessa na inserção do artroscópio e há um volume capsular diminuído. • Patologia: sinovite "esgotada" sem hipertrofia ou hipervascularidade significativa. Cápsula subjacente mostra formação de cicatriz densa.	• Dor mínima. • Melhora progressiva na ADM. • Não se realiza exames sob anestesia.

Fonte: Cuomo.[18]

No entanto, evidências de pesquisas recentes desafiam essa noção da autolimitação, pois estudos mostram que 40% dos pacientes relatam sintomas persistentes e restrição de movimento além de 3 anos e até 15% dos pacientes sofrem de incapacidade permanente.[21] Ser diabético, homem, ter envolvimento bilateral e duração mais longa de sintomas são fatores de risco para um mau prognóstico.[22]

O diagnóstico de CA, em particular em sua forma idiopática, é desafiador. Isso porque, inicialmente, os achados clínicos são muito similares àqueles relatados em outras condições dolorosas ortopédicas do ombro e não há achados de imagem capazes de suportar a hipótese diagnóstica anatomofuncional. Esse diagnóstico inicial é tão desafiador que um estudo de consenso entre clínicos foi realizado para levantar os achados que especialistas acreditam ser identificadores de CA no estágio pré-congelamento.[22] A lista de oito itens apresentada no **Quadro 8.1** foi testada em um estudo prospectivo com 64 pacientes, no qual nenhum dos itens indicou de maneira acurada o início da condição. Portanto, essa lista pode ajudar o fisioterapeuta a indicar o seu paciente para uma avaliação médica, mas é provável que ambos precisem de um pouco mais de tempo para concluir o diagnóstico.

Na fase de entrevista dos pacientes com suspeita de CA, sugere-se, com forte evidência científica para essa recomendação, que os clínicos incluam desfechos centrados na percep-

QUADRO 8.1
LISTA DE OITO ITENS CONSIDERADOS INDICADORES INICIAIS DE CAPSULITE ADESIVA POR CONSENSO

1. Existe um forte componente de dor noturna.
2. Existe um início marcado de aumento da dor, com movimentos rápidos e não protegidos.
3. É desconfortável para o paciente deitar-se sobre o lado afetado.
4. O paciente relata que a dor é facilmente agravada por momentos.
5. O início ocorre em torno dos 35 anos.
6. No exame, existe dor nos finais de movimento em todas as direções.
7. No exame físico, existe uma perda global de ADMs ativa e passiva.
8. Existe uma perda de ADM passiva dos movimentos glenoumerais.

Fonte: Walmsley e colaboradores.[22]

ção do paciente que sejam validados, como os questionários DASH, ASES e SPADI (**Tab. 8.2**). Esses instrumentos de avaliação devem ser utilizados antes, durante e ao final do período de intervenção. Especialistas em reabilitação do ombro recomendam que os clínicos utilizem medidas de limitação de atividades facilmente reproduzíveis, com restrição de participação associada à dor no ombro de seus pacientes, a fim de avaliar as alterações no nível da função durante o processo de cuidado. Dor para dormir, dificuldade para arrumar-se ou vestir-se e dificuldades em tarefas de alcance no nível dos ombros, acima da cabeça ou atrás das costas são boas referências para serem incluídas no acompanhamento desses pacientes.[1]

Recomenda-se, ainda, enfatizar, desde o início, que os desfechos principais esperados do tratamento são o retorno às funções e um bom nível de satisfação do paciente, em vez de a eliminação da dor percebida.

No exame físico específico, a principal alteração encontrada é a restrição das mobilidades ativa e passiva da articulação glenoumeral. Movimentos acessórios da articulação glenoumeral podem ser avaliados para determinar a perda de deslizamento translacional. As ADMs ativa e passiva do ombro podem ser medidas com goniômetro (**Tab. 8.12**), flexímetro ou *smartphones* a partir da posição deitada ou de pé. Diferentemente das recomendações mais tradicionais para se avaliar os movimentos de rotação do braço a partir da abdução a 90 graus, na CA, recomenda-se incluir a avaliação das rotações axiais com o braço ao lado do tronco. Nessa posição, o clínico pode ter uma ideia um pouco mais direcionada do efeito da condição sobre o intervalo rotador, já que, nessa posição, essa estrutura é mais alongada durante o teste de rotação externa do braço.

O teste é realizado com o paciente em decúbito dorsal, o braço confortavelmente ao lado do corpo e o cotovelo flexionado a 90°. O examinador gira externamente, de modo passivo, a articulação glenoumeral até que a faixa final seja atingida. A ADM é medida colocando-se o eixo do goniômetro no processo de olécrano. O braço estacionário está alinhado com a posição vertical. Já o braço móvel está alinhado com o processo estiloide ulnar. Como alternativa, pode-se pedir ao paciente que gire externamente, de modo ativo, o ombro até o limite da ADM. A mínima mudança detectável de 6° é sugerida como a variação mínima entre as avaliações, a partir da qual é possível considerar algum ganho ou redução de amplitude que está acima do erro sistemático dessa medida.

A intervenção para o paciente com CA deve incluir uma educação do paciente que: (1) descreva o curso natural da doença; (2) promova a modificação da atividade para incentivar a ADM funcional e indolor; e (3) instrua o paciente a realizar alongamento em intensidade compatível com o seu nível atual de irritabilidade, tanto na clínica quanto no domicílio.[1]

A inclusão de educação do paciente sobre a condição tem evidência moderada na literatura. Em contrapartida, a prescrição de modalidades físicas tem uma fraca evidência de efetivida-

TABELA 8.12
SUGESTÕES PARA EXAME FÍSICO EM PACIENTES COM CAPSULITE ADESIVA

Movimento (ADM)	Ilustração	Descrição do posicionamento
Rotação externa (0-90°)		O paciente pode ficar em decúbito dorsal, com o ombro em abdução de 90°, o cotovelo fletido em 90° e o antebraço em supinação. O examinador posiciona o goniômetro com o eixo no olécrano, com o braço fixo paralelo ao solo e o braço móvel alinhado ao processo estiloide da ulna, iniciando a 0° de rotação externa. **MMD: 13°**
Rotação interna (0-70°)		O paciente pode ficar em decúbito dorsal, com o ombro em abdução de 90°, o cotovelo fletido em 90° e o antebraço em supinação. O examinador posiciona o goniômetro com o eixo no olécrano, com o braço fixo paralelo ao solo e o braço móvel alinhado ao processo estiloide da ulna, iniciando a 0° de rotação interna. **MMD: 12°**
Flexão (0-180°)		O paciente pode ficar em decúbito dorsal, com o ombro sem rotação, o cotovelo em extensão e o antebraço neutro. O examinador posiciona o goniômetro com o eixo na cabeça umeral, com o braço fixo ao longo da linha axilar do tronco, apontando para o trocânter maior, e o braço móvel ao longo da lateral do úmero, apontando para o epicôndilo lateral. **MMD: 4°**
Rotação externa a 0° de abdução		O paciente pode ficar em decúbito dorsal, com o braço confortavelmente ao lado do corpo, o cotovelo flexionado a 90° e o antebraço neutro. O examinador posiciona o goniômetro com o eixo no olécrano, com o braço fixo paralelo ao solo e o braço móvel alinhado com o processo estiloide da ulna. **MMD: 6°**

MMD, mínima mudança detectável.
Fonte: Elaborada pelos autores com imagens de arquivo próprio.

de no tratamento desses pacientes. Clínicos podem utilizar diatermia por ondas curtas, ultrassom ou estimulação elétrica combinada com exercícios de mobilidade e alongamento para reduzir a dor e melhorar a ADM do ombro em pacientes com CA. No entanto, os resultados da literatura disponível nesse momento são contraditórios sobre o acréscimo de efetividade em termos de melhora da função e redução da dor.[23,24] Portanto, nesse momento e diante da síntese da melhor evidência disponível, recomenda-se a não inclusão de modalidades físicas para o tratamento de pacientes com CA, a não ser que o profissional de saúde seja capaz de identificar alguma evidência científica de boa qualidade de controle de vieses que suporte a prescrição.

Embora a literatura não seja conclusiva sobre os efeitos de tratamentos que ignoram os sintomas dos pacientes com CA, muitos estudos e a experiência dos especialistas indicam que, quando a dor não é respeitada, os pacientes experimentam exacerbação de sintomas. Contudo, até o momento, não é possível estimar o impacto dessa situação nas condições locais do tecido periarticular ou na plasticidade do sistema nervoso central quanto às informações nociceptivas. Por isso, parece ser um consenso na literatura de reabilitação da CA que os níveis de percepção de dor do paciente sejam respeitados para a aplicação de técnicas que imponham estresse mecânico sobre os tecidos. Dessa forma, terapia manual e exercícios terapêuticos devem ser administrados de modo que o paciente se sinta confortável e o mais livre de dor possível (**Tab. 8.13**). Encoraja-se avaliar o nível de irritabilidade tecidual formalmente a cada sessão de fisioterapia.

TABELA 8.13
SUGESTÕES PARA O NÍVEL DE EXERCÍCIOS EM PACIENTES COM CAPSULITE ADESIVA

Estresse físico mínimo	Estresse físico leve-moderado	Estresse físico moderado-alto
Nível alto	**Nível moderado**	**Nível baixo**
Modificação das atividades e monitoramento das deficiências	**Abordar deficiências e restaurar atividades funcionais básicas**	**Abordar deficiências e restaurar atividades funcionais de alta demanda**
• Modalidades físicas • Autocuidado e exercícios domiciliares: instruir o paciente sobre posições de conforto e modificação de atividade para limitar a dor • Terapia manual: mobilizações articulares de baixa intensidade em mobilidade acessória em diferentes posições da articulação glenoumeral livres de dor • Exercícios de mobilidade: exercícios passivos na ADM livre de dor e exercícios ativo-assistidos na ADM livre de dor	• Modalidades físicas • Autocuidado e exercícios domiciliares • Terapia manual: mobilizações articulares de intensidade moderada, progredindo em amplitude e duração em direção à resistência tecidual, sem causar piora de sintoma • Exercícios de flexibilidade: exercício de alongamento em intensidade de leve a moderada, progredindo em intensidade e duração sem causar piora de sintoma • Exercícios de reeducação neuromuscular: exercícios que integram ganhos de mobilidade em tarefas de alcance com movimento escapuloumeral normal	• Autocuidados e exercícios domiciliares • Terapia manual: mobilizações articulares de intensidade alta, com amplitude e de duração longas, em direção à resistência tecidual • Exercícios de flexibilidade: exercícios de alongamento, progredindo em duração sem causar piora do sintoma • Exercícios de reeducação neuromuscular: exercícios que integram ganhos de mobilidade com movimento escapuloumeral normal, simulando atividades funcionais e recreacionais

Fonte: Elaborada com base em Kelley e colaboradores.[1]

Até o presente momento, existe um limitado corpo de evidência científica que suporta os benefícios do uso de terapia manual no tratamento dos pacientes com CA. Apenas uma quantidade limitada de evidência está disponível, e essa informação está espalhada em uma variedade de técnicas de diferentes intensidades de estresse mecânico aplicado aos tecidos. Os efeitos mais prováveis são observáveis em curto prazo e, além de 3 meses, são incertos. Clínicos podem utilizar procedimentos de mobilização articular direcionados principalmente para a articulação glenoumeral para reduzir a dor e aumentar o movimento e a função dos pacientes com CA. Resultados positivos foram relatados em técnicas de deslizamento posterior e mobilizações de alta e baixa velocidades (*high-grade* e *low-grade*).[25] Uma revisão sistemática indicou que a técnica de Maitland e as mobilizações combinadas com alongamento da cápsula articular, técnicas de deslizamento e angular parecem recomendadas no momento.[26] Por fim, outra revisão sistemática com metanálise apenas de mobilização com movimento também recomendou essa técnica para ganho de movimento de elevação do braço.[27] A terapia manual aplicada em conjunto com exercícios não resultou em melhores desfechos de dor e função quando comparada ao resultado de curto prazo da injeção de corticoides. Portanto, é importante incluir o paciente na tomada de decisão.

A facilitação neuromuscular proprioceptiva foi analisada em uma revisão sistemática com metanálise de dez estudos realizados em pacientes com CA primária utilizando a técnica de mantém-contrai-relaxa para adutores e rotadores internos do ombro.[28] Os estudos revisados citaram, ainda, o padrão escapular de elevação anterior e depressão posterior com técnica de estabilização rítmica e contrações repetidas. A D2 de flexão, abdução e rotação externa foi o padrão de facilitação mais utilizado. Os resultados da metanálise demonstraram melhora da dor e aumento da rotação externa e da abdução do ombro.

Um ponto fundamental a ser destacado é que a síntese da melhor literatura disponível hoje não é conclusiva sobre o impacto dos tratamentos conservadores, sejam eles farmacológicos ou não, e cirúrgicos sobre a CA quando comparados ao seu curso natural. Portanto, é imperativo que a tomada de decisão seja compartilhada com o paciente e, sempre que possível, alinhada com as recomendações médicas. Outro fator importante para a tomada de decisão compartilhada é que não há evidência de superioridade na comparação entre regime de atendimento individualizado em *setting* clínico e regime minimamente supervisionado, incluindo a orientação de técnicas de automanejo e instruções de autoalongamentos sustentados para o domicílio, porém os custos para o paciente certamente são diferentes.

FRATURA PROXIMAL DO ÚMERO

A cabeça do úmero possui um aspecto hemisférico, sendo a parte proximal composta por duas eminências – as tuberosidades maior e menor do úmero – e um estreito sulco, que separa a cabeça do úmero dos tubérculos, chamado de colo anatômico. Na região distal, abaixo das tuberosidades, encontra-se o colo cirúrgico. A tuberosidade maior do úmero encontra-se mais lateral e posterior e fornece pontos de inserção para os tendões dos músculos supraespinhoso, infraespinhoso e redondo menor. Já a tuberosidade menor do úmero situa-se mais anteriormente e fornece um ponto de inserção para o tendão do músculo subescapular.

As fraturas proximais do úmero correspondem a aproximadamente 4 a 6% de todas as fraturas em indivíduos adultos e ocorrem principalmente no grupo de pessoas com idades entre 41 e 60 anos. Esse mecanismo de lesão está comumente associado à queda da própria altura e é agravado por presença da osteoporose nos indivíduos mais velhos, acidentes automobilísticos e lesões relacionadas a esportes.[29] Cerca de 51% das fraturas proximais do úmero ocorrem com deslocamento, sendo a maioria com envolvimento do pescoço cirúrgico. Apesar de as fraturas na região do colo anatômico ocorrerem raramente, há uma alta incidência de necrose avascular da cabeça do úmero, devido ao rompimento do suprimento sanguíneo para o fragmento da cabeça umeral. O tratamento conservador (não cirúrgico) é comumente indicado para casos em que as fraturas do úmero apresentam baixo nível de complexidade, ao passo que as fraturas de maior complexidade geralmente necessitam de intervenção cirúrgica para que se obtenha a estabilização desejada.

As classificações de acordo com o nível de fratura ou mecanismo de lesão auxiliam pouco na compreensão da magnitude da lesão e do envolvimento das partes no deslocamento. Neer,[30] classificou as fraturas proximais do úmero de acordo com o número de fragmentos (duas, três ou quatro partes), com ou sem o envolvimento articular e de acordo com a região anatômica afetada. O grupo I é classificado por fraturas que apresentam deslocamento inferior a 1 cm ou 45 graus, independentemente da quantidade de fragmentos. O grupo II é composto por deslocamento do segmento da cabeça umeral, com ou sem acometimento das tuberosidades. Já o grupo III inclui fraturas do pescoço cirúrgico, com deslocamento do eixo do segmento e presença do manguito rotador intacto. O grupo IV corresponde ao deslocamento da tuberosidade maior do úmero, ao passo que o grupo V corresponde ao deslocamento da tuberosidade menor do úmero. Ambos os grupos podem apresentar ou não envolvimento de fratura não impactada do pescoço cirúrgico. Por fim, o grupo VI corresponde a fraturas com deslocamento anterior ou posterior ao espaço articular.

Outra classificação para as fraturas proximais do úmero é a classificação AO. Apesar de ser menos utilizada na prática clínica, ela subdivide a fratura proximal do úmero em três diferentes tipos: tipo A, fratura unifocal extra-articular; tipo B, fratura bifocal extra-articular; e tipo C, fratura articular. Uma crítica à classificação de Neer consiste no fato de ela não considerar a possibilidade de luxação glenoumeral associada à fratura, a qual é englobada pela classificação AO.

Um dos principais fatores complicadores associados à fratura proximal do úmero é a isquemia da cabeça do úmero. O suprimento sanguíneo umeral proximal ocorre através dos ramos circunflexos anteriores e posteriores da artéria axilar, associados intimamente com o pescoço cirúrgico e a região do calcar medial. A artéria arqueada é um ramo terminal da artéria circunflexa anterior que sobe ao longo do sulco intertubercular, em direção ao pescoço anatômico. Fraturas que apresentam fragmentos de calcar menores que 8 milímetros em dobradiça medial e envolvimento do pescoço anatômico são mais propensas à isquemia. Hertel e colaboradores[31] avaliaram, por meio de um estudo prospectivo de avaliação cirúrgica, os preditores de isquemia das fraturas da cabeça umeral. Foram avaliadas 100 fraturas de úmero proximal intracapsulares e tratadas por cirurgia aberta. Como bons preditores de perfusão, os autores citam a extensão metafisária medial mais longa (maior que 8 mm), a integridade da dobradiça medial e o padrão de fratura básica. Preditores moderados e pobres de isquemia são fraturas que consistem em: mais de 4 fragmentos, desvios da cabeça umeral maiores que 45 graus, quantidade de deslocamento das tuberosidades e fraturas com divisão da cabeça (*head-split*).[31]

A indicação para o tratamento cirúrgico ou conservador depende de diferentes cenários, que incluem uma avaliação minuciosa do tipo de fratura associada, bem como das características clínicas relacionadas ao paciente, como presença de comorbidades e baixa complexidade (p. ex., desvio mínimo associado a um baixo risco de complicação). O tratamento cirúrgico é geralmente indicado para pacientes que se encontram em quadros mais graves (p. ex., presença de fratura exposta, com desvios maiores que 0,5/1 cm ou angulação maior que 45 graus) que apresentem múltiplos traumas, acometimento bilateral, fratura de cotovelo associada ou lesão vascular ou do plexo braquial associada à fratura de diáfise. As opções de tratamento mais comuns são: redução aberta e fixação interna com placa *philos*, placa minimamente invasiva e haste intramedular ou fixação externa, em casos de maior comprometimento de tecidos moles.[32]

■ TRATAMENTO CONSERVADOR

O tratamento conservador consiste no uso de tipoia para a imobilização do membro superior por um período que pode variar de 3 a 6 semanas, a depender da liberação médica e de acordo com a qualidade da consolidação óssea. Assim, o processo de tomada de decisão do tratamento fisioterapêutico deve considerar o tempo mínimo estipulado para a consolidação das estruturas e a liberação médica para a realização de exercícios. Portanto, o protocolo de tratamento descrito neste capítulo é baseado em uma estimativa de tempo que considera as alterações clínicas esperadas. Além disso, enfatizamos a necessidade de se manter contato com a equipe médica e realizar radiografias para a avaliação da consolidação e da liberação para o tratamento fisioterapêutico.

A primeira fase de intervenção fisioterapêutica ocorre geralmente entre a primeira e a terceira semanas após a imobilização. Nesse período, o paciente apresenta clinicamente edema e dor no membro acometido, restrição de mobilidade ativa, causada principalmente pelo processo de imobilização do membro superior, e fraqueza associada ao desuso, sobretudo nos pacientes com idade mais avançada. Nessa fase, orienta-se que o paciente evite, principalmente, a ADM de rotação externa do úmero e a descarga de peso no membro acometido. O tratamento consiste em analgesia e redução do edema e prescrição de exercícios ativos livres de cotovelo, punho, mão e cervical. Nessa fase, também são liberados a ativação neuromuscular e o controle motor da região periescapular, com a realização de exercícios de protração e retração da escápula em posição neutra.

A segunda fase de intervenção varia entre 3 e 6 semanas, e o paciente deve receber liberação do uso da tipoia nesse período, a depender das características da consolidação. Os objetivos estabelecidos nessa fase são: ganho de ADM passiva ou ativo-assistida do membro em flexão até 90 graus; rotação externa até 45 graus em decúbito dorsal; restauração dos movimentos escapulares; e início do fortalecimento da musculatura global, com a inserção de exercícios isométricos. A terceira fase ocorre entre 6 e 10 semanas, e são liberados ganho total de ADM, inserção de carga em movimentação ativa livre em posição ortostática, caminhada e corrida, de acordo com a liberação médica. A partir de 10 semanas após a imobilização, deve-se focar no aumento da força muscular, com o uso de carga externa progressiva, e, para pacientes atletas, nos exercícios direcionados ao gesto esportivo para retorno às atividades.

Do ponto de vista clínico, o paciente submetido ao tratamento conservador pode apresentar limitações na ADM do ombro, presença de dor (baixa intensidade) e perda de função global do membro superior. Assim, estipula-se como critério de alta para esses pacientes uma boa pontuação nos questionários de função do membro superior e capacidade de realizar as atividades funcionais diárias.

■ REABILITAÇÃO PÓS-CIRÚRGICA

A reabilitação pós-cirúrgica das fraturas proximais do úmero deve ocorrer de acordo com a liberação médica, respeitando-se o tempo necessário para a cicatrização dos tecidos e considerando-se as alterações clínicas esperadas para o paciente pós-cirúrgico. Alguns protocolos sugerem que a intervenção fisioterapêutica pode ocorrer nos primeiros dias do pós-operatório, principalmente em intervenções cirúrgicas que envolvam a utilização da placa *philos* (**Tab. 8.14**).[32] Dessa forma, é imprescindível que se tenha contato com a equipe médica e que o paciente realize as radiografias solicitadas para a avaliação da consolidação e a liberação para o tratamento fisioterapêutico.

TABELA 8.14
SUGESTÃO DE TRATAMENTO POR FASES APÓS A OSTEOSSÍNTESE COM PLACA *PHILOS*

Fase	Objetivos	Condutas	Critérios de evolução
Pós-operatório imediato	• Proteger o sítio cirúrgico. • Minimizar a dor, o edema e as respostas inflamatórias. • Promover a manutenção da mobilidade do membro superior.	• Mobilização passiva. • Exercícios ativo-assistidos conforme tolerado em flexão. • Exercícios pendulares assistidos. • Posicionamento antiedema e crioterapia.	• Consolidação óssea. • Intensidade de dor baixa a moderada.
2-4 semanas	• Realizar massagem pericicatricial. • Utilizar tipoia de acordo com orientação médica. • Estimular o membro para AVDs leves. • Promover a ativação muscular.	• Exercícios ativos e passivos para o ombro dentro do limiar doloroso. • Exercícios ativos de cotovelo, punho e dedos. • Posicionamento antiedema. • Rotações interna e externa ativas sem resistência. • Isometria do músculo deltoide.	• Precaução: sem descarga de peso. • Intensidade de dor. • ADM.
4-6 semanas	• Ganhar ADM e força muscular.	• Mobilização acessória para cápsula posteroinferior (graus I e II sem rotação). • Exercícios ativos de cotovelo, punho e dedos. • Exercícios resistidos com carga gradual para manguito rotador, deltoide e periescapulares.	• ADM e força muscular. • Baixa intensidade de dor.
6-8 semanas	• Aumentar o ganho de ADM e força.	• Progressão dos exercícios resistidos e alongamentos. • Descarga de peso conforme a liberação médica.	• ADM e força muscular. • Baixa intensidade de dor.
8-12 semanas	• Evoluir para alta.	• Progressão dos exercícios para ADM e força. • Exercícios proprioceptivos. • Exercícios pliométricos.	• ADM e força muscular. • Baixa intensidade de dor.

Fonte: Rämö e colaboradores.[32]

CONSIDERAÇÕES FINAIS

A funcionalidade do complexo articular do ombro é de suma importância para as atividades dos membros superiores, sendo que a disfunção desta articulação pode trazer repercussões para as mais variadas atividades, passando das mais simples, como higiene pessoal, até as mais complexas, como em atletas arremessadores.

Independentemente do diagnóstico clínico, uma avaliação abrangente, contemplando as dimensões biopsicossociais é o ponto-chave para obtenção do diagnóstico cinético-funcional correto. É muito comum que pacientes com o mesmo diagnóstico clínico (médico) apresentem diagnósticos cinético-funcionais muito diferentes. A partir disso, enfatiza-se que não há uma receita pré-estabelecida para nenhum tipo de patologia do ombro, e a habilidade do fisioterapeuta em sua avaliação é de suma importância para o sucesso do tratamento.

REFERÊNCIAS

1. Kelley MJ, Shaffer MA, Kuhn JE, Michener LA, Seitz AL, Uhl TL, et al. Shoulder pain and mobility deficits: adhesive capsulitis: clinical practice guidelines linked to the international classification of functioning, disability, and health from the orthopaedic section of the American Physical Therapy Association. J Orthop Sports Phys Ther. 2013;43(5):A1-A31.
2. McClure PW, Michener LA. Staged Approach for Rehabilitation Classification: Shoulder Disorders (STAR-Shoulder). Phys Ther. 2015;95(5):791-800.
3. Tempelhof S, Rupp S, Seil R. Age-related prevalence of rotator cuff tears in asymptomatic shoulders. J Shoulder Elbow Surg. 1999;8(4):296-9.
4. Chester R, Khondoker M, Shepstone L, Lewis JS, Jerosch-Herold C. Self-efficacy and risk of persistent shoulder pain: results of a Classification and Regression Tree (CART) analysis. Br J Sports Med. 2019;53(13):825-34.
5. Kendall FP, McCreary EK, Provance PG, Rodgers MM, Romani WA. Muscles: testing and function, with posture and pain. 5th ed. Philadelphia: Lippincott Williams & Wilkins; 2005.
6. Pieters L, Lewis J, Kuppens K, Jochems J, Bruijstens T, Joossens L, et al. An update of systematic reviews examining the effectiveness of conservative physical therapy interventions for subacromial shoulder pain. J Orthop Sports Phys Ther. 2020;50(3):131-41.
7. Thigpen CA, Shaffer MA, Gaunt BW, Leggin BG, Williams GR, Wilcox RB. The American Society of Shoulder and Elbow Therapists' consensus statement on rehabilitation following arthroscopic rotator cuff repair. J Shoulder Elbow Surg. 2016;25(4):521-35.
8. Jung C, Tepohl L, Tholen R, Beitzel K, Buchmann S, Gottfried T, et al. Rehabilitation nach Rotatorenmanschettenrekonstruktion. Obere Extrem. 2016;11(1):16-31.
9. Lippitt S, Matsen F. Mechanisms of glenohumeral joint stability. Clin Orthop Relat Res. 1993;(291):20-8.
10. Sofu H, Gürsu S, Koçkara N, Oner A, Issın A, Camurcu Y. Recurrent anterior shoulder instability: review of the literature and current concepts. World J Clin Cases. 2014;2(11):676-82.
11. Whittle JH, Peters SE, Manzanero S, Duke PF. A systematic review of patient-reported outcome measures used in shoulder instability research. J Shoulder Elbow Surg. 2020;29(2):381-91.
12. Eshoj HR, Rasmussen S, Frich LH, Hvass I, Christensen R, Boyle E, et al. Neuromuscular exercises improve shoulder function more than standard care exercises in patients with a traumatic anterior shoulder dislocation: a randomized controlled trial. Orthop J Sport Med. 2020;8(1):2325967119896102.
13. Gaunt BW, Shaffer MA, Sauers EL, Michener LA, Mccluskey GM, Thigpen CA, et al. The American Society of shoulder and elbow therapists' consensus rehabilitation guideline for arthroscopic anterior capsulolabral repair of the shoulder. J Orthop Sports Phys Ther. 2010;40(3):155-68.
14. Bliven KCH, Parr GP. Outcomes of the latarjet procedure compared with bankart repair for recurrent traumatic anterior shoulder instability. J Athl Train. 2018;53(2):181-3.
15. Hegedus EJ, Michener LA, Seitz AL. Three key findings when diagnosing shoulder multidirectional instability: patient report of instability, hypermobility, and specific shoulder tests. J Orthop Sports Phys Ther. 2020;50(2):52-4.
16. Longo UG, Rizzello G, Loppini M, Locher J, Buchmann S, Maffulli N, et al. Multidirectional instability of the shoulder: a systematic review. Arthroscopy. 2015;31(12):2431-43.
17. Warby SA, Ford JJ, Hahne AJ, Watson L, Balster S, Lenssen R, et al. Comparison of 2 exercise rehabilitation programs for multidirectional instability of the glenohumeral joint: a randomized controlled trial. Am J Sports Med. 2018;46(1):87-97.
18. Cuomo F. Diagnosis, classification, and management of the stiff shoulder. In: Iannotti JP, Williams GR, editors. Disorders of the shoulder: diagnosis and management. Philadelphia: Lippincott Williams & Wilkins; 1999. p. 397-417.
19. Boutefnouchet T, Jordan R, Bhabra G, Modi C, Saithna A. Comparison of outcomes following arthroscopic capsular release for idiopathic, diabetic and secondary shoulder adhesive capsulitis: a systematic review. Orthop Traumatol Surg Res. 2019;105(5):839-46.
20. Kingston K, Curry EJ, Galvin JW, Li X. Shoulder adhesive capsulitis: epidemiology and predictors of surgery. J Shoulder Elbow Surg. 2018;27(8):1437-43.
21. Kim DH, Kim YS, Kim BS, Sung DH, Song KS, Cho CH. Is frozen shoulder completely resolved at 2 years after the onset of disease? J Orthop Sci. 2020;25(2):224-8.
22. Walmsley S, Osmotherly PG, Rivett DA. Clinical identifiers for early-stage primary/idiopathic adhesive capsulitis: are we seeing the real picture? Phys Ther. 2014;94(7):968-76.
23. Page MJ, Green S, Kramer S, Johnston RV, Mcbain B, Buchbinder R. Electrotherapy modalities for adhesive capsulitis (frozen shoulder). Cochrane Database Syst Rev. 2014; (10):CD011324.
24. Ebadi S, Forogh B, Fallah E, Ghazani AB. Does ultrasound therapy add to the effects of exercise and mobilization in frozen shoulder? A pilot randomized double-blind clinical trial. J Bodyw Mov Ther. 2017;21(4):781-7.
25. Vermeulen HM, Rozing PM, Obermann WR, le Cessie S, Vliet Vlieland TP. Comparison of high-grade and low-grade mobilization techniques in the management of adhesive capsulitis of the shoulder: randomized controlled trial. Phys Ther. 2006;86(3):355-68.
26. Noten S, Meeus M, Stassijns G, Van Glabbeek F, Verborgt O, Struyf F. Efficacy of different types of mobilization techniques in patients with primary adhesive capsulitis of the shoulder: a systematic review. Arch Phys Med Rehabil. 2016;97(5):815-25.

27. Stathopoulos N, Dimitriadis Z, Koumantakis GA. Effectiveness of Mulligan's mobilization with movement techniques on range of motion in peripheral joint pathologies: a systematic review with meta-analysis between 2008 and 2018. J Manip Physiol Ther. 2019;42(6):439-49.
28. Tedla JS, Sangadala DR. Proprioceptive neuromuscular facilitation techniques in adhesive capsulitis: a systematic review and meta-analysis. J Musculoskelet Neuronal Interact. 2019;19(4):482-91.
29. Tytherleigh-Strong G, Walls N, McQueen MM. The epidemiology of humeral shaft fractures. J Bone Joint Surg Br. 1998;80(2):249-53.
30. Neer CS 2nd. Displaced proximal humeral fractures. I. Classification and evaluation. J Bone Joint Surg Am. 1970;52(6):1077-89.
31. Hertel R, Hempfing A, Stiehler M, Leunig M. Predictors of humeral head ischemia after intracapsular fracture of the proximal humerus. J Shoulder Elbow Surg. 2004;13(4):427-33.
32. Rämö L, Taimela S, Lepola V, Malmivaara A, Lähdeoja T, Paavola M. Open reduction and internal fixation of humeral shaft fractures versus conservative treatment with a functional brace: a study protocol of a randomised controlled trial embedded in a cohort. BMJ Open. 2017;7(7):e014076.

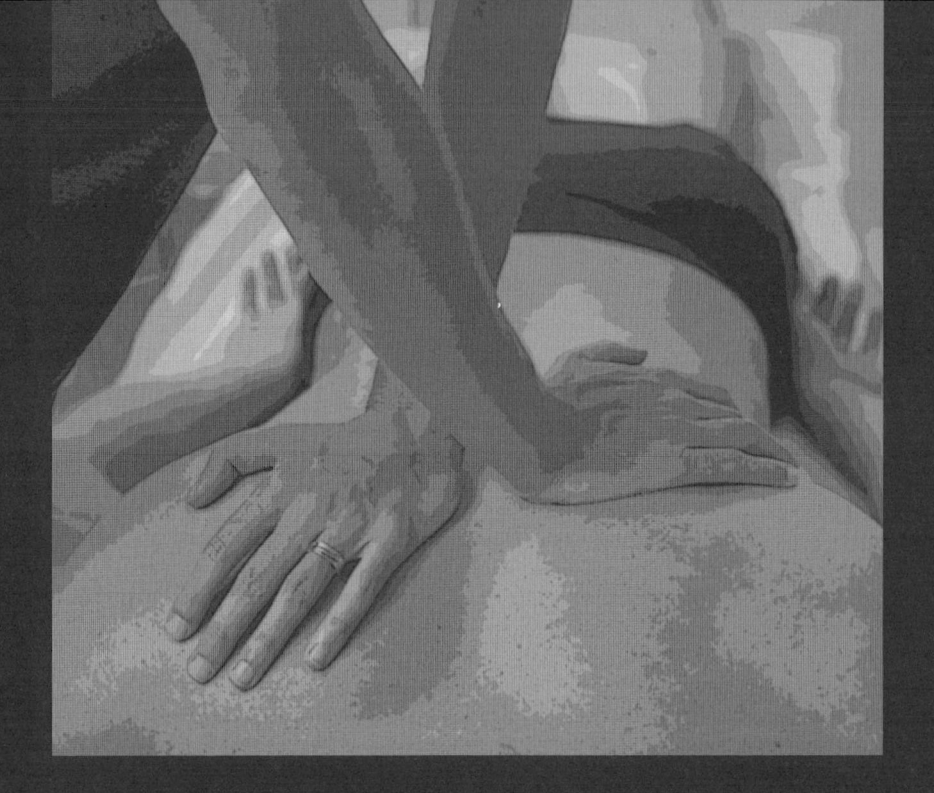

9

Tratamento Fisioterapêutico nas Lesões da Coluna Vertebral

FRANCISCO XAVIER DE ARAUJO
CAROLINA GOMES ROSA
ROBERTO COSTA KRUG

A coluna vertebral é composta por 24 vértebras (7 cervicais, 12 torácicas e 5 lombares), além de 5 segmentos sacrais e 4 segmentos coccígeos. Cada uma dessas regiões possui uma morfologia distinta, o que reflete em diferentes amplitudes de movimento (ADM)e funcionalidades para as atividades de vida diária. A coluna vertebral é considerada o eixo do corpo humano e possui conexões com os membros superiores e inferiores através das cinturas escapular e pélvica. Além disso, a coluna vertebral possui uma íntima relação com os sistemas nervosos central (através da medula espinal, que percorre os canais vertebrais) e periférico (através da saída das raízes nervosas, nos forames intervertebrais).

A estabilidade da coluna vertebral é fornecida por um conjunto de elementos passivos e ativos. Entre os elementos passivos, há um complexo ligamentar robusto e o disco intervertebral, que mantém um afastamento entre os corpos vertebrais e proporciona a redução do impacto entre as vértebras. Os elementos ativos são compostos pelas diversas camadas de músculos. Apesar do senso comum de que a coluna é frágil, de que deve ser protegida e de que devemos ter cuidado com certos movimentos, esse conjunto de elementos passivos e ativos garante estabilidade e mobilidade para a coluna. Por isso, patologias traumáticas específicas na coluna vertebral são menos comuns do que em outras regiões.

Ainda assim, a dor na coluna é um sintoma muito comum, experienciado por pessoas no mundo inteiro, porém não deve ser definida como uma doença. A dor na coluna pode ser classificada como específica ou inespecífica, e essa diferenciação é parte crucial da avaliação fisioterapêutica. A dor específica na coluna pode ser oriunda de alguma lesão grave, de modo que deve ser diagnosticada e tratada apropriadamente, ou encaminhada para outro profissional de saúde adequado, já que o tratamento fisioterapêutico pode agravar a condição clínica do paciente em alguns casos.[1-4] Em contrapartida, a dor inespecífica na coluna não tem uma fonte de dor identificável com precisão: a dor pode ter origem em qualquer uma das principais estruturas inervadas na área da coluna (articulações facetárias, ligamentos, músculos, discos intervertebrais), ou, ainda, pode não ter origem biofísica, podendo ser provocada por fatores psicológicos ou sociais.[5]

Ao longo deste capítulo, serão abordadas as características clínicas e diagnósticas das colunas cervical e lombar, bem como a avaliação cinético-funcional e as devidas abordagens terapêuticas.

CARACTERÍSTICAS CLÍNICAS E DIAGNÓSTICAS

■ PATOLOGIAS ESPECÍFICAS DA COLUNA VERTEBRAL

Pacientes com dor na coluna raramente possuem patologias específicas: estudos relatam que somente 0,9 (em países desenvolvidos) a 9,5% (em países de baixa renda) das pessoas com dor lombar aguda que procuram atendimento em emergências apresentam uma patologia específica.[6] Embora as causas específicas de dor na coluna sejam pouco comuns, o primeiro passo da avaliação clínica é a triagem, a fim de descartar patologias específicas graves, como a causa dos sinais e sintomas.[3] A presença de fatores de risco para patologias graves (também denominadas "bandeiras vermelhas"), identificadas durante a história ou o exame, indica a necessidade de investigação adicional e, se necessário, encaminhamento para outro profissional de saúde apropriado. A seguir, serão listadas as possíveis causas específicas de dores na coluna, as quais devem ser avaliadas durante o primeiro contato com um profissional da saúde.

CÂNCER

O câncer é uma causa rara de dor lombar. Cerca de 97% dos tumores de coluna são secundários. Os tumores mais comuns que sofrem metástase e afetam a coluna são os adenocarcinomas. Entre eles, pode-se citar os cânceres de pulmão, próstata, mama, tireoide e gastrintestinal. História prévia de câncer é o principal fator de risco nesses casos.

DOENÇAS VASCULARES DA COLUNA CERVICAL

Há uma série de potenciais doenças vasculares da coluna cervical relacionadas com o sistema arterial, que fornece suprimento sanguíneo ao cérebro. Algumas patologias envolvendo diferentes estruturas vasculares (hipoplasia, aterosclerose, dissecção), sobretudo as artérias vertebrais e carótidas, têm o potencial de se apresentarem como dor e disfunção musculoesquelética nos pacientes (p. ex., dor cervical e dor de cabeça).[7] Embora as patologias vasculares na coluna cervical sejam raras, elas devem ser consideradas como parte da avaliação fisioterapêutica. Exemplos de doenças vasculares que podem gerar sintomas de dor cervical ou dor de cabeça são a insuficiência da artéria vertebral e a dissecção das artérias carótidas.

ESPONDILITE ANQUILOSANTE

A espondilite anquilosante é uma doença inflamatória crônica que afeta principalmente a coluna e as articulações sacroilíacas de adultos jovens (20-40 anos de idade). Essa doença é mais comum em homens (3:1), e os fatores de risco mais comuns são o histórico familiar de espondilite anquilosante e a presença do gene HLA-B27 (antígeno leucocitário humano B27).[8] A apresentação clínica da espondilite anquilosante se caracteriza por rigidez matinal, sobretudo na região lombar, que melhora com exercícios, em vez de com repouso. Inicialmente, a radiografia não apresenta alterações, contudo, a espondilite anquilosante pode evoluir, causando alterações na estrutura óssea, as quais são visíveis na radiografia. É comum ocorrer atrasos de 5 anos ou mais no diagnóstico de espondilite anquilosante, devido ao início insidioso dos sintomas, e, muitas vezes, ela é confundida com dor lombar inespecífica.

ESPONDILÓLISE E ESPONDILOLISTESE

Espondilólise é um defeito, unilateral ou bilateral, do *pars articularis* (istmo) da vértebra. A espondilólise afeta 3 a 6% da população e é mais comum na primeira e segunda décadas de vida. Ocorre com mais frequência na população atlética, afetando duas vezes mais homens do que mulheres.[9] Esse trauma repetitivo em hiperextensão da coluna ou da combinação de movimentos de extensão e rotação gera uma carga mecânica repetitiva entre as vértebras superior e inferior, o que pode gerar uma fratura por estresse. Na maioria dos casos, a espondilólise é assintomática, porém o paciente pode apresentar sintomas como: dor de início insidioso (ou talvez repentino, após atividade física intensa); sintomas agravados com atividades extenuantes que envolvam extensão e/ou rotação lombar; dor lombar local associada ou não à irradiação para glúteo e região proximal da coxa.

A espondilólise pode progredir para um escorregamento da vértebra superior em relação à inferior, denominado espondilolistese. A maioria das espondilolisteses (80-95%) ocorre na vértebra L5 e não apresenta repercussões clínicas relevantes. Em ambas as condições, clinicamente, o paciente apresenta hiperlordose, e a dor é reproduzida com extensão lombar, podendo ser realizada em apoio bipodal ou unipodal. A tomografia computadorizada ou a ressonância nuclear magnética devem ser utilizadas para confirmar o diagnóstico.

ESTENOSE LOMBAR

A estenose lombar é definida como um estreitamento do canal espinal ou foraminal. As causas mais comuns desse estreitamento são alterações degenerativas, como osteoartrose facetária, hérnia discal extrusa e hipertrofia do ligamento *flavum* (ligamento amarelo). A apresentação clínica é caracterizada por dor ou desconforto durante a marcha, associada ou não à claudicação (claudicação neurogênica), ou períodos prolongados em ortostase. Os sintomas podem irradiar para uma ou ambas as pernas e são aliviados com repouso e/ou flexão lombar. O diagnóstico é feito com base na combinação de achados clínicos e radiológicos.

FRATURA VERTEBRAL

Os principais fatores de risco para fraturas vertebrais são: osteoporose, idade superior a 65 anos, história de uso prolongado de corticosteroides e contusão recente na região da coluna. É preciso estar atento às fraturas vertebrais com trauma mínimo. A combinação de pelo menos três fatores apresenta uma probabilidade de 90% de uma fratura vertebral com trauma mínimo estar presente em casos de queixa de dor na coluna.[6] Mais informações sobre fraturas vertebrais estão descritas no Capítulo 3 – Fisioterapia nas fraturas em coluna vertebral.

INFECÇÕES

As infecções na coluna são mais comuns em países de baixa renda, porém também podem ocorrer em imigrantes que vivem em países desenvolvidos. As infecções incluem espondilocistites, osteomielite vertebral, abscesso epidural e, raramente, infecção da articulação facetária. A causa mais comum de infecção da coluna é a tuberculose, que pode representar um terço dos casos. Contudo, pessoas com distúrbios imunossupressores e usuários de drogas intravenosas também apresentam alto risco de infecções na coluna.

RADICULOPATIA

A dor na coluna pode estar associada a sintomas neurais e neurológicos. É importante observar que dor radicular e radiculopatia não são sinônimos, porém podem estar presentes ao mesmo tempo. A radiculopatia é uma causa específica de dor na coluna, a qual pode ser definida como um conjunto de sintomas originados de uma patologia da raiz nervosa. Os sintomas incluem parestesia (formigamento), hipoestesia e perda ou diminuição de força e reflexo, decorrentes de uma raiz nervosa específica.[6] Já a dor radicular pode ser definida como um sintoma único (dor) que provém de uma ou mais raízes nervosas. A dor radicular é um diagnóstico clínico caracterizado por: história de dor no membro superior ou inferior, com distribuição de dermátomo; dor no membro pior do que na região cervical ou lombar; sinais positivos em testes neurais/neurodinâmicos (p. ex., teste de Lasègue para membros inferiores e teste do nervo mediano para membros superiores). Ela pode ser agravada ao tossir ou espirrar. Pessoas com dor lombar associada à dor radicular ou radiculopatia têm um prognóstico mais desfavorável do que pessoas que apresentam somente dor lombar.

SÍNDROME DA CAUDA EQUINA

A síndrome da cauda equina é caracterizada por sintomas radiculares bilaterais severos (dor, dormência, paresia) associados à dor lombar, alteração sensorial perianal ("anestesia em sela") e incontinência urinária ou fecal. Hérnia de disco extrusa, lesões tumorais e fraturas vertebrais estão entre as principais causas da síndrome. Apesar de ser uma doença de baixa incidência (1 em cada 33 mil a 1 em cada 100 mil habitantes), ela deve ser diagnosticada precocemente, pois é uma urgência ortopédica. Diagnóstico e tratamento cirúrgico precoces (até 48 horas) reduzem os danos neurológicos e melhoram o prognóstico do paciente.

■ DOR CERVICAL INESPECÍFICA

A dor cervical é definida como dor na região entre a linha nucal superior e as espinhas das escápulas, com ou sem irradiação para cabeça, tronco e membros superiores.[5] A dor cervical inespecífica é uma experiência sensorial e emocional desagradável associada a dano tecidual real ou potencial, cuja causa não é claramente identificada.[10] Com frequência, a dor cervical é um distúrbio biopsicossocial complexo, com sintomas físicos e psicológicos associados. Nesse cenário, a dor cervical está associada a: diminuição da qualidade de vida relacionada à saúde, diminuição da produtividade no trabalho, limitações diárias das atividades e aumento da utilização da assistência médica.[3]

Mais de 80% dos indivíduos no mundo inteiro experimentam dor cervical durante a vida, com 30 a 50% da população adulta em geral relatando essa queixa anualmente.[11] A prevalência da dor cervical relatada em diferentes estudos é bastante variada (16,7-75,1%), em parte, devido às suas diferentes formas de classificação e às metodologias empregadas na literatura epidemiológica sobre o tema.[11] A prevalência da dor cervical aumenta com a idade e é mais comum em mulheres na quinta década de vida.[12] A alta prevalência da dor cervical é responsável por um grande impacto econômico e social.[13]

O curso clínico da dor cervical é variável. Para a maior parte dos pacientes (80-85%), a história natural é favorável e uma recuperação é esperada entre 6 e 12 semanas após o episódio inicial, sobretudo para causas traumáticas.[14] Entretanto, em muitos casos, o prognóstico não é tão positivo, e a dor cervical pode apresentar uma característica de recorrência. Esse grupo de pacientes necessita de mais atenção quanto à avaliação e à identificação precoce por parte dos clínicos. Entre 50 e 75% das pessoas que sofreram um episódio de dor cervical ainda sofrerão algum sintoma 1 a 5 anos após o episódio inicial.

Além dos fatores psicossociais que precisam ser investigados e bem endereçados, pacientes com dor cervical persistente podem apresentar desequilíbrios neuromusculares, como diminuição da força muscular,[15] diminuição da resistência muscular,[16] atraso no início da ativação dos músculos cervicais[17] e alteração na coordenação entre os músculos (p. ex., aumento da atividade dos flexores superficiais concomitantemente com atividade reduzida dos flexores profundos cervicais).[18] Alterações estruturais na morfologia dos músculos cervicais, como atrofia e infiltrado adiposo,[19] e alterações na representação do córtex motor primário dos músculos flexores cervicais superficiais e profundos[20] também podem ocorrer em pacientes com dor cervical. Essas alterações podem contribuir para a perpetuação dos sintomas em pacientes com dor cervical crônica.

Devido à etiologia complexa e multifatorial da dor cervical, que inclui fatores biofísicos, psicológicos e sociais, diferentes propostas de subclassificação dos pacientes com essa condição são apresentadas, com o objetivo de agrupar pacientes com características mais homogêneas e, assim, ofertar um programa de tratamento mais bem direcionado para cada grupo. Entre as quatro diretrizes de prática clínica mais recentes, três[1,3,4] adotam a classificação do Neck Pain Task Force,[5] que divide os pacientes entre aqueles com dor cervical e distúrbios associados e aqueles com *whiplash* e distúrbios associados. Posteriormente, os pacientes são graduados em I, II, III ou IV, de acordo com a severidade dos sintomas, o envolvimento de patologias sérias e a interferência nas atividades de vida diária, sendo o grau I o menos severo (nenhum sinal ou sintoma sugestivo de patologia estrutural importante e nenhuma ou menor interferência nas atividades da vida diária) e o grau IV o mais severo (sinais ou sintomas de patologia estrutural importante).

Já a diretriz da Associação Americana de Fisioterapia adota outra proposta de classificação,[2] em que os pacientes não são separados entre *whiplash* ou não. A categorização dos pacientes também ocorre em quatro grupos, mas não necessariamente baseada na severidade, e sim de acordo com as queixas relatadas e os sinais observados durante a anamnese e o exame físico.[2] Nesse caso, os pacientes são divididos em: 1) pacientes com dor cervical e problemas de mobilidade; 2) com dor cervical e problemas de coordenação (distúrbios associados ao *whiplash*); 3) com dor cervical e cefaleia cervicogênica; e 4) com dor cervical com irradiação para o membro superior.

■ DOR LOMBAR INESPECÍFICA

A dor lombar é definida como a dor na região entre a décima segunda costela e as linhas glúteas, podendo ser associada à dor em uma ou ambas as pernas.[21] Na maioria das pessoas que sofrem de dor lombar (aproximadamente 90%), não é possível identificar a fonte de dor, ou seja, não se pode identificar com certeza a estrutura de onde provém o estímulo nociceptivo. Então, classifica-se a dor lombar como dor lombar inespecífica.

A prevalência anual de dor lombar no mundo todo é de, aproximadamente, 40%.[6] Em 2015, a prevalência pontual de dor lombar foi de 7,3%.[6] Ou seja, 540 milhões de pessoas foram afetadas pela dor lombar em um mesmo período.[6] A alta prevalência de dor lombar e a incapacidade associada a ela têm consequências pessoais e socioeconômicas.

Embora a maioria dos episódios de dor lombar melhorem em até 6 semanas, aproximadamente 2/3 dos pacientes ainda relatam dor 3 a 12 meses depois.[22] Apesar de a dor lombar não ser uma ameaça à vida das pessoas, ela é uma ameaça à qualidade de vida. A falta de avaliação e tratamento efetivos para dor lombar pode ter consequências que impactam a saúde física e mental, bem como a vida social das pessoas, demonstrando o caráter biopsicossocial da dor lombar.

Os fatores associados à dor lombar inespecífica podem ser divididos conforme a seguir.

- **Fatores biofísicos**: idade (incidência maior na terceira década de vida e prevalência aumenta até 60-65 anos, diminuindo gradualmente), sexo (maior prevalência entre mulheres) e trabalhos manuais que envolvam curvar a coluna, torção e levantar um objeto.[23]
- **Fatores psicológicos**: apesar de serem pesquisados individualmente, os fatores psicológicos apresentam uma sobreposição importante. Depressão, ansiedade, catastrofização e autoeficácia são fatores de risco para dor lombar e estão associados a um risco aumentado de dor lombar persistente com alto grau de incapacidade.[23]
- **Fatores sociais**: insatisfação com o trabalho, *status* social baixo, baixo nível de educação e relações familiares e de trabalho são fatores de risco para dor lombar.[23] Um possível mecanismo para explicar a influência de fatores sociais para o desenvolvimento de dor lombar inclui exposição ambiental e estilo de vida mais precário em populações de classes sociais mais baixas, bem como acesso à saúde mais deficitário.[24]
- **Outros fatores**: sedentarismo, obesidade, tabagismo, privação de sono e histórico de dor lombar, tanto na infância quanto na adolescência e na fase adulta, também são fatores de risco para dor lombar.[25]

TRATAMENTO CONSERVADOR OU CIRÚRGICO

Estudos demonstram não haver diferenças importantes entre tratamento cirúrgico e tratamento conservador em pacientes com dores cervical e lombar inespecíficas; os pacientes tendem a melhorar com ou sem tratamento cirúrgico. Entretanto, os tratamentos cirúrgicos têm maiores riscos de eventos adversos e mais custos do que o conservador. Nesse sentido, as recomendações científicas recentes indicam uma redução na ênfase do tratamento cirúrgico para condições inespecíficas.[26-28]

Pacientes que apresentam déficits neurológicos (perda de força, sensibilidade e/ou reflexos) severos ou progressivos, urgências ortopédicas (fraturas, síndrome da cauda equina) ou patologias graves (câncer) devem ser encaminhados para tratamento cirúrgico. Entre as técnicas cirúrgicas existentes, a descompressão espinal pode ser considerada para pacientes com dor radicular que não apresentaram melhora na dor ou na função com tratamentos conservadores e quando os sintomas são compatíveis com os achados dos exames de imagem (hérnia de disco ou estenose espinal). Tanto a discectomia quanto a laminectomia podem ser consideradas como segunda linha de tratamento. As técnicas de fusão espinal e substituição do disco intervertebral não devem ser recomendadas para tratamento das dores cervical e lombar inespecíficas.[26]

AVALIAÇÃO CINÉTICO-FUNCIONAL

O processo diagnóstico dentro da prática fisioterapêutica consiste em anamnese/entrevista clínica, exame físico e, se necessário, diagnóstico por exames de imagem.

■ IDENTIFICAÇÃO DE CAUSAS ESPECÍFICAS

A identificação de causas específicas (descritas previamente) para os sintomas dos pacientes com dores cervical e lombar é prioridade no primeiro contato com o paciente. Alguns testes e achados clínicos são relevantes para essa triagem. A **Tabela 9.1**, a seguir, descreve os fatores de risco, os sinais e os sintomas que devem ser observados durante a avaliação cinético-funcional pelo fisioterapeuta, pois podem direcionar o diagnóstico de patologias específicas, como origem da dor nas colunas cervical e lombar.

TABELA 9.1
DIAGNÓSTICO DE CAUSAS ESPECÍFICAS DE DOR NA COLUNA

Possível causa	Fatores de risco, sinais e sintomas identificados durante a avaliação
Câncer	• Histórico de câncer. • Perda de peso inexplicada. • Dor noturna. • Idade > 50 anos.
Dissecção da artéria carótida	• Surgimento repentino e intenso de dor de cabeça ou dor cervical. • Trauma arterial local.
Espondilite anquilosante	• Idade entre 20 e 40 anos. • Histórico familiar da doença. • Rigidez lombar matinal que melhora com exercício, e não com repouso.
Espondilólise e espondilolistese	• Hiperlordose. • Dor durante atividades que exijam extensão da coluna. • Devem ser confirmadas por exame de imagem.

TABELA 9.1
DIAGNÓSTICO DE CAUSAS ESPECÍFICAS DE DOR NA COLUNA

Possível causa	Fatores de risco, sinais e sintomas identificados durante a avaliação
Estenose lombar	- Dor/desconforto durante a marcha ou ortostase prolongada. - Pode estar associada à claudicação. - Irradiação para uma ou ambas as pernas. - Os sintomas aliviam com repouso e/ou flexão lombar.
Fraturas osteoporóticas	- História de osteoporose. - Uso prolongado de corticosteroides. - Idade > 65 anos.
Fratura cervical	- Regra canadense da coluna cervical (C-Spine).[29] - National Emergency X-Radiography Utilization Study (NEXUS).[29]
Infecções	- Febre. - Uso de drogas intravenosas. - Infecção recente.
Insuficiência da artéria vertebral	- Dor cervical posterior ipsilateral à artéria acometida e/ou cefaleia na região occipital. - Sinais vasculares característicos (vertigem, diplopia, disfagia, disartria, sensação de desmaio, náusea, nistagmo, parestesia).
Radiculopatia	- Parestesia (formigamento). - Hipoestesia (diminuição de sensibilidade). - Perda ou diminuição de força e reflexos.
Síndrome da cauda equina	- Sintomas radiculares (dor, dormência, parestesia) bilaterais intensos associados à dor lombar. - Alteração sensorial perianal ("anestesia em sela"). - Incontinência urinária e/ou fecal.

Fonte: Côté e colaboradores;[3] Hartvigsen e colaboradores;[6] Kerry e Taylor;[7] Akassou e Bakri;[8] Haun e Kettner;[9] Michaleff e colaboradores.[29]

■ ANAMNESE

O objetivo da anamnese é encontrar dados que informem o prognóstico do paciente e se ele pertence a um subgrupo que justifique uma estratégia de tratamento específica.[10] A obtenção da história leva a uma (ou mais) hipótese inicial, que pode ser confirmada ou excluída por meio do exame físico.

HISTÓRIA DA DOENÇA ATUAL (HDA)

Tem como objetivo identificar como a dor do paciente começou: se os sintomas tiveram um início insidioso (sem causa aparente definida) ou traumático. A hipótese mais provável de início insidioso, ou mesmo com mecanismos traumáticos leves (p. ex., pegar uma caneta do chão), é de dor inespecífica. Já as hipóteses de dor de início traumático mais severo podem ser estruturais (p. ex., músculos, disco intervertebral). Perguntas abertas facilitam que o paciente comunique o que ele acha mais relevante na sua história (p. ex., "O que você acha que está causando a sua dor?"; "Conte-me a sua história...").

MAPA CORPORAL (*BODY CHART*)

O mapa corporal pode ser preenchido pelo fisioterapeuta ou pelo paciente. As áreas do corpo em que o paciente apresenta sintomas devem ser marcadas no mapa, pois isso possibilita identificar se a dor é localizada (fonte nociceptiva), irradiada (dor radicular ou radiculopatia) e/ou generalizada (podendo indicar sensibilização do sistema nervoso central [SNC]). Os pontos importantes a serem investigados são: 1) tipo de dor (p. ex., fisgada, pontada ou latejante); 2) intensidade da dor (p. ex., por meio da Escala Visual Analógica); 3) profundidade da dor (a fonte nociceptiva tende a gerar dor superficial; as fontes neurogênicas e o SNC geram dor profunda); 4) frequência da dor (intermitente ou constante – dor constante é um indicativo de bandeira vermelha ou doença inflamatória); 5) sinais de parestesia (formigamento ou dormência).

COMPORTAMENTO 24 HORAS

Tem como objetivo identificar (ou não) um padrão nos sintomas do paciente. A dor matinal, por exemplo, pode estar ligada a patologias inflamatórias e discopatias (em casos de extrusão discal). A dor ao final do dia pode estar relacionada com posturas sustentadas ou atividades repetitivas que podem sensibilizar as estruturas da coluna. A dor noturna pode ser um sinal de bandeira vermelha ou inflamação ativa, porém é comum os pacientes relatarem dor noturna ao se moverem na cama, o que indica uma dor mecânica, não necessariamente ligada a patologias severas.

HISTÓRIA DE DOENÇA PREGRESSA (HPP)

Ter histórico prévio de dor cervical ou lombar é um fator de risco para desenvolver um novo episódio de dor na coluna. Além disso, saber se o paciente já teve alguma lesão importante no passado, como fraturas de membros ou cirurgias, é importante para compreender se ele desenvolveu padrões de movimento ou comportamento mal adaptativos, que possam contribuir para a manutenção dos sintomas. Vale lembrar que doenças malignas, como câncer, podem se mascarar como disfunções musculoesqueléticas. Ter história pregressa de câncer é uma bandeira vermelha. Portanto, em caso de dúvida, deve-se encaminhar o paciente para o profissional adequado.

SAÚDE GERAL E COMORBIDADES

Pacientes com dores persistentes podem apresentar outras patologias associadas. Cefaleias, bruxismo, síndrome do intestino irritável, síndrome do pânico, depressão, entre outros, estão associados a um limiar de dor mais baixo, propiciando quadros de dores cervical e lombar. Além disso, ter outras comorbidades é um fator de risco para dor na coluna e para um prognóstico desfavorável.

FATORES ATENUANTES E AGRAVANTES

A identificação desses fatores é importante para descobrir as atividades que pioram e/ou melhoram os sintomas, bem como para guiar o exame físico dos pacientes e o tratamento. Esses fatores podem ser utilizados como testes funcionais e de reavaliação.

FATORES COGNITIVOS – CRENÇAS

As crenças de um indivíduo influenciam o seu comportamento. Portanto, se o paciente acreditar que a dor é sinônimo de lesão, que o repouso é indicado para melhorar a dor na coluna ou que, se o exame de imagem mostrar uma degeneração ou abaulamento discal, ele está com uma patologia, isso pode gerar respostas de evitação de atividades sociais e físicas, fraqueza e rigidez, gerando ainda mais sintomas. Um exemplo de instrumento para avaliar as crenças dos pacientes é o Questionário de Atitudes sobre Dor nas Costas (Back-Pain Attitudes Questionnaire – Back-PAQ).[30]

FATORES PSICOSSOCIAIS

A ansiedade e a depressão estão entre os principais fatores de risco para o desenvolvimento de dor na coluna. Perguntar aos pacientes sobre o seu contexto de vida (atual e do momento do início dos sintomas) é muito importante dentro da avaliação biopsicossocial. No entanto, faz-se necessário diferenciar se a ansiedade e/ou a depressão foram a causa ou a consequência da dor. Como citado no item anterior, pessoas que sofrem de dor persistente podem estar em um estado de ansiedade e depressão, pois acabam não socializando, trabalhando ou fazendo atividades que gostam devido à sua dor. Além disso, é preciso verificar a necessidade de encaminhamento para profissionais capacitados para tratar as patologias (psiquiatras e psicólogos). Fatores sociais, como *status* socioeconômico, satisfação com o trabalho, situação conjugal e processos litigiosos, também podem influenciar a experiência de dor na coluna. O STarT Back Screening Tool e o Fear Avoidance Beliefs Questionnaire são exemplos de instrumentos para avaliar a presença desses fatores.

OBJETIVOS DO PACIENTE

Claramente, todo paciente procura a melhora dos seus sintomas. Todavia, faz-se necessário traçar objetivos concretos, atingíveis e que sejam relevantes para o paciente. Por exemplo, voltar a correr 5 km, levantar a filha do chão ou conseguir colocar as compras no porta-malas do carro. A Escala Funcional Específica do Paciente (PSFS, do inglês Patient Specific Functional Scale) pode ser uma opção para avaliar a evolução do paciente quanto a esses objetivos.

ESCALAS E QUESTIONÁRIOS

Durante a anamnese, o fisioterapeuta pode usar questionários autorreportados validados para pacientes com dores cervical e lombar, a fim de identificar o estado inicial do paciente e monitorar as mudanças relativas à dor, função, incapacidade e aspectos psicossociais durante o tratamento. Como exemplos, destacam-se os seguintes questionários: Índice Oswestry de Incapacidade, Questionário de Triagem de Dor Musculoesquelética Örebro, Escala Tampa de Cinesiofobia e Índice de Incapacidade Relacionada ao Pescoço.

■ EXAME FÍSICO

O exame físico pode consistir em inspeção, palpação, mensuração da ADM, mensuração da força muscular, testes específicos e/ou funcionais, avaliação neurodinâmica e testes neurológicos. A escolha de quais desses procedimentos serão realizados no exame físico depende das informações coletadas durante a anamnese e de qualquer hipótese que esses achados sugiram.[10]

OBSERVAÇÃO

A observação deve começar quando o paciente entra no consultório, nas atividades como marcha, sentar-se–levantar-se, tirar a roupa. Também é importante observar os desvios posturais relevantes, as discrepâncias musculares e as deformidades. Contudo, essas diferenças devem ser muito claras: se houver dúvida sobre se existe uma diferença ou não, é provável que ela não exista. Além disso, esses pontos devem ser observados com cautela, pois, muitas vezes, as pessoas apresentam assimetrias (p. ex., escoliose) e não apresentam sintomas.

TESTES FUNCIONAIS

Em relação à coluna, os testes funcionais são normalmente os fatores agravantes e/ou as atividades provocativas de dor relatadas pelo paciente. Eles podem variar desde pegar uma caneta do chão, ficar sentado, passando por realizar um levantamento terra com carga alta (50-100 kg), limpar o teto até jogar sinuca (cervical em extensão). É importante avaliar a estratégia de movimento (p. ex., muita flexão de joelho e pouca mobilidade lombar ao pegar a caneta), os comportamentos provocativos (p. ex., apoiar-se nos joelhos ao abaixar-se, contrair o abdome – também descrito na literatura como *bracing* – sentado ou em movimento) e os comportamentos evitativos (p. ex., não colocar peso em uma das pernas como forma de tentar prevenir a dor).

AMPLITUDE DE MOVIMENTO (ADM)

Ao se realizar os testes funcionais, a ADM da coluna será avaliada. Contudo, em alguns casos, a avaliação da ADM nos planos sagital (flexão e extensão), frontal (inclinação lateral) e horizontal (rotação axial) pode ser necessária. Nesses casos, avalia-se tanto a quantidade da ADM quanto a sua qualidade. Se o paciente apresentar diminuição da ADM (em graus), associada ou não à dor, essa condição será classificada como disfunção de movimento. Se o paciente apresentar ADM completa, porém com sintomas durante a ADM, essa condição será classificada como disfunção de controle motor.

A disfunção de movimento pode ter como causas: restrição/rigidez articular, encurtamento muscular ou medo de um movimento específico causar mais dor ou lesão. A disfunção de controle motor geralmente está associada a uma diminuição da estabilidade gerada pelos músculos (p. ex., dor associada à espondilolistese e inibição dos músculos estabilizadores lombares, como o oblíquo interno e os multífidos), ou por um excesso de ativação muscular, que aumenta a carga sobre as estruturas sensibilizadas. Ao contrário do que se acreditava, as dores devido à "instabilidade" da coluna são muito menos frequentes do que por um excesso de ativação muscular. É importante testar formas de se modificar o movimento e avaliar o impacto dessa mudança nos sintomas do paciente.

TESTES NEURAIS

Também conhecidos como testes neurodinâmicos, os testes neurais avaliam tanto os aspectos mecânicos quanto os fisiológicos do sistema nervoso periférico. Os testes neurais utilizados no quadrante superior são os testes neurodinâmicos do nervo mediano 1 (**Fig. 9.1**) e 2, do nervo ulnar e do nervo radial. Para o quadrante inferior, os mais utilizados são o teste de Slump (**Fig. 9.2**) e Lasègue (SLR, do inglês *straight leg raise*), com suas variações para os nervos isquiático, fibular comum e tibial. Eles podem ser utilizados para disfunções da coluna que causam sintomas de dores radiculares ou radiculopatias.

TESTES NEUROLÓGICOS

Os testes neurológicos avaliam o grau de comprometimento da raiz nervosa e auxiliam na tomada de decisão sobre se o paciente deve ser encaminhado para um cirurgião ou não. Os testes neurológicos são divididos em três: testes de força, de reflexos e de sensibilidade. Se o paciente apresentar sinais de cauda equina (descritos anteriormente), ele deve ser encaminhado imediatamente à uma emergência. Se o paciente apresentar perda de força, reflexo

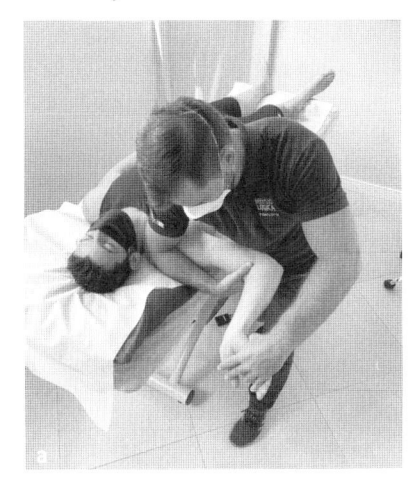

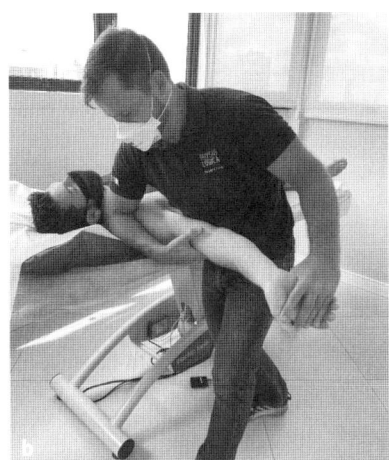

■ **Figura 9.1**
Teste neurodinâmico do nervo mediano.
[a] Posição inicial do teste: paciente em decúbito dorsal na maca. Realizar a abdução do ombro até 90°, com o cotovelo flexionado, supinação do antebraço, extensão de punho e dedos, abdução do polegar e rotação externa de ombro. **[b] Posição final**: manter a posição inicial e realizar a extensão do cotovelo. Solicitar ao paciente que realize a inclinação cervical contralateral e, em seguida, a inclinação cervical ipsilateral, para a diferenciação de sintomas musculoesqueléticos e neurodinâmicos.
Fonte: Arquivo dos autores.

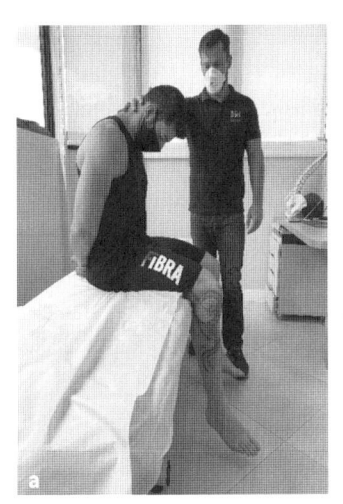

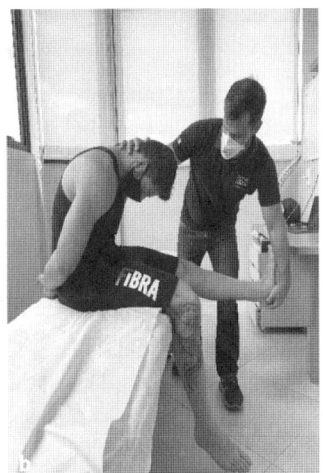

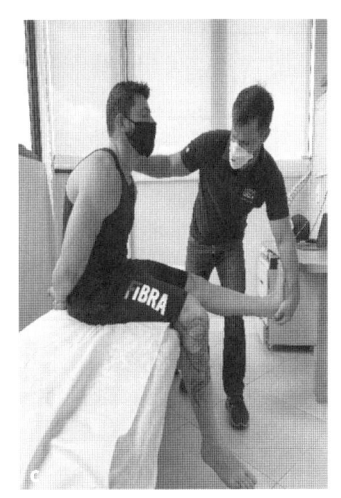

■ **Figura 9.2**
Teste neurodinâmico do nervo isquiático (*Slump*).
[a] Posição inicial do teste: paciente em sedestação na maca. Realizar a flexão das colunas cervical, torácica e lombar, com os membros superiores estendidos atrás da coluna. **[b]** Posição final: manter a posição inicial e realizar a extensão do joelho e a flexão dorsal do tornozelo. **[c]** Diferenciação de sintomas: manter a posição anterior e realizar a extensão da coluna cervical para a diferenciação de sintomas musculoesqueléticos ou neurodinâmicos.
Fonte: Arquivo dos autores.

e/ou sensibilidade e essa perda for progressiva, ele deve ser encaminhado a um cirurgião ortopédico ou neurocirurgião.

AVALIAÇÃO DA MOBILIDADE SEGMENTAR

As mobilizações articulares passivas intervertebrais aplicadas em diferentes direções (p. ex., posteroanterior central [**Figs. 9.3** e **9.4**] e unilateral ou transversal) podem ser realizadas tanto com o objetivo de avaliar a mobilidade de uma determinada região como para verificar a resposta do paciente a esses movimentos. A avaliação da mobilidade em si é bastante subjetiva

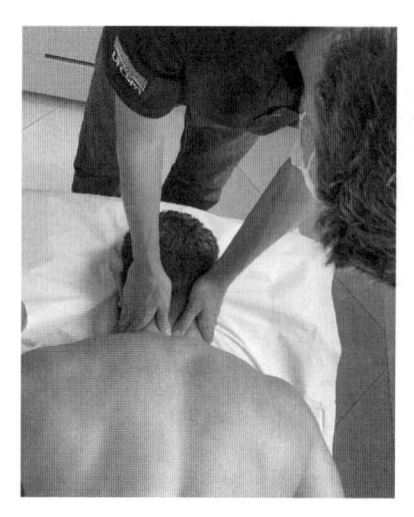

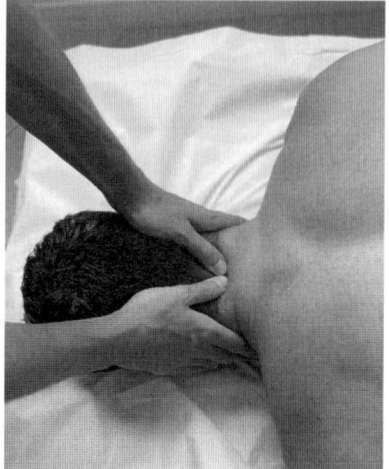

■ **Figura 9.3**
Mobilização passiva acessória intervertebral posteroanterior central da coluna cervical.
Fonte: Arquivo dos autores.

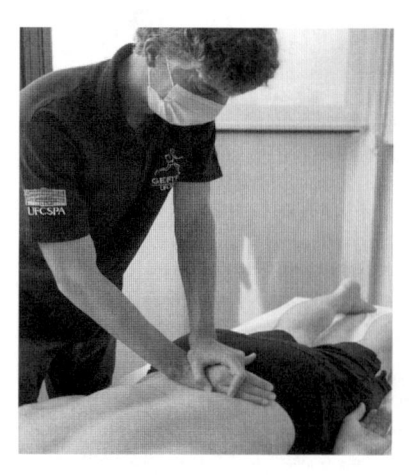

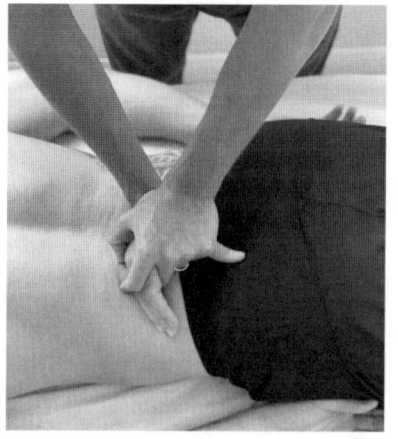

■ **Figura 9.4**
Mobilização passiva acessória intervertebral posteroanterior central da coluna lombar.
Fonte: Arquivo dos autores.

e não apresenta uma boa confiabilidade interavaliador. Entretanto, a avaliação dos sintomas do paciente durante e após uma série de mobilizações pode fornecer uma informação sobre o envolvimento ou não dessa região nos sintomas, assim como pode indicar uma possível direção de tratamento por meio dessas mesmas técnicas. Por exemplo, se o paciente sentir um desconforto ao receber uma mobilização em determinada direção, porém esse desconforto diminuir ao longo de uma série de repetições, ou a dor apresentada em um teste funcional for reduzida ao se repetir o teste funcional após uma série de mobilizações, essas mobilizações podem ser utilizadas como uma das possíveis abordagens de tratamento.

■ EXAMES DE IMAGEM

O encaminhamento de pacientes com dor na coluna para a realização de exames de imagem (radiografia, tomografia computadorizada, ressonância nuclear magnética) é recomendado apenas quando há suspeita de lesões específicas ou causas graves para os sintomas. O encaminhamento rotineiro para exames de imagem não é recomendado, pois achados comuns em exames de imagem (discopatia degenerativa, artrose, protusão discal, etc.) também estão presentes em pacientes assintomáticos.[31] O diagnóstico por imagem pode provocar uma cascata de efeitos negativos no percurso de tratamento desses pacientes, incluindo a má interpretação desses achados por profissionais da saúde e pelos próprios pacientes, além de uma exposição desnecessária à radiação.

INTERVENÇÃO FISIOTERAPÊUTICA

Nesta seção, será abordada a intervenção fisioterapêutica para pacientes com dores de coluna inespecíficas, uma vez que correspondem à imensa maioria dos casos. A maioria das diretrizes[26,32] de prática clínica sobre o tratamento de pacientes com dores cervical e lombar recomenda uma combinação de educação, exercícios e terapia manual como os tratamentos preferenciais baseados em evidências. É importante ressaltar que terapias como ultrassom, neuroestimulação elétrica transcutânea (TENS), tração, correntes interferenciais e ondas curtas são ineficazes, portanto, não são recomendadas para tratamentos com dores cervical e lombar inespecíficas.

■ EDUCAÇÃO

A educação é definida como um processo que permite aos indivíduos tomarem decisões informadas sobre o seu comportamento pessoal relacionado à saúde. A educação do paciente (ou o fornecimento de informações) é considerada uma parte essencial da comunicação entre o fisioterapeuta e o paciente. Todos os pacientes com dor cervical ou lombar inespecífica devem receber aconselhamento sobre o prognóstico favorável do sintoma e indicação e encorajamento para a realização de atividades físicas.[32]

As intervenções educativas recomendadas incluem: tranquilizar o paciente de que a dor não é uma condição grave; afirmar que não há uma doença séria e que os sintomas irão melhorar com o tempo, incluindo informações de que exames de imagem não são recomendados; encorajar o paciente a evitar repouso e se manter ativo, continuando as suas atividades normais; e educar sobre autocuidado, exercícios e estratégias de enfrentamento.[27,33] Uma revisão sistemática recente[34] concluiu que um programa de educação centrado no paciente e específico para a condição clínica é igualmente benéfico a outras intervenções conservadoras no tratamento de pacientes com dor cervical com ou sem origem traumática.

■ EXERCÍCIOS

As intervenções fisioterapêuticas baseadas em exercícios físicos variam amplamente, incluindo exercícios aquáticos ou em solo (terrestres), com diferentes enfoques (reforço muscular, resistência, mobilidade ou capacidade cardiovascular), com base em conceitos e metodologias específicos (como McKenzie, Pilates...) ou exercícios gerais. Não parece haver superioridade de algum método ou tipo de exercício sobre outro. Para que os pacientes os incluam nas suas rotinas, os exercícios devem ser realizados ou indicados a partir do raciocínio clínico e dos achados da avaliação fisioterapêutica (p. ex., sugerir exercícios com maior enfoque para aumento de mobilidade [**Figs. 9.5-9.9**], aumento da força muscular [**Fig. 9.10**], ou, ainda, para a melhora do controle motor [**Fig. 9.11**]). Contudo, tendo-se em vista que não há superioridade de alguma modalidade, o fisioterapeuta e o paciente podem optar pelos tipos de exercícios que preferirem.

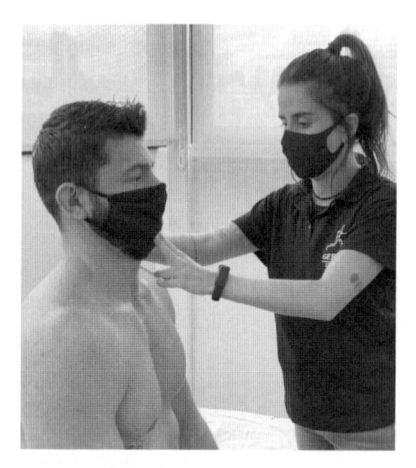

■ **Figura 9.5**
Exercício de retração cervical.
Fonte: Arquivo dos autores.

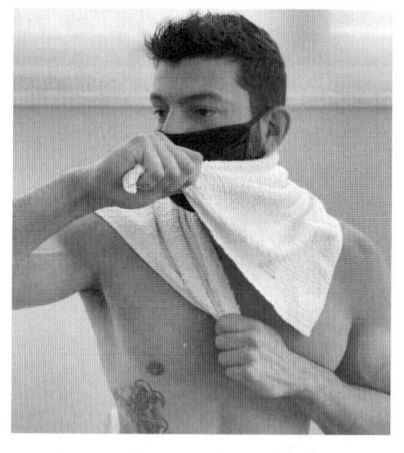

■ **Figura 9.6**
Exercício de rotação cervical assistido por toalha.
Fonte: Arquivo dos autores.

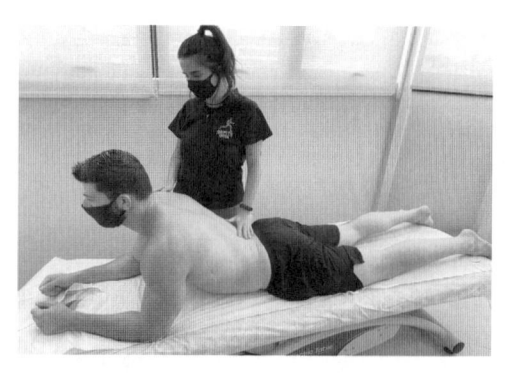

■ **Figura 9.7**
Exercício de extensão lombar com apoio nos antebraços.
Fonte: Arquivo dos autores.

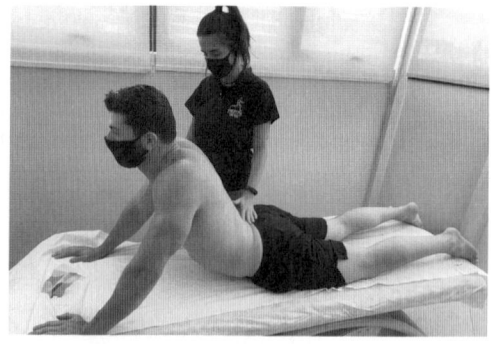

■ **Figura 9.8**
Exercício de extensão lombar com extensão de cotovelos.
Fonte: Arquivo dos autores.

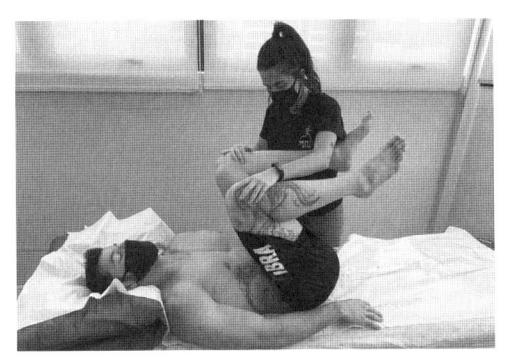

Figura 9.9
Exercício de flexão lombar.
Fonte: Arquivo dos autores.

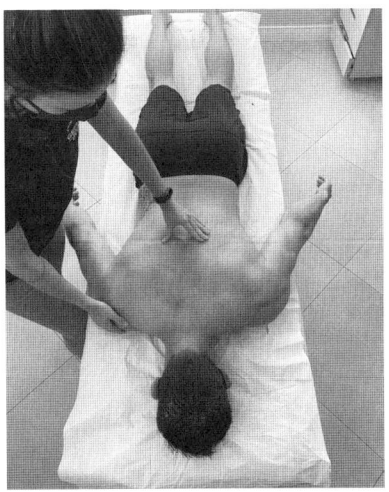

Figura 9.10
Exercício de retração e adução escapular.
Fonte: Arquivo dos autores.

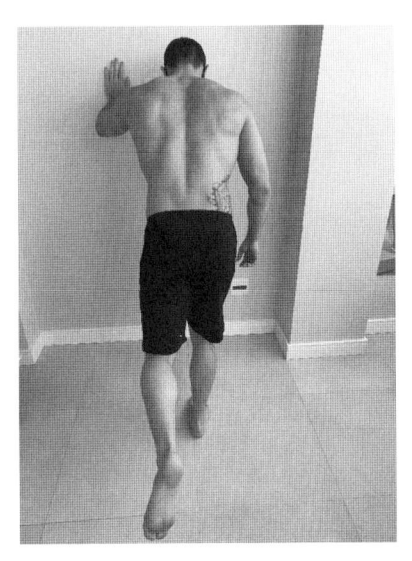

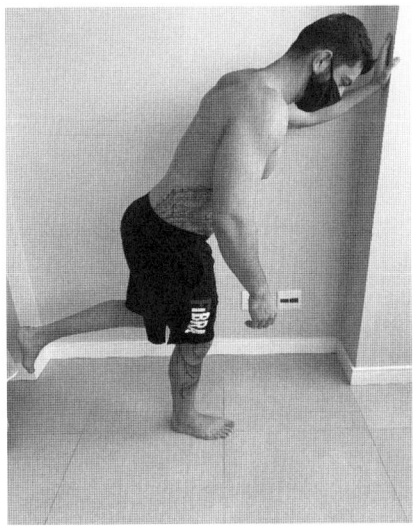

Figura 9.11
Exercício de controle motor para o fortalecimento de glúteos associado à inibição do músculo quadrado lombar ipsilateral na coluna lombar.
Fonte: Arquivo dos autores.

Para pacientes com dor cervical, as diretrizes de prática clínica recomendam exercícios com enfoque em músculos cervicais, escapulotorácicos e dos membros superiores, independentemente do tipo do exercício.[2] O tratamento com exercícios supervisionados deve ser considerado, sobretudo em casos de recuperação lenta e para pacientes com fatores de risco para dor incapacitante persistente.[26] Para pacientes com dor persistente, exercícios aeróbicos associados à educação (ressignificação da dor e de crenças negativas – p. ex., a crença de que fazer exercícios com dor causa ou agrava a lesão) devem ser incluídos no plano de tratamento.[35]

■ TERAPIA MANUAL

A terapia manual (ou fisioterapia manipulativa ortopédica) consiste em um conjunto de abordagens utilizadas a partir de um raciocínio clínico adequado, incluindo mobilizações e manipulações articulares, bem como abordagens direcionadas aos tecidos moles. As mobilizações (**Figs. 9.3, 9.4, 9.12, 9.13** e **9.14**) são definidas como técnicas de movimento passivo de baixa velocidade, com pequena ou grande amplitude dentro da ADM do paciente e dentro do controle do paciente. Já a manipulação é definida como uma técnica de alta velocidade e baixa amplitude aplicada próximo ao final da ADM do paciente com um impulso rápido.

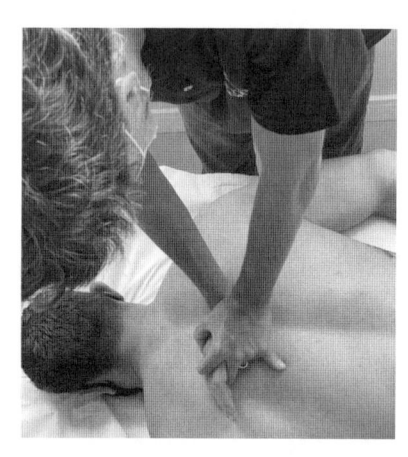

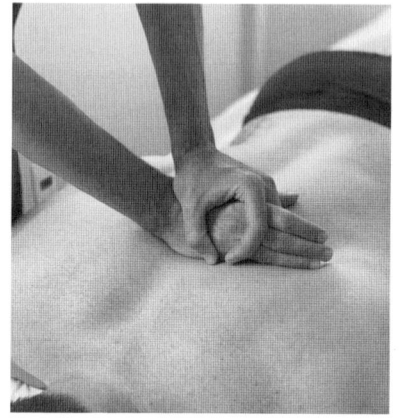

■ **Figura 9.12**
Imobilização passiva acessória intervertebral posteroanterior central da coluna torácica.
Fonte: Arquivo dos autores.

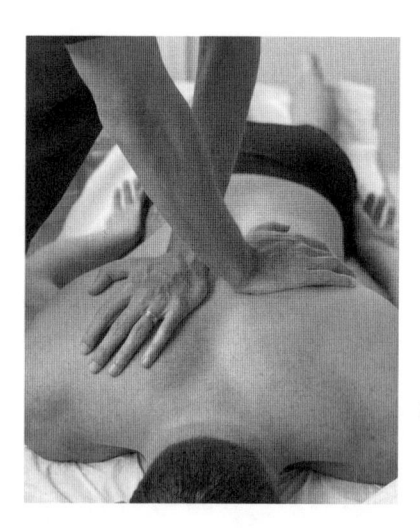

■ **Figura 9.13**
Mobilização passiva acessória intervertebral posteroanterior com rotação da coluna torácica.
Fonte: Arquivo dos autores.

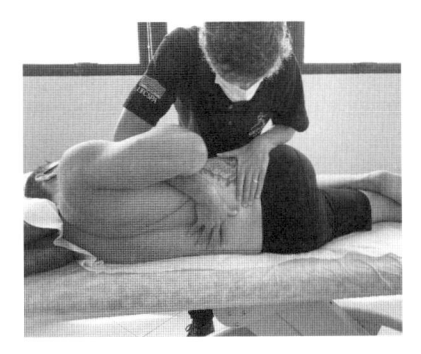

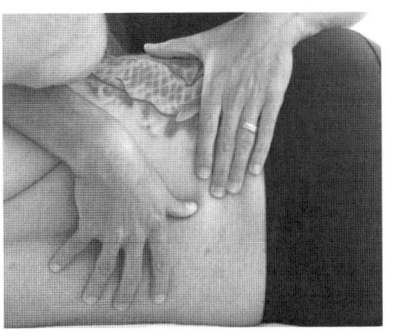

Figura 9.14
Mobilização passiva fisiológica intervertebral em rotação da coluna lombar.
Fonte: Arquivo dos autores.

Revisões sistemáticas recentes reportaram que tanto as mobilizações quanto as manipulações aplicadas nas regiões cervical e torácica produziram efeitos benéficos quanto à dor e à incapacidade de pacientes com dor cervical inespecífica.[36] As técnicas manuais raramente são aplicadas como intervenções isoladas. Mais frequentemente, elas são administradas em combinação com educação e/ou exercícios. Para pacientes com dor cervical, o tratamento combinado de exercícios e terapia manual parece ser mais eficaz do que exercícios isolados para dor a curto prazo.[37] De fato, a abordagem multimodal, incluindo educação, exercícios e terapia manual, é a forma de tratamento recomendada pelas diretrizes de prática clínica.[2]

CONSIDERAÇÕES FINAIS

Como visto neste capítulo, na grande maioria dos casos, não é possível identificar, com certeza, a origem dos sintomas dos pacientes com dores cervical e lombar. Como o fisioterapeuta é um profissional da saúde de primeiro contato, ele deve ter conhecimento das possíveis causas patológicas que possam causar dor na coluna e encaminhar o paciente para mais exames, caso necessário. Além disso, o fisioterapeuta deve realizar uma prática baseada em evidências, utilizando uma abordagem biopsicossocial para compreender os mecanismos de dor da coluna e empregar o melhor manejo possível centrado no paciente.

REFERÊNCIAS

1. Bier JD, Scholten-Peeters WGM, Staal JB, Pool J, van Tulder MW, Beekman E, et al. Clinical practice guideline for physical therapy assessment and treatment in patients with nonspecific neck pain. Phys Ther. 2018;98(3):162-71.
2. Blanpied PR, Gross AR, Elliott JM, Devaney LL, Clewley D, Walton DM, et al. Neck pain: revision 2017. J Orthop Sports Phys Ther. 2017;47(7):A1-A83.
3. Côté P, Wong JJ, Sutton D, Shearer HM, Mior S, Randhawa K, et al. Management of neck pain and associated disorders: a clinical practice guideline from the Ontario Protocol for Traffic Injury Management (OPTIMa) Collaboration. Eur Spine J. 2016;25(7):2000-22.
4. Bussières AE, Stewart G, Al-Zoubi F, Decina P, Descarreaux M, Hayden J, et al. The treatment of neck pain-associated disorders and whiplash-associated disorders: a clinical practice guideline. J Manipulative Physiol Ther. 2016;39(8):523-64.
5. Guzman J, Hurwitz EL, Carroll LJ, Haldeman S, Côté P, Carragee EJ, et al. A new conceptual model of neck pain: linking onset, course, and care: the bone and joint decade 2000-2010 task force on neck pain and its associated disorders. J Manipulative Physiol Ther. 2009;32(2 Suppl):S17-28.
6. Hartvigsen J, Hancock MJ, Kongsted A, Louw Q, Ferreira ML, Genevay S, et al. What low back pain is and why we need to pay attention. Lancet. 2018;391(10137):2356-67.

7. Kerry R, Taylor AJ. Cervical arterial dysfunction assessment and manual therapy. Man Ther. 2006;11(4):243-53.
8. Akassou A, Bakri Y. Does HLA-B27 status influence ankylosing spondylitis phenotype? Clin Med Insights Arthritis Musculoskelet Disord. 2018;11:1179544117751627.
9. Haun DW, Kettner NW. Spondylolysis and spondylolisthesis: a narrative review of etiology, diagnosis, and conservative management. J Chiropr Med. 2005;4(4):206-17.
10. Verhagen AP. Physiotherapy management of neck pain. J Physiother. 2021;67(1):5-11.
11. Hogg-Johnson S, van der Velde G, Carroll LJ, Holm LW, Cassidy JD, Guzman J, et al. The burden and determinants of neck pain in the general population: results of the bone and joint decade 2000-2010 task force on neck pain and its associated disorders. J Manipulative Physiol Ther. 2009;32(2 Suppl):S46-60.
12. Croft PR, Lewis M, Papageorgiou AC, Thomas E, Jayson MIV, Macfarlane GJ, et al. Risk factors for neck pain: a longitudinal study in the general population. Pain. 2001;93(3):317-25.
13. Hoy D, March L, Brooks P, Blyth F, Woolf A, Bain C, et al. The global burden of low back pain: estimates from the global burden of disease 2010 study. Ann Rheum Dis. 2014;73(6):968-74.
14. Carroll LJ, Hogg-Johnson S, Côté P, van der Velde G, Holm LW, Carragee EJ, et al. Course and prognostic factors for neck pain in workers: results of the bone and joint decade 2000-2010 task force on neck pain and its associated disorders. J Manipulative Physiol Ther. 2009;32(2 Suppl):S108-16.
15. Miranda IF, Wagner Neto ES, Dhein W, Brodt GA, Loss JF. Individuals with chronic neck pain have lower neck strength than healthy controls: a systematic review with meta-analysis. J Manipulative Physiol Ther. 2019;42(8):608-22.
16. Oliveira AC, Silva AG. Neck muscle endurance and head posture: a comparison between adolescents with and without neck pain. Man Ther. 2016;22:62-7.
17. Falla D, Jull G, Hodges PW. Feedforward activity of the cervical flexor muscles during voluntary arm movements is delayed in chronic neck pain. Exp Brain Res. 2004;157(1):43-8.
18. Jull G, Falla D. Does increased superficial neck flexor activity in the craniocervical flexion test reflect reduced deep flexor activity in people with neck pain? Man Ther. 2016;25:43-7.
19. Elliott JM, Courtney DM, Rademaker A, Pinto D, Sterling MM, Parrish TB. The rapid and progressive degeneration of the cervical multifidus in whiplash: an MRI study of fatty infiltration. Spine (Phila Pa 1976). 2015;40(12):E694-700.
20. Elgueta-Cancino E, Marinovic W, Jull G, Hodges PW. Motor cortex representation of deep and superficial neck flexor muscles in individuals with and without neck pain. Hum Brain Mapp. 2019;40(9):2759-70.
21. Dionne CE, Dunn KM, Croft PR, Nachemson AL, Buchbinder R, Walker BF, et al. A consensus approach toward the standardization of back pain definitions for use in prevalence studies. Spine (Phila Pa 1976). 2008;33(1):95-103.
22. da C Menezes Costa L, Maher CG, Hancock MJ, McAuley JH, Herbert RD, Costa LOP. The prognosis of acute and persistent low-back pain: a meta-analysis. CMAJ. 2012;184(11):E613-E24.
23. Hoy D, Brooks P, Blyth F, Buchbinder R. The Epidemiology of low back pain. Best Pract Res Clin Rheumatol. 2010;24(6):769-81.
24. Dutmer AL, Schiphorst Preuper HR, Soer R, Brouwer S, Bültmann U, Dijkstra PU, et al. Personal and societal impact of low back pain: the groningen spine cohort. Spine (Phila Pa 1976). 2019;44(24):E1443-51.
25. Maher C, Underwood M, Buchbinder R. Non-specific low back pain. Lancet. 2017;389(10070):736-47.
26. Foster NE, Anema JR, Cherkin D, Chou R, Cohen SP, Gross DP, et al. Prevention and treatment of low back pain: evidence, challenges, and promising directions. Lancet. 2018;391(10137):2368-83.
27. National Institute for Health and Care Excellence. Low back pain and sciatica in over 16s: assessment and management. NICE guideline. London: NICE; 2016.
28. van Middelkoop M, Rubinstein SM, Ostelo R, van Tulder MW, Peul W, Koes BW, et al. Surgery versus conservative care for neck pain: a systematic review. Eur Spine J. 2013;22(1):87-95.
29. Michaleff ZA, Maher CG, Verhagen AP, Rebbeck T, Lin CW. Accuracy of the Canadian C-spine rule and NEXUS to screen for clinically important cervical spine injury in patients following blunt trauma: a systematic review. CMAJ. 2012;184(16):E867-76.
30. Krug RC, Caneiro JP, Ribeiro DC, Darlow B, Silva MF, Loss JF. Back pain attitudes questionnaire: cross-cultural adaptation to brazilian-portuguese and measurement properties. Braz J Phys Ther. 2020;S1413-3555(19)30887-1.
31. Nakashima H, Yukawa Y, Suda K, Yamagata M, Ueta T, Kato F. Narrow cervical canal in 1211 asymptomatic healthy subjects: the relationship with spinal cord compression on MRI. Eur Spine J. 2016;25(7):2149-54.
32. Almeida M, Saragiotto B, Richards B, Maher CG. Primary care management of non-specific low back pain: key messages from recent clinical guidelines. Med J Aust. 2018;208(6):272-5.
33. Delitto A, George SZ, Van Dillen LR, Whitman JM, Sowa G, Shekelle P, et al. Low back pain. J Orthop Sports Phys Ther. 2012;42(4):A1-57.
34. Yu H, Côté P, Southerst D, Wong JJ, Varatharajan S, Shearer HM, et al. Does structured patient education improve the recovery and clinical outcomes of patients with neck pain? A systematic review from the Ontario Protocol for Traffic Injury Management (OPTIMa) Collaboration. Spine J. 2016;16(12):1524-40.
35. Meng XG, Yue SW. Efficacy of aerobic exercise for treatment of chronic low back pain: a meta-analysis. Am J Phys Med Rehabil. 2015;94(5):358-65.
36. Gross A, Kay TM, Paquin JP, Blanchette S, Lalonde P, Christie T, et al. Exercises for mechanical neck disorders. Cochrane Database Syst Rev. 2015;1:CD004250.
37. Fredin K, Lorås H. Manual therapy, exercise therapy or combined treatment in the management of adult neck pain – A systematic review and meta-analysis. Musculoskelet Sci Pract. 2017;31:62-71.

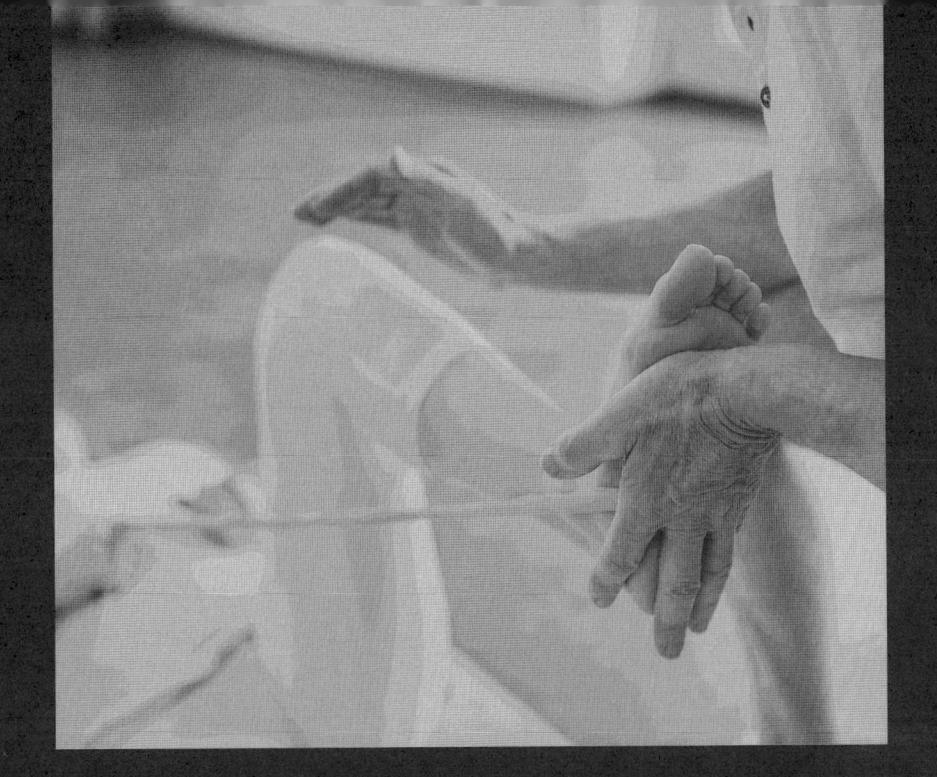

10
Tratamento Fisioterapêutico nas Lesões do Quadril

FÁBIO VIADANNA SERRÃO
ALEXANDRE MARCIO MARCOLINO
LUIZ FERNANDO A. SELISTRE
PAULA REGINA MENDES DA SILVA SERRÃO

Síndrome do impacto femoroacetabular — 198
Fraturas proximais do fêmur — 203
Osteoartrite de quadril — 203
Artroplastia de quadril — 207

A articulação do quadril, ou articulação coxofemoral, está localizada entre o acetábulo e a cabeça do fêmur. A função primária da articulação do quadril é suportar o peso da cabeça, dos braços e do tronco tanto na postura ereta estática quanto nas posturas dinâmicas, como durante a caminhada, a corrida, etc. Embora a articulação do quadril tenha um papel no posicionamento do pé no espaço em cadeia cinética aberta, ela é primariamente estruturada para atividades que exigem o suporte do peso corporal.

As lesões e doenças do quadril são relativamente comuns. Pessoas jovens, principalmente atletas, estão propensas a desenvolver algumas lesões no quadril, como a síndrome do impacto femoroacetabular. Em contrapartida, o quadril de pessoas mais idosas está vulnerável a doenças degenerativas, bem como às fraturas. Dessa forma, neste capítulo, serão abordadas as características clínicas, o diagnóstico, os tratamentos conservador e cirúrgico, o diagnóstico cinético-funcional e as intervenções fisioterapêuticas nas principais lesões e doenças do quadril.

SÍNDROME DO IMPACTO FEMOROACETABULAR

■ CARACTERÍSTICAS CLÍNICAS E DIAGNÓSTICO

A síndrome do impacto femoroacetabular é uma condição clínica relacionada com o movimento do quadril, a qual tem uma tríade de sintomas, sinais clínicos e achados de imagens. Essa síndrome representa um contato prematuro sintomático entre a região proximal do fêmur e o acetábulo, sendo uma causa comum de dor no quadril e na região inguinal em indivíduos jovens e de meia-idade.[1] O conceito de impacto do quadril foi primeiramente apresentado por Smith-Petersen.[2] Em 2003, Ganz e colaboradores[3] apresentaram a hipótese de uma relação entre a síndrome do impacto femoroacetabular e a osteoartrite do quadril.

Alterações morfológicas no fêmur e/ou no acetábulo estão relacionadas com a síndrome do impacto femoroacetabular. Há três morfologias da articulação do quadril associadas com a síndrome do impacto femoroacetabular, descritas a seguir.

1 **Morfologia tipo PINCER:** há uma cobertura acetabular excessiva da cabeça femoral (**Fig. 10.1A**). Essa cobertura acetabular excessiva pode ser global, como nos casos de coxa profunda e acetábulo protuso, ou focal (anterossuperior), como ocorre na presença de retroversão acetabular. Na morfologia tipo PINCER, a flexão e a rotação mediais do quadril também podem levar ao impacto da junção entre o colo e a cabeça femoral com o acetábulo. Nesse tipo de impacto, pode ocorrer a lesão do lábio acetabular anterior, com lesão condral por contragolpe no rim acetabular posteroinferior.
2 **Morfologia tipo CAM:** a cabeça femoral não é esférica (**Fig. 10.1B**), pois há um achatamento ou convexidade na junção entre a cabeça e o colo femoral.[3] Essa morfologia resulta no impacto da junção entre o colo e a cabeça femoral com o acetábulo durante a flexão e a rotação mediais do quadril. Alguns fatores podem estar relacionados com a não esfericidade da cabeça femoral, como: mau união rotacional devido à fratura prévia do colo femoral, achatamento da cabeça femoral devido à necrose da cabeça femoral (Legg-Calve-Perthes) e inclinação posterior da cabeça femoral devido ao escorregamento epifisário proximal do fêmur (epifisiólise proximal do fêmur). Nesse tipo de impacto, pode ocorrer delaminação articular, falha da cartilagem articular acetabular e, secundariamente, lesão do lábio acetabular.
3 **Morfologia tipo mista:** combina as características das morfologias tipo CAM e tipo PINCER. A morfologia tipo mista é mais comum que os outros dois tipos.

Sintomas, sinais clínicos e achados de imagem devem estar presentes para diagnosticar a síndrome do impacto femoroacetabular, cujo sintoma primário é a dor.[3] A dor é mais comu-

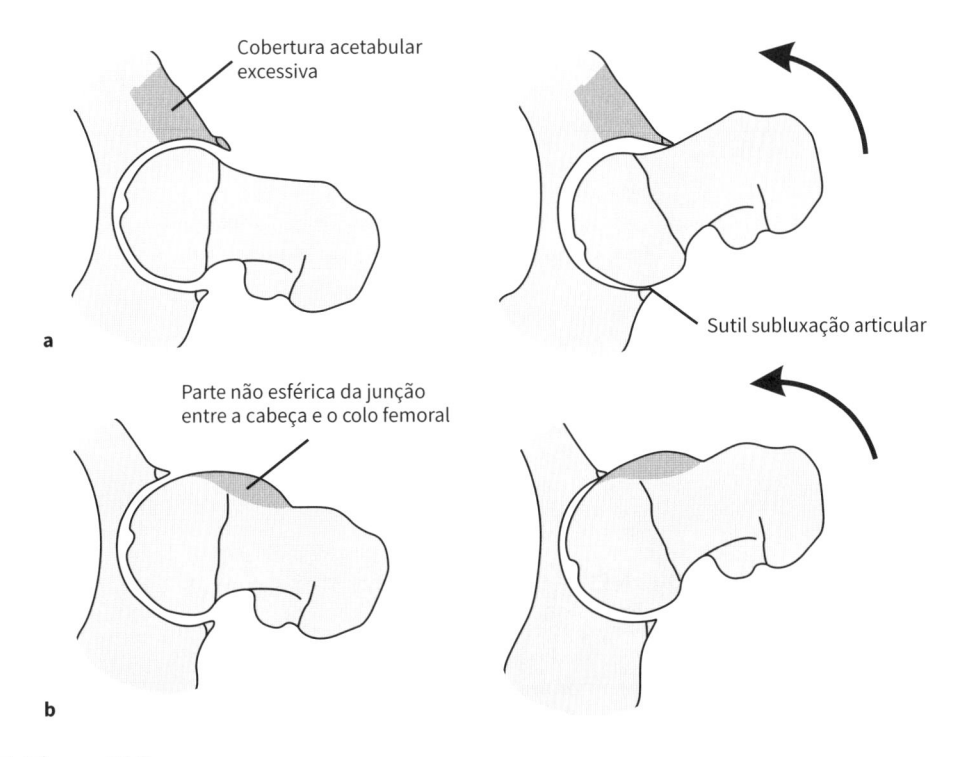

Figura 10.1
[a] Morfologia tipo PINCER. [b] Morfologia tipo CAM.
Fonte: Elaborada com base em Hossain e Andrew.[4]

mente observada na região anterior do quadril ou na região inguinal,[1] mas também pode ser percebida na região lateral do quadril, na região anterior da coxa, na nádega, no joelho, na coluna lombar e nas regiões lateral e posterior da coxa.[5]

Além da dor, os pacientes podem descrever a presença de estalidos, travamento, rigidez, diminuição da amplitude de movimento (ADM) ou sensação de falseio.[1] A dor na síndrome do impacto femoroacetabular está geralmente relacionada com o movimento ou a posição. Alguns pacientes apresentam dor durante atividades físicas vigorosas; outros relatam dor com atividades que exigem grandes ADMs do quadril, como na dança e na ginástica; por fim, pacientes com estilo de vida sedentário podem relatar dor ao permanecerem por longos períodos na posição sentada.[5]

Contudo, o diagnóstico de síndrome do impacto femoroacetabular não depende de um único sinal clínico.[1] Há alguns testes de impacto do quadril que reproduzem a dor comumente relatada pelo paciente com síndrome do impacto femoroacetabular. O teste mais utilizado é o que combina os movimentos de flexão, adução e rotação medial do quadril. Esse teste tem boa sensibilidade (i.e., muitas vezes é positivo quando a síndrome do impacto femoroacetabular está presente), mas não é específico (i.e., muitas vezes é positivo quando a síndrome do impacto femoroacetabular não é o diagnóstico correto).[6]

Outros sinais clínicos comumente observados em pacientes com síndrome do impacto femoroacetabular são fraqueza dos músculos do quadril[7] e diminuição da ADM do quadril, principalmente da rotação medial quando o quadril está em flexão.[1] Exames radiográficos são realizados para identificar a existência de morfologia tipo CAM ou PINCER. É importante destacar que a presença de alterações radiográficas na ausência de sintomas e sinais clínicos apropriados não constitui um diagnóstico de síndrome do impacto femoroacetabular.[1]

■ TRATAMENTO CONSERVADOR OU CIRÚRGICO

A síndrome do impacto femoroacetabular pode ser tratada, de forma conservadora, por meio da educação do paciente, da modificação do estilo de vida e de atividades de fisioterapia.[1] Uma descrição mais detalhada sobre o tratamento conservador será apresentada posteriormente neste capítulo.

A cirurgia, aberta ou artroscópica, também é uma opção de tratamento da síndrome do impacto femoroacetabular, e seu objetivo é melhorar a morfologia do quadril e reparar os tecidos lesados.[1] Uma recente revisão sistemática com metanálise[8] concluiu que há evidências de qualidade moderada de que o tratamento cirúrgico não é superior ao tratamento conservador em relação à incapacidade a curto prazo (6 semanas) e evidências de baixa qualidade de que ele não é superior a médio prazo (12 semanas). Considerando-se a maior chance de eventos adversos e o maior custo do tratamento cirúrgico, o tratamento conservador deveria ser a primeira linha de intervenção para o tratamento da síndrome do impacto femoroacetabular.

■ DIAGNÓSTICO CINÉTICO-FUNCIONAL

A história do paciente deve ser coletada previamente ao exame físico do quadril, incluindo o tempo de início dos sintomas, os mecanismos de lesão, as atividades que exacerbam a dor, bem como os tratamentos realizados desde o início dos sintomas. Na avaliação cinético-funcional de pacientes com diagnóstico de síndrome do impacto femoroacetabular, alguns itens devem ser abordados.

1 **Avaliação da intensidade de dor:** a intensidade de dor pode ser avaliada utilizando-se uma escala visual analógica (normalmente consistindo em uma linha horizontal) que se estende de 0 a 100 milímetros, sendo que a extremidade esquerda da escala (0) significa "sem dor", e a extremidade direita (100 milímetros), "a pior dor imaginável". A escala numérica de dor também é um instrumento comumente utilizado para a avaliação da intensidade de dor. Essa escala consiste em uma versão numérica da escala visual analógica.
2 **Avaliação da ADM:** o acordo de Warwick[1] sugere que a ADM do quadril seja avaliada, incluindo a rotação medial com o quadril em flexão e o teste FABER (do inglês *flexion, abduction, external rotation*). A rotação medial pode ser avaliada com o paciente na posição sentada, com os quadris em 90° de flexão. O teste FABER pode provocar sintomas na presença de lesões no quadril e na articulação sacroilíaca. Esse teste também pode ser utilizado para avaliar a rigidez do quadril, mensurando-se a distância entre o joelho e a superfície da mesa de exames. É importante comparar a ADM do quadril acometido com a do contralateral sadio.
3 **Avaliação da força muscular:** uma revisão sistemática[7] concluiu que, com exceção dos músculos extensores do quadril, as pessoas com síndrome do impacto femoroacetabular têm déficit de força dos músculos do quadril. No entanto, um estudo mais recente identificou que pessoas com síndrome do impacto femoroacetabular também têm déficit de força dos músculos extensores do quadril quando comparadas a pessoas sadias.[9] Além da diminuição da força muscular, há evidências de que pessoas com síndrome do impacto femoroacetabular apresentem déficit de ativação do músculo glúteo médio e dos músculos rotadores laterais profundos do quadril durante a realização de tarefas funcionais, bem como déficit no tempo de contração do músculo glúteo máximo.[10] Um estudo recente[11] relacionou a fraqueza e o déficit de ativação dos músculos glúteos com as alterações cinemáticas do quadril e da pelve já observadas em pessoas com síndrome do impacto femoroacetabular, como maior inclinação pélvica anterior (plano sagital) na máxima flexão

do quadril, menor inclinação pélvica posterior durante o agachamento profundo[12] e maior adução do quadril durante a caminhada.[13] A adução do quadril permite a aproximação da junção entre a cabeça e o colo femoral com o acetábulo quando o quadril está em flexão, predispondo ao impacto.[11] Além disso, devido ao acoplamento entre a inclinação pélvica posterior e a rotação lateral do fêmur,[14] a incapacidade das pessoas com síndrome do impacto femoroacetabular de inclinar a pelve posteriormente durante movimentos que exigem altos ângulos de flexão do quadril pode contribuir para a perda da rotação lateral do quadril (movimento que afasta a junção entre a cabeça e o colo femoral do acetábulo), predispondo, assim, ao impacto.[11] Dessa forma, a avaliação da força dos músculos do quadril é um aspecto importante que direcionará a reabilitação. Embora a dinamometria isocinética seja o padrão-ouro para a avaliação da força muscular, o seu alto custo dificulta o seu uso em um contexto clínico. Em contrapartida, a dinamometria portátil é uma alternativa de baixo custo e confiável para a avaliação da força isométrica dos músculos do quadril. Por fim, a força dos músculos abdutores do quadril pode ser avaliada por meio do teste de Trendelenburg.

4 **Avaliação da marcha:** o paciente com dor no quadril pode apresentar uma claudicação inespecífica (marcha antálgica) resultante de uma menor fase de apoio sobre o membro acometido. Esse paciente pode, ainda, caminhar desviando o tronco em direção ao membro acometido quando este está em apoio. Esse padrão compensatório também pode ser observado em pessoas com fraqueza dos músculos abdutores do quadril (sinal de Trendelenburg compensado).

5 **Medidas de resultados relatados pelo paciente:** há alguns questionários comumente utilizados para medir os resultados relatados pelos pacientes, como o Hip Outcome Score (HOS).[15] O HOS é um instrumento utilizado para avaliar pacientes jovens, fisicamente ativos, com distúrbios no quadril, mas que não têm alterações degenerativas severas.

■ INTERVENÇÃO FISIOTERAPÊUTICA

Como descrito anteriormente, parece não existir diferenças entre o tratamento cirúrgico e o tratamento conservador no cuidado do paciente com síndrome do impacto femoroacetabular. Além disso, devido à maior chance de eventos adversos e ao maior custo do tratamento cirúrgico, o tratamento conservador deveria ser a primeira linha de intervenção para o tratamento da síndrome do impacto femoroacetabular. Com base nisso, a seguir, serão descritas as diretrizes do tratamento conservador para a síndrome do impacto femoroacetabular. A fisioterapia, o manejo/gerenciamento da dor e a modificação das atividades formam o pilar central do tratamento conservador da síndrome do impacto femoroacetabular.[16]

O fisioterapeuta deve educar o paciente em relação às estratégias de proteção articular e às atividades que provocam os sintomas, que devem ser evitadas. Por exemplo, o fisioterapeuta pode orientar o paciente a evitar: permanecer sentado por tempo prolongado (e evitar sentar-se em sofás/cadeiras baixos e muito macios, pois produzem altos ângulos de flexão do quadril); realizar agachamentos profundos; cruzar as pernas; e praticar atividades esportivas que causem dor (p. ex., andar de bicicleta com altos ângulos de flexão do quadril). Além disso, se o paciente relata aumento da dor ou demonstra alterações significativas no padrão de movimento durante a deambulação, pode ser necessário o uso de dispositivos auxiliares de marcha (p. ex., andador, muleta ou bengala) para reduzir a quantidade de carga na articulação do quadril.

As alterações na força/ativação muscular e biomecânicas podem contribuir para a dor na síndrome do impacto femoroacetabular. De acordo com Casartelli e colaboradores,[16] a instabilidade dinâmica do quadril devida à fraqueza dos músculos do quadril e ao déficit no controle da pelve pode levar a uma carga mecânica excessiva do lábio acetabular e aumentar a atividade dos receptores nociceptivos. Assim, tem-se sugerido que a melhora na estabilidade dinâmica do quadril por meio de exercícios terapêuticos para o aumento da força/ativação dos músculos do quadril e o melhor controle pélvico durante atividades funcionais poderiam reduzir a carga mecânica sobre as estruturas do quadril, diminuindo, assim, a atividade dos receptores nociceptivos.[16]

Recentemente, uma revisão sistemática com metanálise[17] concluiu que programas de fisioterapia supervisionados com ênfase no fortalecimento dos músculos do quadril e tronco/core são mais efetivos no tratamento de pacientes com síndrome do impacto femoroacetabular do que programas de fisioterapia não supervisionados, que enfatizam o uso de modalidades passivas e não incluem exercícios para o fortalecimento dos músculos do tronco/core.

Um dos princípios importantes nos estágios iniciais da reabilitação do paciente com síndrome do impacto femoroacetabular é o retreinamento dos músculos rotadores laterais profundos do quadril,[18] pois esses são os músculos com maior capacidade de fornecer estabilidade dinâmica ao quadril.[18] Uma das formas de facilitar a contração desses músculos é realizar a rotação lateral isométrica resistida (com baixa resistência) na posição de quatro apoios (**Fig. 10.2A**), uma vez que a flexão do quadril adotada nessa posição minimiza a ação do músculo glúteo máximo. A progressão desse retreinamento inclui diferentes níveis de resistência, alteração no número de repetições, aumento na flexão do quadril e diminuição no suporte (p. ex., elevando uma mão).

O retreinamento do músculo glúteo máximo também é uma parte importante do início da reabilitação. A facilitação da contração independente desse músculo pode ser iniciada com o paciente em decúbito ventral.[18] Nessa posição, o paciente é ensinado a realizar uma rotação lateral isométrica do quadril sob mínima resistência (**Fig. 10.2B**). A progressão de exercícios em cadeia cinética aberta para exercícios em cadeia cinética fechada e a inclusão de exercícios que enfatizem a ativação do músculo glúteo máximo em posições que simulem a demanda funcional do atleta também devem ser previstas no programa de reabilitação.

Exercícios gerais de fortalecimento (para os demais músculos do quadril) devem ser iniciados somente após o paciente ser capaz de ativar e manter a ativação dos músculos-chave (estabilizadores profundos e glúteo máximo).[18] Esses exercícios devem ser baseados nos achados da avaliação clínica (p. ex., exercícios de fortalecimento do músculo glúteo médio devem ser aplicados aos pacientes que apresentaram fraqueza dos músculos abdutores do quadril). Assim, os exercícios devem enfatizar as necessidades individuais e as demandas do esporte praticado pelo atleta.[18] Como descrito anteriormente, a melhora da força dos múscu-

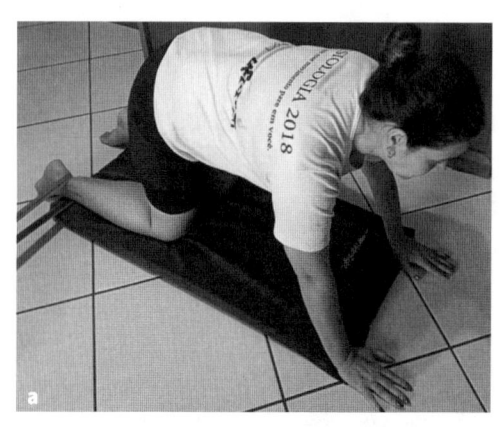

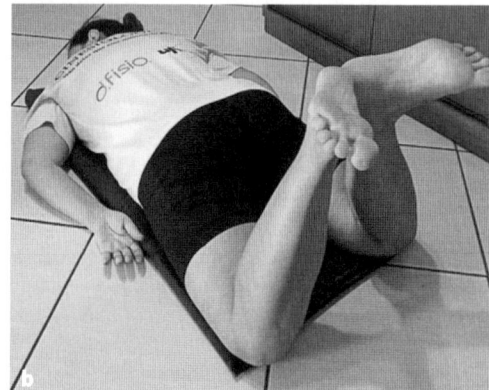

■ **Figura 10.2**
[a] Retreinamento dos músculos rotadores laterais profundos do quadril. [b] Retreinamento do músculo glúteo máximo. No retreinamento do músculo glúteo máximo em decúbito ventral, o paciente é orientado a "empurrar" um pé contra o outro.
Fonte: Arquivo dos autores.

los do tronco/core é um aspecto importante da reabilitação. No entanto, não se deve dar muita ênfase ao fortalecimento dos músculos secundários do tronco, como o iliopsoas, pois isso pode aumentar o impacto femoroacetabular e a dor.[18]

Outros aspectos que devem ser abordados na reabilitação do paciente com impacto femoroacetabular são: restauração da ADM do quadril, respeitando-se a dor do paciente durante e após os exercícios; melhora do equilíbrio, considerando-se que alguns pacientes com impacto femoroacetabular têm déficit de equilíbrio; desempenho em tarefas funcionais; marcha realizada com uma biomecânica adequada; e outros fatores da cadeia cinética, como limitação da amplitude de dorsiflexão do tornozelo.[18]

FRATURAS PROXIMAIS DO FÊMUR

A região proximal do fêmur é importante para a dissipação das cargas do tronco, dos membros superiores e da cabeça, transferindo-as para os membros inferiores. A arquitetura do osso trabecular do fêmur proximal está diretamente relacionada com as linhas de carga sofridas por essa região, geradas pelo peso corporal. No entanto, essa região é considerada frágil e é comumente acometida por fraturas, principalmente em mulheres idosas com diagnóstico de osteoporose. Uma descrição aprofundada sobre as fraturas do quadril é apresentada no Capítulo 4, Tratamento fisioterapêutico nas fraturas em membros inferiores.

OSTEOARTRITE DE QUADRIL

■ CARACTERÍSTICAS CLÍNICAS E DIAGNÓSTICO

A osteoartrite (OA) é responsável por substanciais custos sociais e de saúde, os quais podem estar relacionados com a doença ou podem ser os causadores da diminuição da produtividade no trabalho e de aposentadorias precoces. A OA é uma doença que envolve toda a articulação, causando degradação da cartilagem, remodelamento ósseo, formação de osteófitos e inflamação sinovial.[19] Do ponto de vista clínico, os indivíduos com OA de quadril apresentam dor, rigidez articular matinal, crepitação óssea, fraqueza muscular e limitação na ADM articular, além de alterações funcionais.[20]

A OA de quadril está entre as condições mais prevalentes e incapacitantes que afetam os idosos.[21] Dois grandes estudos analisaram a prevalência de AO de quadril em americanos e encontraram taxas de prevalência de 10[22] e 4,2%.[23]

O Colégio Americano de Reumatologia (ACR, American College of Rheumatology) estabeleceu critérios que são comumente utilizados para o diagnóstico da OA de quadril na prática clínica.[24] Muitas vezes, é possível diagnosticar a OA de quadril com base apenas na apresentação clínica, embora a investigação radiográfica possa ser útil para confirmar o diagnóstico e monitorar a progressão da doença.[21] Altman e colaboradores[24] desenvolveram critérios clínicos para o diagnóstico da OA de quadril sem o uso de radiografias. Nesse caso, considera-se que o paciente tem OA clínica de quadril se a dor estiver presente em combinação com qualquer uma das seguintes características: rotação medial do quadril ≥ 15°, dor durante a rotação medial do quadril, rigidez matinal do quadril ≤ 60 minutos e idade > 50 anos.

O sistema mais comum para mensurar a gravidade da OA radiográfica é o proposto por Kellgren e Lawrence.[25] Esse sistema usa uma escala de cinco pontos (0-4), sendo: grau 0, normal; grau I, estreitamento do espaço articular duvidoso e possíveis osteófitos na borda; grau II, possível estreitamento do espaço articular e osteófitos definidos; grau III; estreitamento definido do espaço articular, múltiplos osteófitos moderados, alguma esclerose subcondral e possível deformidade do contorno ósseo; e grau IV, notável estreitamento do espaço articular, severa esclerose subcondral, deformidade definida do contorno ósseo e presença de grandes osteófitos.

É importante destacar que há um certo desacordo entre os sintomas e os achados radiográficos, uma vez que há uma alta proporção de pacientes com características radiográficas de OA de quadril que são assintomáticos. Em contrapartida, há uma alta proporção de pacientes com sintomas sugestivos de OA de quadril sem evidências radiográficas da doença.[26] Nesse sentido, o tratamento clínico do paciente com OA de quadril deve considerar tanto os achados clínicos quanto os radiográficos.

■ TRATAMENTO CONSERVADOR OU CIRÚRGICO

O tratamento para a OA de quadril tem como objetivo reduzir a dor e a rigidez articulares, manter ou aumentar a mobilidade articular, reduzir as alterações funcionais, melhorar a qualidade de vida e fornecer educação aos pacientes quanto à doença e ao seu manejo.[27]

De acordo com a Sociedade Internacional de Pesquisa em Osteoartrite (OARSI, Osteoarthritis Research Society International),[28] a primeira linha de tratamento da OA de quadril envolve o tratamento conservador não medicamentoso (educação e programas estruturados de exercícios) e o medicamentoso (fármacos anti-inflamatórios não esteroides tópicos). É importante destacar que os tipos de intervenções e a ordem em que serão utilizados variam de acordo com o perfil de cada paciente.[27] Informações mais detalhadas sobre o tratamento não medicamentoso serão apresentadas posteriormente neste capítulo.

Para os casos de OA de quadril em que não estão sendo obtidos adequado alívio da dor e melhora funcional com a combinação de tratamento não medicamentoso e medicamentoso, a intervenção cirúrgica é recomendada. Assim, nesses casos, as artroplastias da articulação do quadril tornam-se necessárias.[28]

■ DIAGNÓSTICO CINÉTICO-FUNCIONAL

A avaliação inicial de um paciente com OA de quadril é importante para guiar as propostas de tratamento. Embora sejam escassas as pesquisas que abordam como a avaliação de um indivíduo com OA de quadril deve ser realizada, é importante que esta envolva aspectos biopsicossociais e as principais consequências decorrentes da doença.[29] Com relação aos aspectos físicos, é importante incluir medidas de avaliação de dor, fadiga, qualidade do sono, mobilidade, força muscular, alinhamento articular, postura e presença de comorbidades. Quanto aos aspectos de atividade, medidas de função devem ser incluídas. Por fim, também deve ser incluída a avaliação dos aspectos de participação social (trabalho/educação e lazer).

A função física pode ser avaliada por meio do relato do paciente (com o uso de questionários), bem como por meio de medidas de desfechos baseadas em desempenho. As medidas baseadas em desempenho avaliam o que o indivíduo pode fazer, ao passo que os desfechos relatados pelos pacientes avaliam o que eles percebem que podem fazer.[30] As medidas de desfechos baseadas no relato do paciente e as baseadas em desempenho são vistas como complementares à avaliação da função física de pessoas com OA.

Em 2013, foi publicado um consenso que abordou os testes baseados em desempenho recomendados pela OARSI para a avaliação da função física.[31] Três testes foram considerados centrais na avaliação da função física de pacientes com OA de quadril e joelho, os quais estão descritos a seguir.

1 **Sentar-se e levantar-se de uma cadeira durante 30 segundos:** para esse teste, são utilizados um cronômetro e uma cadeira com encosto reto, preferencialmente sem apoios

para os braços, com altura do assento de aproximadamente 43 cm e encostada em uma parede. O teste inicia-se com o indivíduo sentado no meio da cadeira, com os pés afastados na distância dos ombros e apoiados no chão e os braços cruzados na frente do tórax. O indivíduo fica completamente em pé e, em seguida, retorna à posição inicial (sentada), repetindo esses movimentos por 30 segundos. O examinador conta o número de repetições que o indivíduo realizou em 30 segundos (sair da posição sentada, ficar em pé e retornar à posição sentada é considerada uma repetição). A mesma cadeira deve ser utilizada na reavaliação.

2 **Teste de caminhada rápida de 40 metros:** para esse teste, são necessários um cronômetro e uma passarela de 10 metros de comprimento, com um cone em cada extremidade, para que os participantes façam o contorno e retornem à passarela. O participante é instruído a caminhar até o cone, contorná-lo, retornar até o cone inicial, contorná-lo, e assim sucessivamente, até que se completem os 40 metros. É importante orientar cada participante a realizar o teste "caminhando o mais rápido possível, mas sem correr, e sem se esforçar demais". A caminhada com dispositivos auxiliares de marcha é permitida e registrada. O tempo total para percorrer os 40 metros é registrado em segundos.

3 **Teste de subir e descer degraus:** há algumas formas de se realizar esse teste; contudo, embora Dobson e colaboradores[31] considerem importante avaliar a atividade de subir e descer degraus, eles foram incapazes de recomendar um teste específico. A viabilidade dos testes de subida e descida de degraus é muito dependente do ambiente. Assim, aqui, será apresentado um teste em que se utiliza uma escada com nove degraus. Para esse teste, são necessários um cronômetro e uma escada com nove degraus, 20 cm de altura e corrimãos. O indivíduo é orientado a subir e descer os nove degraus como normalmente faria, em um ritmo seguro e confortável. O uso de dispositivos auxiliares de marcha e corrimãos é permitido e registrado. O tempo total para subir e descer os degraus por uma vez é registrado em segundos.

Como descrito anteriormente, a função física pode também ser avaliada por meio do relato do paciente. Para tanto, são utilizados alguns questionários. Dois dos mais utilizados para a avaliação de pacientes com OA de quadril são o Western Ontario and McMaster Universities Osteoarthritis Index (WOMAC) e o Hip Dysfunction and Osteoarthritis Outcome Score (HOOS). O WOMAC é um questionário autorrelatado, tridimensional, traduzido e validado para a língua portuguesa.[32] É composto por 17 questões, divididas em três domínios: dor, rigidez e função física, sendo os sintomas relatados referentes às últimas 72 horas. Cada questão tem cinco alternativas (nenhuma, pouca, moderada, intensa e muito intensa), e quanto maior for a pontuação obtida, maior será o comprometimento autorrelatado. O HOOS, também traduzido e validado para o português,[33] é um questionário utilizado para avaliar a percepção dos pacientes sobre os seus problemas de quadril e os problemas associados. É composto por 40 questões, divididas em cinco subescalas: dor, outros sintomas, função ao executar atividades de vida diária, função durante esporte/recreação e qualidade de vida. As questões devem ser respondidas com relação aos sintomas apresentados na última semana, e quanto maior for a pontuação, maior será a dor, a rigidez e a alteração funcional autorrelatadas.

■ INTERVENÇÃO FISIOTERAPÊUTICA

As principais sociedades internacionais que estudam a AO, como OARSI, ACR e EULAR (European League Against Rheumatism), trazem importantes recomendações sobre o tratamento não medicamentoso para a OA de quadril,[19,20,29] o qual deve ser individualizado e de acordo com os desejos e as expectativas do paciente. Essas recomendações são apresentadas a seguir.

INFORMAÇÃO E EDUCAÇÃO DO PACIENTE

A informação e a educação do paciente devem ser feitas de forma individualizada, de acordo com as percepções da pessoa sobre a doença e a sua capacidade educacional. Além disso, devem ser abordadas questões quanto à natureza da OA, às suas consequências e aos possíveis prognósticos. É importante esclarecer sobre a importância e a necessidade de se fazer exercícios.[29]

EXERCÍCIOS FÍSICOS

Essa modalidade de tratamento é fortemente recomendada para aliviar a dor e melhorar a função do quadril.[34] Contudo, as evidências atuais não são suficientes para determinar os tipos de exercícios específicos e a dosagem ideal (duração, intensidade e frequência) para essa modalidade.[19]

Confira, a seguir, algumas considerações sobre os exercícios físicos:

- Deve-se esclarecer sobre a importância de realizá-los.
- Devem ser realizados frequentemente.
- Deve-se considerar preferências individuais e acessibilidade.
- Podem ser vinculados à realização de atividades diárias, para que se tornem parte do estilo de vida e um hábito diário.
- Devem ser iniciados dentro da capacidade do indivíduo, mas aumentando a intensidade ao longo do tempo.

Para Fernandes e colaboradores,[29] os indivíduos com OA de quadril devem ser orientados a realizar um regime regular diário de exercícios individualizados, que inclui:

- Exercícios de fortalecimento (isométrico sustentado) para ambas as pernas, incluindo os músculos quadríceps e do quadril.
- Exercícios aeróbicos.
- Exercícios que possam contribuir para o ganho de ADM, como os alongamentos.

De acordo com as recomendações recentes do Colégio Americano de Reumatologia, o exercício aeróbico pode ser realizado em esteira, em bicicletas estacionárias ou como caminhada ao ar livre supervisionada, forma mais comum de exercício. Já os exercícios de fortalecimento podem ser de resistência, realizados de forma isométrica ou isotônica, por meio do uso de faixas e aparelhos específicos.[19]

Os exercícios físicos também podem ser realizados na piscina, com a prática daqueles de baixo impacto, mas que atuam nos aspectos aeróbicos e no ganho de ADM articular.[27] Devos-Comby e colaboradores[35] demonstraram que os exercícios realizados na água também promovem alívio da dor e melhora na função de pacientes com OA de quadril.

O treinamento neuromuscular também faz parte da categoria de exercícios, cujo objetivo é melhorar o controle sensório-motor, que está reduzido, bem como a instabilidade funcional. Para tanto, são aplicados exercícios dinâmicos, cuja complexidade deve aumentar progressivamente.[19]

TREINO DE EQUILÍBRIO

Embora não seja fortemente recomendado, o treino de equilíbrio, que inclui os exercícios que visam a melhorar a capacidade de controlar e estabilizar a posição corporal, pode ser incorporado no processo de reabilitação de pacientes com OA de quadril.[19]

TAI CHI

Existe uma forte recomendação para a indicação do Tai Chi como terapia para pacientes com OA de quadril.[19] O Tai Chi é uma prática tradicional chinesa que combina meditação com movimentos lentos, suaves, respiração diafragmática profunda e relaxamento.[19] No entanto, é importante destacar que, embora seja fortemente recomendado para fazer parte de um programa de reabilitação, visando à melhora da dor e da função, os seus efeitos a longo prazo ainda são limitados.[36] Além disso, os programas propostos são muito heterogêneos quanto à duração da sessão, à frequência semanal e à duração do tratamento.[37]

ARTROPLASTIA DE QUADRIL

■ CARACTERÍSTICAS CLÍNICAS

A artroplastia de quadril é a substituição da superfície articular do quadril por componentes protéticos. Esse procedimento cirúrgico pode ocorrer em toda a superfície articular (total) ou somente em parte dela (parcial), e geralmente ocorre a substituição do componente femoral. Essa escolha está relacionada com o grau de comprometimento articular, bem como com as características clínicas dessa condição.

Entre as características clínicas, a dor e a rigidez precisam ser consideradas, principalmente quando não há resposta ao tratamento conservador. É importante destacar que a falta de resposta ao tratamento conservador deve ser avaliada com muito cuidado, uma vez que o emprego de condutas ineficazes, a baixa adesão do paciente, o uso excessivo de tratamentos passivos e expectativas irreais podem distorcer o resultado clínico.

Por fim, o aspecto funcional do paciente deve ser levado em consideração. Ou seja, deve-se avaliar qual é a capacidade funcional do paciente atualmente e, de acordo com os resultados previamente observados, quais são as melhorias que a artroplastia pode prover. Por exemplo, cerca de 10% dos pacientes submetidos à artroplastia não relatam nenhuma melhora mesmo após 5 anos. Dessa forma, a decisão pela cirurgia deve ser sempre centrada no paciente, de modo que ele conheça suas opções, seus riscos e benefícios e, com base nessas informações, tome a sua decisão juntamente aos profissionais de saúde envolvidos no seu acompanhamento.

■ TRATAMENTO CIRÚRGICO

Ao contrário do que ocorria antigamente, as próteses de quadril, hoje, têm uma duração superior a 10 anos em mais de 95% dos casos. Essa duração se deve não apenas aos avanços tecnológicos de procedimentos cirúrgicos, mas também à qualidade dos materiais protéticos, à reabilitação pós-operatória e à evidência científica para uma adequada indicação cirúrgica. Apesar disso, grandes investimentos continuam sendo feitos, enfatizando três objetivos principais: 1) aumento da vida útil dos materiais protéticos; 2) melhora dos resultados funcionais; e 3) redução das complicações pós-operatórias.[38]

Em todo o mundo, são realizadas, em média, mais de 1 milhão de artroplastias totais de quadril todo ano. Esse número vem crescendo ao longo dos anos. No Reino Unido, por exemplo, houve um aumento de 37% entre os anos de 2008 e 2017.[38] Esse mesmo aumento ocorreu também em outros países, como Suécia, Nova Zelândia e Coreia do Sul. Entre as principais causas para a artroplastia, tem-se: OA de quadril (90%), fratura do colo do fêmur (5%), necrose avascular da cabeça do fêmur (2%), displasias (2%) e artrites inflamatórias (1%).[38]

Em média, a primeira artroplastia é realizada aos 69 anos, porém essa média pode variar de acordo com o país e com os critérios de indicação cirúrgica. Quanto mais cedo um paciente é submetido à artroplastia, maiores são as chances de ele precisar de uma cirurgia de revisão. Por exemplo, 30% dos pacientes que realizam artroplastia com idade entre 50 e 54 anos farão uma cirurgia de revisão ao longo dos anos, ao passo que somente 8% dos pacientes que realizam o procedimento com idade entre 70 e 74 anos precisarão realizar essa cirurgia. Esse procedimento é mais comum em mulheres, assim como a prevalência de OA é maior em mulheres do que em homens, provavelmente devido à redução de estrogênio que as mulheres sofrem durante o processo de envelhecimento.

Como mencionado previamente, em alguns casos de OA de quadril, há a necessidade de tratamento cirúrgico. É importante destacar que a indicação cirúrgica deve levar em consideração tanto o grau de OA como as características clínicas e funcionais. Além disso, vale ressaltar que o grau de OA não deve ser considerado como um critério isolado, uma vez que há pouca relação entre exame de imagem e apresentação clínica.[39,40]

Após um longo período de uso da prótese, a substituição desta pode ser necessária. A esse procedimento, dá-se o nome de revisão. A revisão da prótese deve ser indicada somente em casos mais graves, que envolvem dor extrema, fratura, entre outros, uma vez que tem altos riscos de complicações e piora funcional.[38] Por essa razão, as principais causas de revisão são as listadas a seguir.

- **Afrouxamento asséptico (50%):** ocorre um processo inflamatório devido à presença de fragmentos de osso dentro da cápsula articular, os quais são liberados em virtude da degeneração da superfície de apoio da prótese.
- **Luxação (15%):** condição que afeta cerca de 0,2 a 10% dos pacientes após a artroplastia de quadril. Idade, tônus muscular, realização de movimentos que favoreçam a luxação e via cirúrgica são alguns dos fatores que têm relação com a luxação.
- **Infecção articular periprotética (10%):** proliferação de bactérias na região entre o osso e a prótese. Nesses casos, uma intervenção com desbridamento faz-se necessária.
- **Outros (25%):** alguns exemplos são a fratura periprotética e o mau posicionamento do implante.

Existem diversos tipos de fixações da prótese, sendo as mais comuns: cimentadas, não cimentadas e híbridas. As próteses cimentadas, como o nome sugere, são fixadas ao osso por cimento ortopédico, tanto no acetábulo quanto no fêmur. Já as não cimentadas são fixadas por meio de pressão (*press-fit*). Por fim, as híbridas são mistas, ou seja, uma parte é fixada por pressão (geralmente o componente acetabular) e a outra é fixada por cimento ortopédico (geralmente o componente femoral).

As artroplastias cimentadas apresentam ótimas taxas de revisão a longo prazo e menor taxa de revisão após 14 anos, em comparação com as fixações não cimentadas. Em contrapartida, as artroplastias não cimentadas apresentam menor taxa de revisão em pacientes com idade inferior a 65 anos, além de evitarem complicações embólicas relacionadas com o uso do cimento ortopédico. As fixações não cimentadas são as mais utilizadas nos Estados Unidos, na Austrália e no Reino Unido.

Entre os materiais mais utilizados, tem-se: metal, polietileno, cerâmica e metal. Esses materiais podem ser combinados das seguintes formas: cabeça de metal e acetábulo de polietileno (mais comum); cabeça de cerâmica e acetábulo de metal; e cabeça e acetábulo de cerâmica ou cabeça e acetábulo de metal. Essa escolha dependerá da necessidade de duração da prótese, da experiência e da habilidade do cirurgião, do perfil do paciente e, obviamente, dos recursos financeiros disponíveis.

Com relação às incisões cirúrgicas, existem três mais comuns: posterior, anterior e lateral.[41] A incisão posterior é utilizada por 36% dos cirurgiões no Canadá e fornece uma boa visualização tanto do acetábulo como do fêmur, além de proteger os músculos abdutores do quadril. A incisão anterior vem ganhando popularidade, devido à restauração precoce da marcha e à baixa taxa de luxação. Por fim, a incisão lateral é utilizada por cerca de 60% dos cirurgiões no Canadá, tendo como vantagens a exposição extensa do fêmur e uma taxa muito baixa de luxação. Para a escolha de qual incisão utilizar, deve-se levar em consideração a experiência do cirurgião, o quadro clínico do paciente e a disponibilidade de recursos.[41]

■ AVALIAÇÃO CINÉTICO-FUNCIONAL

A avaliação cinético-funcional deve buscar compreender os aspectos mais importantes para o paciente, de modo a possibilitar a construção de um tratamento centrado nas suas expectativas, nas suas necessidades e no seu contexto. Por essa razão, a anamnese deve investigar os motivos que levaram o paciente a realizar a artroplastia, suas expectativas no pós-operatório, seu contexto de vida e o seu conhecimento sobre o processo de reabilitação.

O fisioterapeuta deve buscar indícios de complicações cirúrgicas, ou seja, qualquer informação passada pelo médico ou pelo paciente ou observada durante a avaliação que possa influenciar o processo de reabilitação do paciente. Entre os sinais mais comuns, estão: presença de dor exacerbada mesmo com o uso de anti-inflamatórios e analgésicos, sinais de infecção, limitação da descarga de peso muito além do período esperado (principalmente em pacientes mais idosos) e sinais de alterações vasculares ou cardiopulmonares.

A avaliação da força e da ADM faz-se necessária no pós-operatório imediato e pode ser utilizada para o acompanhamento e a progressão dos exercícios, porém deve-se evitar alguns movimentos, que serão apresentados na seção a seguir. A mensuração funcional pode ser feita por meio de questionários (WOMAC) ou de testes funcionais (sentar-se e levantar-se, caminhada, *timed up and go*, subida e descida de degraus), como visto anteriormente.

A avaliação cinético-funcional deve enfatizar o retorno às atividades, ou seja, o foco é a capacidade funcional do paciente, respeitando-se sempre as fases do processo de reabilitação. Para tanto, o fisioterapeuta deve finalizar a sua avaliação tendo estabelecido claramente os objetivos e metas necessários para o restabelecimento funcional do paciente.[42]

■ INTERVENÇÃO FISIOTERAPÊUTICA

O processo de intervenção fisioterapêutica deve ser iniciado de forma imediata, podendo ser dividido, de forma didática, em três fases: inicial, intermediária e final. Esse processo varia de acordo com o serviço, o tipo de cirurgia, o perfil do paciente e a disponibilidade de recursos do serviço de saúde. Por essa razão, neste capítulo, será apresentado um processo de intervenção geral, que deverá ser adaptado de acordo com o contexto.[19,43-45]

Fase inicial (primeiros 30 dias)

- **Educação do paciente:** diante de uma abordagem cirúrgica posterior, a flexão do quadril além dos 90º deve ser evitada, e a adução do quadril e a rotação medial não devem ocorrer além da posição neutra; já na abordagem anterior, a extensão e a rotação lateral do quadril extremas devem ser evitadas.
- **Descarga de peso:** deve ocorrer de forma progressiva, iniciando no primeiro dia de pós-operatório, respeitando-se sempre o processo de recuperação do paciente, bem como o tipo de material protético e a fixação utilizados. A exemplo disso, uma prótese cimentada pode receber descarga de peso quase que imediatamente após a cirurgia, ao passo que as fixações não cimentadas ou híbridas precisam ter limitada descarga de peso nas primeiras semanas.
- **Mobilidade e transferência:** o paciente, de forma supervisionada, deverá ser incentivado a sentar-se na cama, passando da cama para a cadeira e da cadeira para a cama.

- **Exercícios ativos:** exercícios ativos para tríceps sural, quadríceps e glúteos, os quais devem ser iniciados de forma isométrica e evoluir para isotônica.
- **Treino de marcha:** exercícios de deambulação, podendo-se utilizar suporte de carga inicialmente; evoluindo em relação a velocidade, mudança de direção e obstáculos de acordo com as condições clínicas do paciente.
- **Mobilidade articular:** preferencialmente, realizar de forma ativa e evoluir de acordo com a tolerância do paciente.

Fase intermediária (2–4 meses)

- **Educação do paciente:** retorno às atividades de vida diária de acordo com a capacidade do paciente, retorno ao trabalho, além de atividades como dirigir e prática de atividade física leve e orientada.
- **Descarga de peso:** se não houver restrição, deve ser total.
- **Mobilidade:** o paciente deve ser independente, porém, se houver alguma restrição, esta deve ser treinada, visando à independência do paciente.
- **Exercícios ativos:** deve-se enfatizar exercícios isotônicos de fortalecimento do quadril, do quadríceps, dos isquiotibiais e do tríceps sural. Nessa fase, os exercícios de fortalecimento de tronco podem ser implementados e devem estar associados aos exercícios de membros inferiores sempre que possível, de modo a simular atividades do dia a dia. Deve-se iniciar exercícios cardiorrespiratórios de acordo com a preferência do paciente, bem como exercícios de equilíbrio e sensório-motores, enfatizando a cadeia cinética fechada para reabilitação funcional.[46]
- **Treino de marcha:** nessa fase, a marcha deve ser independente e com descarga total de peso; deve-se atentar para uma boa distribuição de carga e a ausência de compensações.
- **Mobilidade articular:** a mobilidade deve estar completa de acordo com as recomendações de cada tipo de prótese, evitando-se, principalmente, a flexão de quadril acima de 90º, a adução e a rotação do quadril além da posição neutra e a extensão do quadril além de 10 a 20º. Com essa mobilidade, o paciente será capaz de realizar a grande maioria de suas atividades de vida diária, retomando praticamente 100% de sua funcionalidade.

Fase final (5–6 meses)

- **Educação do paciente:** nessa fase, é importante dar confiança ao paciente para retorno às suas atividades de vida diária, principalmente atividades que envolvam descarga de peso.
- **Descarga de peso:** deve ser total e não deve haver limitações e/ou compensações.
- **Mobilidade e transferência:** o paciente deve readquirir a sua independência, enfatizando-se, durante o treino funcional, atividades que, possivelmente, ainda estejam limitadas.
- **Exercícios ativos:** os exercícios ativos devem enfatizar a força e a resistência muscular, a progressão de exercícios cardiorrespiratórios, o treino de equilíbrio e os exercícios sensório-motores.[46] Esses exercícios deverão ser planejados de acordo com a necessidade e o contexto do paciente, visando a devolver as suas condições para realizar atividades de forma independente e segura.

REFERÊNCIAS

1. Griffin DR, Dickenson EJ, O'Donnell J, Agricola R, Awan T, Beck M, et al. The Warwick agreement on femoroacetabular impingement syndrome (FAI syndrome): an international consensus statement. Br J Sports Med. 2016;50:1169-76.
2. Smith-Petersen MN. Treatment of malum coxae senilis, old slipped upper femoral epiphysis, intrapelvic protrusion of the acetabulum, and coxa plana by means of acetabuloplasty. J Bone Joint Surg Am. 1936;18:869-80.
3. Ganz R, Parvizi J, Beck M, Leunig M, Nötzli H, Siebenrock KA. Femoroacetabular impingement: a cause for osteoarthritis of the hip. Clin Orthop Relat Res. 2003;(417):112-20.
4. Hossain M, Andrew JG. Current management of femoro-acetabular impingement. Curr Orthop. 2008;22(4):300-10.
5. Clohisy JC, Knaus ER, Hunt DM, Lesher JM, Harris-Hayes M, Prather H. Clinical presentation of patients with symptomatic anterior hip impingement. Clin Orthop Relat Res. 2009;467(3):638-44.
6. Reiman MP, Goode AP, Cook CE, Hölmich P, Thorborg K. Diagnostic accuracy of clinical tests for the diagnosis of hip femoroacetabular impingement/labral tear: a systematic review with meta-analysis. Br J Sports Med. 2015;49(12):811.
7. Freke MD, Kemp J, Svege I, Risberg MA, Semciw A, Crossley KM. Physical impairments in symptomatic femoroacetabular impingement: a systematic review of the evidence. Br J Sports Med. 2016;50(19):1180.
8. Bastos RM, de Carvalho Júnior JG, da Silva SAM, Campos SF, Rosa MV, de Moraes Prianti B. Surgery is no more effective than conservative treatment for femoroacetabular impingement syndrome: systematic review and meta-analysis of randomized controlled trials. Clin Rehabil. 2021;35(3):332-41.
9. Frasson VB, Vaz MA, Morales AB, Torresan A, Telöken MA, Gusmão PDF, et al. Hip muscle weakness and reduced joint range of motion in patients with femoroacetabular impingement syndrome: a case-control study. Braz J Phys Ther. 2020;24(1):39-45.
10. Diamond LE, Van den Hoorn W, Bennell KL, Wrigley TV, Hinman RS, O'Donnell J, et al. Coordination of deep hip muscle activity is altered in symptomatic femoroacetabular impingement. J Orthop Res. 2017;35(7):1494-1504.
11. Cannon J, Weber AE, Park S, Mayer EN, Powers CM. Pathomechanics underlying femoroacetabular impingement syndrome: theoretical framework to inform clinical practice. Phys Ther. 2020;100(5):788-97.
12. Bagwell JJ, Snibbe J, Gerhardt M, Powers CM. Hip kinematics and kinetics in persons with and without cam femoroacetabular impingement during a deep squat task. Clin Biomech (Bristol). 2016;31:87-92.
13. Lewis CL, Khuu A, Loverro KL. Gait alterations in femoroacetabular impingement syndrome differ by sex. J Orthop Sports Phys Ther. 2018;48(8):649-58.
14. Bagwell JJ, Fukuda TY, Powers CM. Sagittal plane pelvis motion influences transverse plane motion of the femur: Kinematic coupling at the hip joint. Gait Posture. 2016;43:120-4.
15. Martin RL. Hip arthroscopy and outcome assessment. Oper Tech Orthop. 2005;15(3):290-6.
16. Casartelli NC, Bizzini M, Maffiuletti NA, Sutter R, Pfirrmann CW, Leunig M, et al. Exercise therapy for the management of femoroacetabular impingement syndrome: preliminary results of clinical responsiveness. Arthritis Care Res (Hoboken). 2019;71(8):1074-83.
17. Hoit G, Whelan DB, Dwyer T, Ajrawat P, Chahal J. Physiotherapy as an initial treatment option for femoroacetabular impingement: a systematic review of the literature and meta-analysis of 5 randomized controlled trials. Am J Sports Med. 2020;48(8):2042-50.
18. Kemp J, Crossley K, Agricola R, Schache A, Pritchard M. Hip pain. In: Brukner P, Clarsen B, Cook J, Cools A, Crossley K, Hutchinson M, et al. Brukner & Khan's clinical sports medicine: injuries. 5th ed. Sydney: McGraw-Hill Education; 2017. v. 1, Chapter 31.
19. Kolasinski SL, Neogi T, Hochberg MC, Oatis C, Guyatt G, Block J, et al. 2019 American College of Rheumatology/Arthritis Foundation guideline for the management of osteoarthritis of the hand, hip, and knee. Arthritis Care Res (Hoboken). 2020;72(2):149-62.
20. Zhang W, Nuki G, Moskowitz RW, Abramson S, Altman RD, Arden NK, et al. OARSI recommendations for the management of hip and knee osteoarthritis: part III: changes in evidence following systematic cumulative update of research published through January 2009. Osteoarthr Cartil. 2010;18(4):476-99.
21. Murphy NJ, Eyles JP, Hunter DJ. Hip osteoarthritis: etiopathogenesis and implications for management. Adv Ther. 2016;33(11):1921-46.
22. Jordan JM, Helmick CG, Renner JB, Luta G, Dragomir AD, Woodard J, et al. Prevalence of hip symptoms and radiographic and symptomatic hip osteoarthritis in african americans and caucasians: the Johnston County Osteoarthritis Project. J Rheumatol. 2009;36(4):809-15.
23. Kim C, Linsenmeyer KD, Vlad SC, Guermazi A, Clancy MM, Niu J, et al. Prevalence of radiographic and symptomatic hip osteoarthritis in an urban United States community: the Framingham osteoarthritis study. Arthritis Rheumatol. 2014;66(11):3013-7.
24. Altman R, Alarcón G, Appelrouth D, Bloch D, Borenstein D, Brandt K, et al. The American College of Rheumatology criteria for the classification and reporting of osteoarthritis of the hip. Arthritis Rheum. 1991;34(5):505-14.
25. Kellgren JH, Lawrence JS. Radiological assessment of osteo-arthrosis. Ann Rheum Dis. 1957;16(4):494-502.
26. Pereira D, Peleteiro B, Araújo J, Branco J, Santos RA, Ramos E. The effect of osteoarthritis definition on prevalence and incidence estimates: a systematic review. Osteoarthr Cartil. 2011;19(11):1270-85.
27. Zhang W, Moskowitz RW, Nuki G, Abramson S, Altman RD, Arden N, et al. OARSI recommendations for the management of hip and knee osteoarthritis, part II: OARSI evidence-based, expert consensus guidelines. Osteoarthr Cartil. 2008;16(2):137-62.
28. Bannuru RR, Osani MC, Vaysbrot EE, Arden NK, Bennell K, Bierma-Zeinstra SMA, et al. OARSI guidelines for the non-surgical management of knee, hip, and polyarticular osteoarthritis. Osteoarthr Cartil. 2019;27(11):1578-89.

29. Fernandes L, Hagen KB, Bijlsma JW, Andreassen O, Christensen P, Conaghan PG, et al. EULAR recommendations for the non-pharmacological core management of hip and knee osteoarthritis. Ann Rheum Dis. 2013;72(7): 1125-35.
30. Terwee CB, Mokkink LB, Steultjens MP, Dekker J. Performance-based methods for measuring the physical function of patients with osteoarthritis of the hip or knee: a systematic review of measurement properties. Rheumatol (Oxford). 2006;45(7):890-902.
31. Dobson F, Hinman RS, Roos EM, Abbott JH, Stratford P, Davis AM, et al. OARSI recommended performance-based tests to assess physical function in people diagnosed with hip or knee osteoarthritis. Osteoarthr Cartil. 2013;21(8):1042-52.
32. Fernandes MI. Tradução e validação do questionário de qualidade de vida específico para osteoartrose WOMAC (Western Ontario and McMaster Universities) para a língua portuguesa [tese]. São Paulo: Universidade Federal de São Paulo; 2002.
33. Machado RK, Casagrande AA, Pereira GR, Vissoci JRN, Pietrobon R, Ferreira APB. Hip disability and osteoarthritis outcome score (HOOS): a cross-cultural validation of the brazilian portuguese version study. Rev Bras Ortop (Sao Paulo). 2019;54(3):282-7.
34. Hernández-Molina G, Reichenbach S, Zhang B, Lavalley M, Felson DT. Effect of therapeutic exercise for hip osteoarthritis pain: results of a meta-analysis. Arthritis Rheum. 2008;59(9):1221-8.
35. Devos-Comby L, Cronan T, Roesch SC. Do exercise and self-management interventions benefit patients with osteoarthritis of the knee? A metaanalytic review. J Rheumatol. 2006;33(4):744-56.
36. Yan JH, Gu WJ, Sun J, Zhang WX, Li BW, Pan L. Efficacy of tai chi on pain, stiffness and function in patients with osteoarthritis: a meta-analysis. PLoS One. 2013;8(4): e61672.
37. Escalante Y, Saavedra JM, García-Hermoso A, Silva AJ, Barbosa TM. Physical exercise and reduction of pain in adults with lower limb osteoarthritis: a systematic review. J Back Musculoskelet Rehabil. 2010;23(4):175-86.
38. Snell DL, Hipango J, Sinnott KA, Dunn JA, Rothwell A, Hsieh CJ, et al. Rehabilitation after total joint replacement: a scoping study. Disabil Rehabil. 2018;40(14):1718-31.
39. Di Monaco M. Rehabilitation after hip and knee arthroplasty: where are we now? Work in progress to build up evidence-based protocols. Eur J Phys Rehabil Med. 2013;49(6):875-6.
40. Di Monaco M, Castiglioni C. Which type of exercise therapy is effective after hip arthroplasty? A systematic review of randomized controlled trials. Eur J Phys Rehabil Med. 2013;49(6):893-907.
41. Di Monaco M, Vallero F, Tappero R, Cavanna A. Rehabilitation after total hip arthroplasty: a systematic review of controlled trials on physical exercise programs. Eur J Phys Rehabil Med. 2009;45(3):303-17.
42. Domínguez-Navarro F, Igual-Camacho C, Silvestre-Muñoz A, Roig-Casasús S, Blasco JM. Effects of balance and proprioceptive training on total hip and knee replacement rehabilitation: a systematic review and meta-analysis. Gait Posture. 2018;62:68-74.
43. Ferguson RJ, Palmer AJ, Taylor A, Porter ML, Malchau H, Glyn-Jones S. Hip replacement. Lancet. 2018;392(10158): 1662-71.
44. Glyn-Jones S, Palmer AJ, Agricola R, Price AJ, Vincent TL, Weinans H, et al. Osteoarthritis. Lancet. 2015;386(9991): 376-87.
45. Petis S, Howard JL, Lanting BL, Vasarhelyi EM. Surgical approach in primary total hip arthroplasty: anatomy, technique and clinical outcomes. Can J Surg. 2015;58(2):128-39.
46. Quinn RH, Murray J, Pezold R, Hall Q. Management of osteoarthritis of the hip. J Am Acad Orthop Surg. 2018;26(20): e434-6.

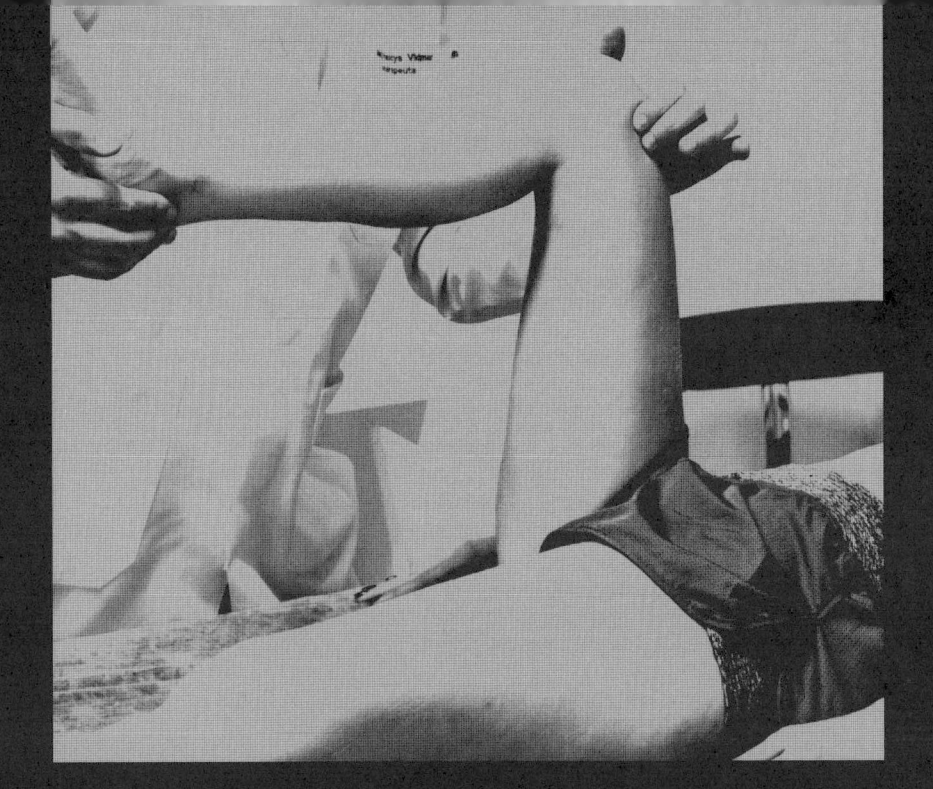

11
Tratamento Fisioterapêutico nas Lesões do Joelho

MARLON FRANCYS VIDMAR

Características clínicas e diagnóstico —— 214
Tratamento conservador ou cirúrgico —— 217
Avaliação cinético-funcional —— 220
Intervenção fisioterapêutica —— 223

O joelho é formado pelos côndilos do fêmur e da tíbia, entre a superfície posterior da patela e a superfície patelar do fêmur, sendo acoplados por ligamentos, cápsula articular, meniscos e músculos que realizam a sua estabilização. A estabilidade dessa articulação depende da interação entre a sua geometria, da restrição dos tecidos moles, das cargas aplicadas pelo peso corporal e das ações musculares proximais e distais.

Enquanto a arquitetura óssea e os meniscos trazem pouca estabilidade ao joelho, os ligamentos, a cápsula e os tecidos moles contribuem significativamente para estabilizá-lo. As forças compressivas, resultantes do peso corporal e da atividade muscular, propiciam forças adicionais que evitam uma sobrecarga dos ligamentos quando o joelho é submetido a cargas excessivas em atividades mais agressivas.

Além disso, qualquer dano aos componentes que integram essa complexa estrutura pode levar ao desequilíbrio de sua biomecânica e funcionalidade, com possível deterioração das demais estruturas articulares. A seguir, são relatadas as principais lesões que acometem essa articulação, bem como as características clínicas e diagnósticas, a avaliação cinético-funcional e a abordagem fisioterapêutica conservadora e pós-cirúrgica.

CARACTERÍSTICAS CLÍNICAS E DIAGNÓSTICO

■ LIGAMENTO CRUZADO ANTERIOR

O ligamento cruzado anterior (LCA) é composto por dois grandes feixes, posterolateral e anteromedial, que se originam no côndilo externo do fêmur e avançam pela parte anterior da eminência intercondilar da tíbia, dentro da fossa intercondilar. Esse ligamento possui um papel fundamental na estabilidade passiva do joelho, controlando o movimento rotacional e contendo a translação anterior da tíbia em relação ao fêmur. Por possuir importantes funções de estabilização, esse ligamento acaba sendo vulnerável a lesões.

A lesão no LCA é mais frequente em adultos jovens e fisicamente ativos, estando associada à prática esportiva, seja em atletas profissionais ou amadores/recreacionais. Os mecanismos geradores de lesões no LCA em geral não envolvem queda ou contato direto e costumam ocorrer devido à rotação interna do fêmur sobre a tíbia, associados ou não a um valgismo, e em alguns casos devido à hiperextensão do joelho.

O diagnóstico de ruptura desse ligamento é frequentemente estabelecido pelo exame físico, sobretudo se for realizado logo após a lesão, por meio de anamnese, inspeção e testes específicos, como o de Lachman e da gaveta anterior, que avaliam a estabilidade anterior do joelho. O intervalo de tempo mais confiável para examinar o joelho é imediatamente após a lesão. O exame neste momento evita a interferência de espasmos musculares e de derrame excessivo, que causa dor e proteção.[1] Durante a anamnese, os pacientes costumam descrever que no momento da lesão ouviram um estalido e sentem como se a articulação estivesse "saindo do lugar". Já à inspeção, observa-se um derrame articular característico de uma hemartrose, gerado pela lesão do ligamento e da sinóvia que o recobrem. Havendo dúvida, o diagnóstico pode ser confirmado por exames de imagem de ressonância nuclear magnética.

Além do edema articular, ocorrem desarranjo dos tecidos periarticulares, inibição da musculatura pelo quadro álgico e hipotrofia muscular, levando a um enfraquecimento da musculatura da coxa. Como consequência, após a ruptura do LCA, a articulação do joelho torna-se instável e há uma imediata e persistente fraqueza muscular, particularmente do músculo quadríceps, incapacitando o indivíduo no que se refere ao controle das forças inerentes às atividades diárias.

■ LIGAMENTO CRUZADO POSTERIOR

O ligamento cruzado posterior (LCP) é composto por dois feixes, anterolateral e posteromedial, que se originam na região anterolateral da fossa intercondilar do côndilo femoral medial e se inserem na região posterior da fossa intercondilar na faceta posterior da tíbia.[1] A função primária do LCP é limitar a translação posterior da tíbia em relação ao fêmur, além de restringir secundariamente as rotações externa, interna e varo-valgo.

Dentre as lesões do joelho, as lesões isoladas do LCP são menos comuns do que aquelas que envolvem o canto posterolateral concomitante ou outras lesões ligamentares. Em pacientes com lesões isoladas do LCP, o mecanismo de lesão mais comum inclui uma força direcionada posteriormente na tíbia proximal com o joelho flexionado e o tornozelo em plantiflexão, como em uma queda com o joelho flexionado, e até mesmo uma hiperflexão ou hiperextensão do joelho.[2]

Um paciente com lesão isolada do LCP pode relatar vaga dor no joelho, rigidez, inchaço ou desconforto com atividades que exigem níveis mais altos de flexão do joelho, como agachar-se, ajoelhar-se ou caminhar em uma escada. Já no caso de pacientes que relatam mecanismos lesionais de alta energia, dor, instabilidade ou incapacidade de realizar pequenas atividades diárias, sugere-se a investigação de lesões ligamentares concomitantes. Dentre os testes clínicos, o teste da gaveta posterior é o mais sensível e específico para os casos de insuficiência do LCP. O teste ativo do quadríceps é usado para avaliar a integridade do LCP sem a aplicação de força passiva ou externa. Havendo dúvida, o diagnóstico pode ser confirmado por exames de imagem de ressonância nuclear magnética.

■ LIGAMENTO COLATERAL MEDIAL

O ligamento colateral medial (LCM) consiste em múltiplos componentes funcionais e é composto por duas camadas, uma profunda e outra superficial, formando o complexo meniscoligamentar medial. As fibras da camada profunda conectam diretamente o côndilo femoral medial à metáfise tibial medial e são contínuas às fibras do menisco medial. A camada superficial do LCM está localizada profundamente nos tendões do grácil e do semitendíneo e conecta o epicôndilo medial à metáfise tibial medial, a inserção da pata de ganso e a cápsula articular posterior.[1] O LCM tem a função, dentro da biomecânica do joelho, de controlar o valgo durante a flexão do joelho de 0 a 30°, proporcionando estabilidade no plano frontal.

A lesão no LCM ocorre devido a um valgo excessivo, resultado de uma força lateral aplicada sobre o joelho, ou devido à combinação de força em valgo e rotação externa da tíbia. Tal lesão acaba sendo mais prevalente em jovens praticantes de esportes que envolvem contato, como futebol, *rugby*, luta livre e judô.[3]

O principal achado na inspeção inicial é o edema local, sendo que uma palpação focada na linha articular, no côndilo femoral e no platô tibial em geral identifica o local da ruptura, já que contusões e sensibilidade pontual são comuns após uma lesão no LCM. Um teste de estresse em valgo deve ser realizado a 0 e 30° de flexão do joelho e comparado ao membro contralateral para verificar a estabilidade do ligamento. Uma frouxidão observada na extensão a 0° é indicativa de uma lesão medial completa e provável envolvimento do LCA. No caso desses achados clínicos, a ressonância nuclear magnética pode ser utilizada para estimar o prognóstico ou determinar se há alguma lesão meniscal ou ligamentar concomitante, e não necessariamente para verificar o diagnóstico clínico da lesão de LCM, pois este é avaliado clinicamente.

■ LIGAMENTO COLATERAL LATERAL

O ligamento colateral lateral (LCL) origina-se no centro do epicôndilo lateral do fêmur e liga-se distalmente à cabeça da fíbula. O LCL é o estabilizador primário em varo do joelho. Além disso, o LCL atua como uma restrição secundária à rotação externa e ao deslocamento posterior da tíbia.[4]

Os mecanismos de lesão do LCL podem resultar do contato direto, como um golpe no lado medial do joelho, ou não envolver contato, como no caso de uma queda e até mesmo um estresse de hiperextensão no joelho. As lesões isoladas em geral resultam de forças de menor magnitude, que acabam levando a danos de menor grau ao ligamento. O maior risco de lesão do LCL foi observado no tênis e na ginástica, embora possa ocorrer durante praticamente qualquer atividade esportiva.[4]

O LCL deve ser avaliado como parte de um exame minucioso de todas as estruturas ligamentares e de suporte do joelho. Lesões nas estruturas laterais do joelho são notoriamente difíceis de diagnosticar devido à sua raridade e à concorrência com outras lesões nessa articulação. À inspeção, costuma haver inchaço na região lateral dos tecidos moles do joelho, que pode se correlacionar com o grau de lesão no complexo ligamentar. Como o LCL permanece em uma posição relativamente subcutânea durante todo o curso, a presença de sensibilidade na palpação do ponto permite ao examinador avaliar a localização de uma lesão.

Subjetivamente, os pacientes costumam relatar dor intensa e possível sensação de instabilidade. Um teste de estresse em varo deve ser realizado a 0 e 30° de flexão do joelho e comparado ao membro contralateral para verificar a estabilidade do ligamento. Por outro lado, a frouxidão em varo em extensão total com frequência remete à lesão em um ou ambos os ligamentos cruzados. A ressonância nuclear magnética pode ser útil no caso de suspeita de lesões ligamentares associadas.

■ LESÕES MULTILIGAMENTARES

Embora menos comuns que as ligamentares isoladas, as lesões multiligamentares no joelho são lesões devastadoras que podem ter sérias consequências na funcionalidade dos pacientes em suas atividades de vida diária, laboral e esportiva. A lesão multiligamentar é um problema biomecânico complexo que normalmente resulta em uma luxação do joelho. A direção da força aplicada no joelho determina quais ligamentos são afetados: a translação anterior romperia o LCA, e em seguida o LCM e o LCL; a translação posterior afetaria apenas o LCP; o estresse em varo romperia o LCL e, em seguida, o LCA e o LCP; e o estresse em valgo afetaria o LCM e, em seguida, o LCA e o LCP.

Nessas lesões associadas a luxações do joelho, com frequência são observadas fraturas da tíbia/fêmur e lesão neurovascular potencialmente significativa, incluindo lesão do nervo fibular ou da artéria poplítea, as quais devem ser avaliadas na decisão do tratamento adequado.[5] Por isso, no exame físico, além da dor, um paciente com lesão multiligamentar no joelho pode se queixar de perda da sensação da perna ou do pé. Estes são sintomas de alerta de lesão neurológica ou vascular subjacente. Testes específicos também podem ser usados para o diagnóstico (descritos nas lesões ligamentares anteriores), mas a ressonância nuclear magnética é considerada o padrão-ouro.

■ MENISCOS

Os meniscos, medial e lateral, são dois discos fibrocartilaginosos de formato semilunar, localizados entre as superfícies articulares do fêmur, nos côndilos femorais, e da tíbia, no platô tibial. São estruturas essenciais para a homeostase do joelho, tendo como principais funções a estabilidade articular, a transferência de peso, a absorção de choque durante os movimentos e a proteção da cartilagem articular.

As lesões nesta estrutura podem ocorrer de forma traumática ou degenerativa. As lesões degenerativas do menisco desenvolvem-se lentamente e em geral ocorrem em indivíduos a partir da meia-idade.[6] Já as lesões traumáticas ocorrem em adultos jovens e fisicamente ativos. A lesão meniscal costuma estar associada a um evento traumático durante a prática esportiva.

É também no exame físico que se consegue cogitar um diagnóstico de lesão meniscal devido à dor intensa acompanhada de déficit funcional, relatada pelo paciente na anamnese, e ao derrame articular e à diminuição do movimento no joelho, causado pelo bloqueio articular, verificados na inspeção. Além desses achados, a positividade no teste de McMurray, no teste de Steinmann e no teste de dor à palpação da interlinha articular é outro resultado sugestivo de lesão meniscal. Havendo dúvidas, a ressonância nuclear magnética surge como padrão-ouro para detectar esta lesão.

■ CARTILAGEM ARTICULAR

A cartilagem articular é um tecido conectivo avascular, alinfático e aneural. Os principais componentes da sua matriz extracelular são o colágeno e os proteoglicanos, cujas concentrações variam com a profundidade da superfície articular. As características viscoelásticas da sua matriz extracelular permitem que a cartilagem diminua as forças de cisalhamento entre as suas superfícies e disperse as forças compressivas ao osso subcondral. No caso de lesões na articulação do joelho, como ruptura do ligamento cruzado e/ou meniscal, há um risco aumentado de perda e degradação da cartilagem articular, o que é denominado osteoartrite (OA) do joelho.[7]

Além das lesões de joelho, outros fatores de risco podem ter um papel importante no desenvolvimento desta doença articular crônica e degenerativa, como idade avançada, sexo feminino, fatores genéticos (ainda não identificados), aumento do peso corporal e estresse mecânico na articulação causado por desalinhamento estático e dinâmico do membro inferior.

O diagnóstico de OA do joelho pode ser feito no exame clínico e confirmado na radiografia. No exame físico, o paciente irá relatar dor e apresentará rigidez, amplitude de movimento reduzida, crepitação e inchaço. A dor durante o processo inicial da doença é geralmente descrita como intermitente, localizada em um compartimento. Costuma piorar com a atividade e é aliviada com o descanso. Com a progressão da doença, quando todos os compartimentos estão envolvidos, a dor se torna contínua e difusa, resultando inclusive em dor noturna e de repouso.[8] A dor nas articulações também pode ter consequências neuromusculares diretas, incluindo fraqueza muscular, déficit de controle motor e adaptações na marcha, que podem afetar a carga articular e aumentar o risco de dor e deterioração estrutural.

No exame físico, faz-se necessária a avaliação postural (**Fig. 11.1**) para visualizar o alinhamento ou a deformidade dos membros, já que um joelho em varo é sugestivo de maiores cargas compressivas no compartimento medial, enquanto o desalinhamento em valgo sugere maiores cargas compressivas no compartimento lateral. A marcha também deve ser avaliada no plano frontal e sagital (**Fig. 11.2**) para auxiliar a compreensão dessas alterações biomecânicas dinamicamente.

TRATAMENTO CONSERVADOR OU CIRÚRGICO

Após investigar as características clínicas e definir o diagnóstico da lesão, torna-se necessário compreender qual tipo de tratamento é mais adequado para cada caso clínico. A decisão de prosseguir para o tratamento conservador ou cirúrgico é determinada com base no grau da lesão, na presença de lesões concomitantes a outras estruturas do joelho, na idade do paciente e no nível de atividade de vida diária e/ou esportiva que ele pretende realizar após a lesão.

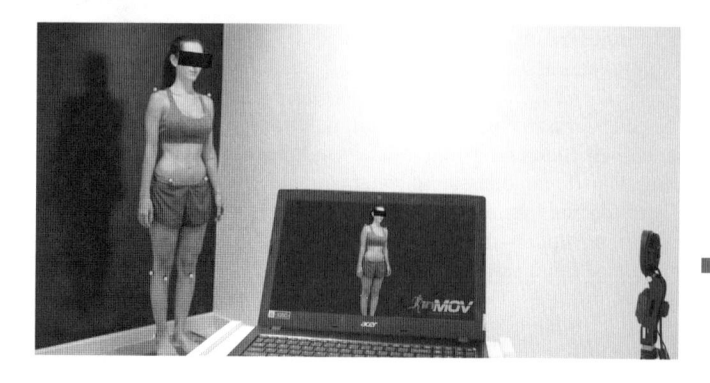

■ **Figura 11.1**
Avaliação postural no plano frontal.
Fonte: Arquivo do autor.

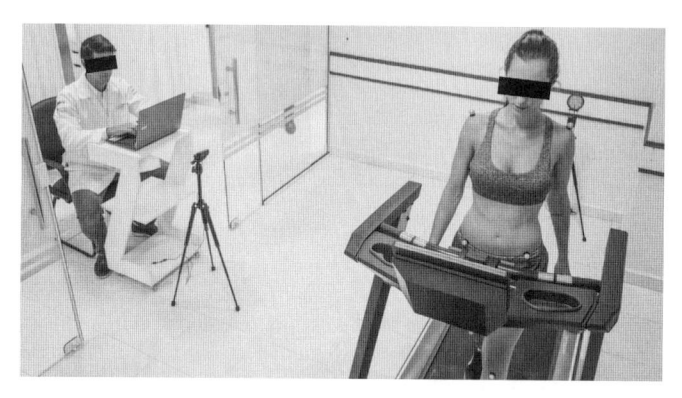

■ **Figura 11.2**
Avaliação da cinemática da marcha no plano frontal e sagital.
Fonte: Arquivo do autor.

■ LESÕES LIGAMENTARES

Nas lesões ligamentares, o tratamento conservador, por meio da fisioterapia, dará ênfase ao reforço e ao controle neuromuscular da musculatura estabilizadora do joelho. Porém, em lesões mais complexas sem a correção cirúrgica, o joelho normalmente permanece instável e a reconstrução do ligamento acaba sendo o método de escolha na maioria dos casos para evitar que as demais estruturas do joelho sejam comprometidas.

Atualmente, a cirurgia de reconstrução do LCA é o procedimento-padrão em pacientes ativos com ruptura desse ligamento (lesões de grau I e II com presença de instabilidade no joelho, e de grau III), usando-se técnica artroscópica. Para substituir o LCA lesionado, pode-se utilizar o autoenxerto, o aloenxerto ou o enxerto sintético. Os autoenxertos são mais usados, sendo retirados do membro ipsilateral à lesão, do terço central do tendão patelar ou dos tendões do semitendíneo e grácil. A desvantagem da utilização do autoenxerto dos isquiotibiais ou do aloenxerto é a frouxidão ou a falência do enxerto devido à cicatrização tardia ou inapropriada. Já a desvantagem de usar um autoenxerto do tendão patelar é a taxa mais elevada de artrofibrose e dor anterior no joelho (tendinite patelar).

O tratamento apropriado para lesões isoladas do LCP permanece um tópico controverso na cirurgia de joelho. Em geral, o tratamento não cirúrgico tem sido preconizado para pacientes com lesões isoladas do LCP de grau I ou II ou para aqueles com lesões de grau III, mas com sintomas leves de instabilidade ou baixa demanda de atividade. O tratamento cirúrgico de lesões isoladas do LCP é indicado para pacientes com lesões agudas ou crônicas de grau III que apresentem instabilidade, ou em casos de lesões multiligamentares.

O LCM tem maior potencial de cicatrização após lesão em razão da sua localização extra-articular e da vascularização suficiente. Consequentemente, lesões isoladas de LCM de grau I e II são tratadas na sua grande maioria de forma conservadora por abordagem fisioterapêutica. Em alguns casos de maior instabilidade (lesões de grau II), faz-se necessária a utilização de um *brace* para estabilizar o joelho, o qual fornece suporte mecânico e facilita o treinamento da amplitude de movimento no período pós-lesão inicial. Enquanto lesões de grau III podem exigir intervenção cirúrgica adicional com reparo ou reconstrução ligamentar, com autoenxerto dos tendões do semitendíneo/grácil e do tendão quadricipital, outra possibilidade que surge é o aloenxerto de tendão do tibial anterior.[9] Em lesões associadas com o LCA, o método de manejo mais aceito é a reconstrução do LCA com tratamento conservador do LCM. Se houver instabilidade residual significativa, que é confirmada por artroscopia durante a reconstrução do LCA, um reparo de LCM é feito antes da reconstrução do LCA.

As lesões do LCL apresentam menor incidência do que as antes descritas; suas lesões isoladas que apresentem grau I e II em geral são tratadas conservadoramente. Para a lesão aguda isolada de LCL de grau III, o reparo pode ser realizado quando o ligamento é avulsionado de um local de fixação e uma redução anatômica permanece possível com o joelho em extensão total. Em uma lesão completa ou lesões multiligamentares, é necessária a reconstrução do ligamento com o autoenxerto do terço central do tendão patelar, retirado do membro ipsilateral à lesão.[10]

Nas lesões multiligamentares, o tratamento na maioria dos casos é cirúrgico. As opções envolvem o reparo do ligamento rompido, usando suturas fortes e absorvíveis, ou a reconstrução do ligamento rompido. A reconstrução do ligamento do joelho pode ser feita com autoenxerto ósseo do tendão patelar, dos tendões quádruplos dos isquiotibiais ou, como alternativa, com aloenxertos e enxertos sintéticos.[11] Ambos os procedimentos visam devolver a estabilidade estática da articulação do joelho, prevenindo danos futuros nas demais estruturas do joelho, como meniscos e cartilagem, devido às forças excessivas de cisalhamento entre as superfícies articulares.

■ LESÕES MENISCAIS

A maioria das lesões meniscais, seja de forma traumática ou degenerativa, é tratada conservadoramente com fisioterapia, com ênfase em alívio da dor, manutenção do movimento, melhora na flexibilidade dos isquiotibiais e da musculatura do quadril, aumento na força do quadríceps, além de exercícios proprioceptivos. Algumas vezes, o uso de órteses que auxiliam no apoio para diminuição da descarga de peso é necessário para proporcionar alívio da dor em uma fase inicial de reabilitação.

Havendo lesões biomecânicas instáveis, bloqueio na articulação do joelho e dores constantes, o tratamento cirúrgico, por meio da meniscectomia parcial, torna-se necessário, tendo em vista os bons resultados no alívio da dor, na melhora da função e na satisfação dos pacientes a curto e longo prazo. No entanto, déficits musculares e neuromusculares do quadríceps podem surgir após a meniscectomia, o que acaba sendo um fator de risco, favorecendo o desenvolvimento de osteoartrose no joelho operado.

■ LESÕES CONDRAIS

Como a OA é uma doença crônica, seus sintomas requerem tratamento habitual e a longo prazo. Os objetivos do tratamento conservador incluem educar o paciente, controlar a dor, retardar a progressão da doença e melhorar a função. Para isso, intervenções com programas de automanejo visam ensinar as pessoas a desempenhar um papel ativo no manejo de sua condição clínica, por meio de qualquer combinação de educação, mudança de comportamento e habilidades psicossociais de enfrentamento.

O exercício regular é considerado um tratamento ideal para pacientes com OA, independentemente do grau de lesão. O exercício tem a capacidade de reduzir a dor por vários mecanismos diferentes, incluindo aumento da inibição do sistema nervoso central, reduções locais e sistêmicas na inflamação, efeitos psicossociais e efeitos biomecânicos na articulação afetada. Pacientes com OA devem ter incluídos em seus programas de treinamento exercícios aeróbicos de baixo impacto (fazer exercícios na água, caminhar ou andar de bicicleta) e treinamento resistido para fortalecimento muscular. Para os exercícios aeróbicos, recomenda-se a realização semanal de um mínimo de 150 minutos de exercícios com intensidade leve, 75 minutos de exercícios com intensidade moderada e 10 minutos de exercícios com intensidade vigorosa. Para o treinamento de resistência, duas sessões por semana, com duas séries, de 8 a 12 repetições, com uma carga de 60 a 70% de repetição máxima, podem ser recomendadas como ponto de partida. Um período de descanso ≥ 48 horas entre as sessões de treinamento de resistência é sugerido para otimizar a hipertrofia muscular.[12]

Já exercícios que envolvam atividades de alto impacto, como correr em superfícies duras e saltar, devem ser evitados. O paciente obeso deve ser aconselhado e incentivado a perder peso. As órteses também podem ser utilizadas temporariamente até que a dor cesse, com o intuito de diminuir as cargas compressivas. As terapias injetáveis ou suplementações de sulfato de condroitina com glicosamina também acabam sendo usadas pelos ortopedistas para o alívio da dor, facilitando a realização dos exercícios fisioterapêuticos.

Em pacientes com sintomas importantes em atividades de vida diária leves, com idade avançada e podendo apresentar alguma deformidade instalada, o tratamento cirúrgico surge como possibilidade. Nas situações em que se preservam as articulações, podem ser realizados procedimento de restauração das superfícies articulares durante a artroscopia, transplante autólogo de condrócitos, transplante osteocondral autólogo, microfratura óssea e também as osteotomias (femoral distal ou tibial proximal) que visam transferir o eixo mecânico da área patológica para o compartimento normal. Em situações mais graves, a substituição da articulação pode ser feita por meio de uma prótese unicompartimental ou artroplastia total do joelho.

AVALIAÇÃO CINÉTICO-FUNCIONAL

A avaliação cinético-funcional deve ser abordada de maneira sistemática para complementar o exame clínico feito pelo ortopedista, garantindo uma avaliação interdisciplinar precisa. Ao iniciar a avaliação cinético-funcional, o terapeuta deve começar compreendendo a história da doença atual, o que é crucial para elucidar o mecanismo de lesão e os principais sintomas que o paciente relata, se a lesão que se apresenta é aguda ou crônica, isolada ou associada a outras estruturas da articulação do joelho ou membros inferiores.

Após a anamnese, é essencial poder realizar um exame minucioso dos pacientes a fim de identificar sinais de alerta para patologias graves. Os fisioterapeutas devem identificar sintomas e sinais de bandeira vermelha indicando possíveis condições patológicas. Com base nos resultados, uma decisão clínica deve ser tomada para encaminhar o paciente a um profissional de saúde apropriado ou iniciar o tratamento. Se houver suspeita de patologia grave, é mais prudente encaminhar o paciente adequadamente a um médico qualificado. Existem várias patologias a considerar no exame envolvendo a extremidade inferior que exigem tratamento imediato, sendo as mais comuns trombose venosa profunda e doença vascular periférica.[13]

Não existem testes ou medidas padrão-ouro para confirmar e diagnosticar qualquer patologia suspeita em um ambulatório de fisioterapia. Pacientes com trombose venosa profunda terão várias apresentações clínicas e são assintomáticos na maioria das vezes. Já pacientes sintomáticos podem apresentar descoloração, dor, calor, inchaço e sensibilidade da extremidade afetada. Por sua vez, nos pacientes com doença vascular periférica, o exame físico, incluindo a medição da amplitude de movimento, testes musculares manuais, testes funcionais e testes especiais, deve ser normal para a reprodução de sintomas em pacientes que suspeitam ter essa doença. No entanto, havendo sintomas durante a avaliação cinético-funcional, testes clínicos para fortalecer sua hipótese devem ser realizados. Alguns testes clínicos para essas patologias graves estão descritos no estudo proposto por Kim[13] e podem auxiliar o fisioterapeuta no diagnóstico diferencial.

Na sequência, é preciso compreender as limitações funcionais do paciente para ajudar no estabelecimento de um plano de tratamento apropriado dentro das diferentes fases da intervenção fisioterapêutica. Os aspectos clínicos que influenciam os fatores cinético-funcionais da articulação do joelho e que devem ser avaliados são dor, influências psicológicas, amplitude de movimento, força muscular e função do joelho (por meio de testes e questionários).

A intensidade da dor em pacientes com lesões do joelho que se apresentam em repouso ou durante atividades de vida diária pode ser avaliada usando a escala visual analógica (EVA). Esta é uma medida unidimensional, composta por uma escala de 0 a 10, onde 0 significa sem dor; e 10, a pior dor imaginável. A intensidade da dor é quantificada pelo paciente ao marcar o local que melhor corresponde à percepção visual da sua dor. Outra escala que também pode ser usada é a Responsiveness of the Intermittent and Constant Osteoarthritis Pain (ICOAP), uma medida multidimensional específica da OA que tem a capacidade de avaliar dois domínios da dor: a intermitente e a constante. Outra maneira de avaliar a dor de forma subjetiva é utilizar questionários que apresentam a dor em seus domínios, como os descritos a seguir.

As influências psicológicas, como autoeficácia, catastrofização da dor, cinesiofobia ou medo de relesão, podem modular a percepção e a resposta individuais à doença e influenciar o nível funcional após a lesão, sendo uma das principais causas de atraso na recuperação e alta após lesões e cirurgias no joelho. Para a compreensão desses aspectos, sugerem-se os seguintes instrumentos: Patient Health Questionnaire-9 (para entender os sintomas depressivos em pacientes com dor crônica), Pain Catastrophizing Scale (para avaliar a catastrofização da dor), Tampa Scale of Kinesiophobia (para determinar o nível de cinesiofobia) e Knee Self-Efficacy Scale (para determinar a autoeficácia durante a execução de uma tarefa, como atividades diárias, atividades esportivas e de lazer, atividades físicas e função do joelho no futuro).

A determinação da amplitude de movimento é um componente importante dentro da avaliação cinético-funcional, pois permite a identificação de limitações articulares e musculares que possam ter influência no desenvolvimento de lesões, além de ser utilizada como critério para a avaliação dos efeitos dos processos de reabilitação no ganho de movimento. A amplitude de movimento ativo e passivo dos movimentos de flexão e extensão do joelho pode ser determinada pelo goniômetro universal, pelo eletrogoniômetro e por aplicativos goniométricos para *smartphones*. Em razão de sua confiabilidade bem estabelecida, o goniômetro universal é considerado o padrão-ouro para medir a amplitude de movimento articular e é a medida mais empregada na prática clínica devido ao fato de ser não invasivo, barato e fácil de usar. Dentro dessas perspectivas, o uso de aplicativos goniométricos para *smartphones* também indica um alto grau de confiabilidade para a articulação do joelho, além de maximizar a praticidade e a acessibilidade dos recursos goniométricos (baseiam-se no uso de acelerômetro, giroscópio e magnetômetro) para analisar os movimentos humanos de forma precisa e instantânea.[14]

Para a avaliação da força muscular, é necessário utilizar métodos de avaliação (como a dinamometria isocinética ou a dinamometria portátil) que quantifiquem o desequilíbrio entre os grupos musculares analisados e auxiliem na orientação quanto à abordagem em treinos de força. O dinamômetro isocinético é considerado o padrão-ouro para avaliar a força e o desempenho muscular, por ser um método de referência para outros instrumentos que medem a força. No entanto, o dispositivo carece de portabilidade, possui um alto custo e requer amplo espaço físico e treinamento de examinadores especializados. Já o dinamômetro portátil é usado na prática clínica (**Fig. 11.3**) para avaliar a força muscular isométrica como uma alternativa ao dinamômetro isocinético, tendo como vantagens a portabilidade, o preço, a facilidade de usar e uma excelente confiabilidade.[15] A partir dos dados obtidos, consegue-se definir o treinamento muscular de forma individual para o lado operado e não operado, bem como para os grupos musculares envolvidos, evitando a fase de latência e otimizando o ganho de força muscular.

A condição funcional do joelho pode ser compreendida por meio de questionários e testes funcionais. A avaliação funcional subjetiva pode ser realizada utilizando questionários como Western Ontario and McMaster Universities Osteoarthritis Index (WOMAC), Knee Injury and Osteoarthritis Outcome Score (KOOS), International Knee Documentation Committee Subjective Knee Form (IKDC-SKF) e Lysholm Knee Score. Já a avaliação funcional objetiva é determinada pelos seguintes testes: Timed Up and Go (TUG) (para avaliar a mobilidade), *six-minute walk distance test* (para avaliar a resistência aeróbica), *hop tests* (para avaliar o desempenho alcançado nos testes de salto, incluindo *single hop for distance*, *6-m timed hop*, *triple hop for distance* e *triple crossover hop for distance*) e Landing Error Scoring System (LESS), que compreende, por meio da cinemetria, a biomecânica dos membros inferiores durante a tarefa de salto e aterrissagem. A cinemetria pode ser uma aliada do terapeuta para analisar cinematicamente os movimentos funcionais e gestos esportivos (**Fig. 11.4**), conseguindo-se identificar as deficiências observadas durante os testes e orientar um programa de treinamento baseado no controle neuromuscular das articulações envolvidas.

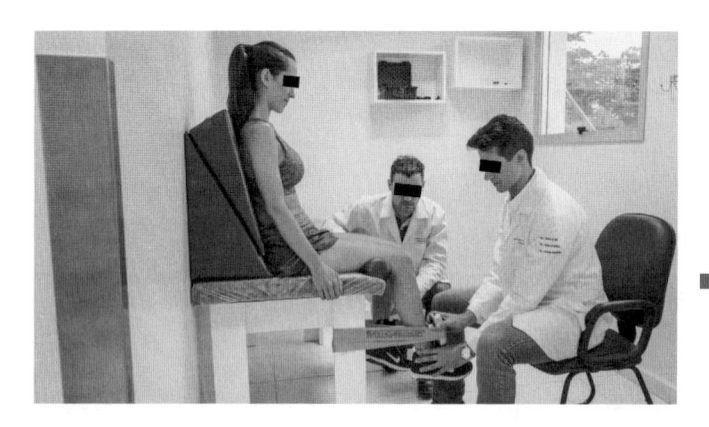

■ **Figura 11.3**
Avaliação da força isométrica do quadríceps no dinamômetro portátil.
Fonte: Arquivo do autor.

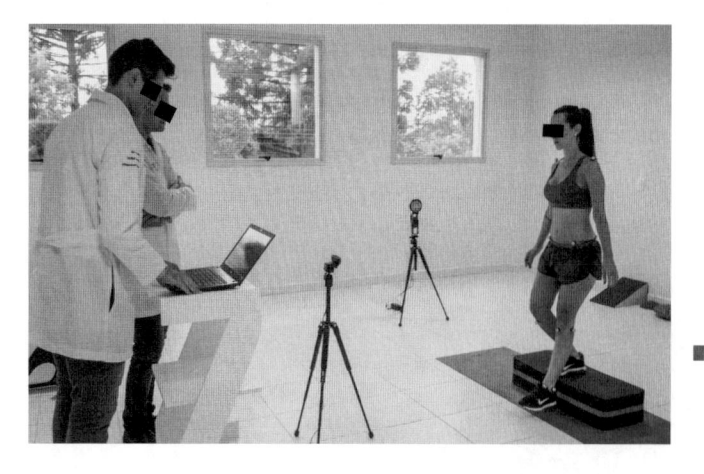

■ **Figura 11.4**
Avaliação da cinemática de um movimento funcional.
Fonte: Arquivo do autor.

INTERVENÇÃO FISIOTERAPÊUTICA

Diversos são os recursos disponíveis dentro do arsenal fisioterapêutico para utilização nas diferentes fases de reabilitação, mas para que estes sejam efetivos, o fisioterapeuta precisa entender os seus efeitos fisiológicos, tendo como base a análise prévia de suas evidências. Além dessa compreensão, alguns fatores devem ser considerados antes de se iniciar uma abordagem fisioterapêutica conservadora ou acelerada, destacando-se idade do paciente, população sedentária ou ativa (atleta profissional, amador ou recreacional), grau da lesão, tipo de enxerto usado para reconstrução ligamentar, presença de lesões concomitantes a outras estruturas do joelho e reincidência de lesões do joelho.

As principais diferenças entre cada um dos programas são a taxa de progressão nas várias fases de reabilitação e o tempo de recuperação necessário antes do início da corrida e o retorno às atividades diárias, laborais e esportivas. É necessário, assim, compreender as diferentes fases da reabilitação, que, embora didaticamente possam ser divididas, estão interligadas de forma sincrônica dentro dos objetivos traçados na avaliação cinético-funcional, sendo elas a fase pré-operatória, a fase de reabilitação inicial, a fase de reabilitação intermediária e a fase de reabilitação avançada.

■ FASE PRÉ-OPERATÓRIA

A fase pré-operatória é fundamental para um resultado bem-sucedido: pacientes submetidos à fisioterapia pré-operatória apresentam melhor progresso clínico e tendem a evoluir de forma mais eficaz durante o processo de reabilitação. Nessa fase, o objetivo é retornar o joelho ao estado pré-lesionado, mediante a redução de edema, inflamação e dor, a restauração da amplitude de movimento de flexão e extensão – diminuindo o risco de artrofibrose –, a prevenção da atrofia muscular do quadríceps, a normalização da marcha e o preparo do paciente para o procedimento cirúrgico e a reabilitação pós-operatória. A definição do momento da cirurgia acaba sendo individualizada para cada paciente, com base nas suas condições clínicas.

■ FASE DE REABILITAÇÃO INICIAL

No pós-operatório imediato, busca-se por meio da reabilitação diminuir a dor e o edema na articulação, além de progredir a descarga de peso sobre o membro operado para uma marcha independente. Na fase inicial, além dos objetivos descritos, tornam-se necessários a restauração da mobilidade patelar e da amplitude de movimento de extensão e flexão do joelho, a melhora da ativação do quadríceps e o controle neuromuscular.

A diminuição da dor e do edema do joelho operado reduz a inibição da atividade muscular e a consequente atrofia do quadríceps, comumente observada após procedimento cirúrgico dos joelhos. Dentro do arsenal fisioterapêutico, os exercícios passivos/ativo-assistidos/ativos são usados para reduzir a dor, retardar a atrofia e remover o edema; a crioterapia, associada a dispositivos de compressão e elevação (15° de flexão do quadril) do joelho por 20 minutos, minimiza o processo inflamatório, sendo aplicada de 3 a 4 vezes por dia nesta fase; a estimulação elétrica do quadríceps auxilia na drenagem do edema; e a utilização do *laser* e/ou ultrassom estimula a cicatrização do local de onde foi retirado o enxerto.

Para recuperar o movimento de extensão e flexão do joelho, é necessário restaurar a mobilidade patelar. A realização de mobilizações nas direções superoinferior auxilia na melhora do arco de movimento do joelho e favorece a função do quadríceps. A recuperação da extensão total é necessária para normalizar a artrocinemática do joelho. O fisioterapeuta pode fazer uso de exercícios passivos ou até mesmo orientar a utilização de dispositivos externos para criar um aumento de pressão em extensão e evitar a flexão do joelho no pós-operatório imediato. A cunha ou rolo posicionado no calcanhar, em associação com o uso de peso (carga baixa por longa duração) sobre a articulação, é uma estratégia que pode ser utilizada para melhorar a extensão passiva.[16]

A recuperação da flexão do joelho é outro processo gradual e necessário para prevenir e superar os efeitos deletérios da imobilização articular e impedir o desenvolvimento de alterações biomecânicas que geram compensações durante a marcha. Neste contexto, orienta-se a utilização de técnicas manuais que visem restaurar a artrocinemática de rolamento e deslizamento durante os movimentos articulares. Exercícios passivos/ativo-assistidos/ativos podem ser realizados conforme a evolução clínica (**Fig. 11.5**). Para auxiliar neste ganho de movimento, a mobilização passiva contínua surge como um dispositivo usado em geral no pós-operatório imediato, o qual move uma articulação passivamente por uma amplitude de movimento específica, em uma determinada velocidade, durante um período predeterminado de tempo. A progressão da amplitude de movimento do joelho deve basear-se na resposta única do paciente à cirurgia, ou seja, em casos de derrame articular substancial, a amplitude de movimento deverá evoluir em um ritmo mais lento, em vez de pressionar agressivamente a flexão do joelho e provocar o aumento dos sintomas.[16]

Além dos exercícios antes descritos, o alongamento da musculatura que envolve os membros inferiores (quadril, joelho e tornozelo) proporciona a manutenção da mobilidade dos tecidos moles, ao conservar a extensibilidade musculotendínea e do tecido conectivo periarticular, contribuindo assim para aumentar o arco de movimento. Para isso, alguns fatores devem ser considerados, como o método de alongamento a ser utilizado (estático ou balístico), o tempo durante o qual o alongamento deve ser mantido (30 a 60 segundos) e o número de repetições (1 a 3 vezes) necessárias para se ter uma boa eficácia. É importante que durante o alongamento o paciente não sinta dor no joelho, pois esta promove, via arco reflexo, a contração muscular e inibe o alongamento.

A inibição do músculo quadríceps é comum após procedimentos cirúrgicos do joelho, em especial na presença de dor e edema nesta fase de reabilitação. A estimulação elétrica muscular utilizada durante exercícios terapêuticos, isométricos ou isotônicos (com cargas externas baixas) facilita a contração ativa da musculatura do quadríceps, já que permite a ativação direta do axônio motor e o recrutamento dos motoneurônios inibidos.[17] Para maximizar os efeitos, os indivíduos devem ser instruídos a contrair ativamente a musculatura do quadríceps durante a execução da estimulação elétrica neuromuscular sobreposta.

No caso de pacientes que apresentarem uma lesão subjacente da cartilagem articular, ou pacientes que forem submetidos a um procedimento de cartilagem articular concomitante (como microfraturas ósseas, transplante autólogo de condrócitos, transplante osteocondral

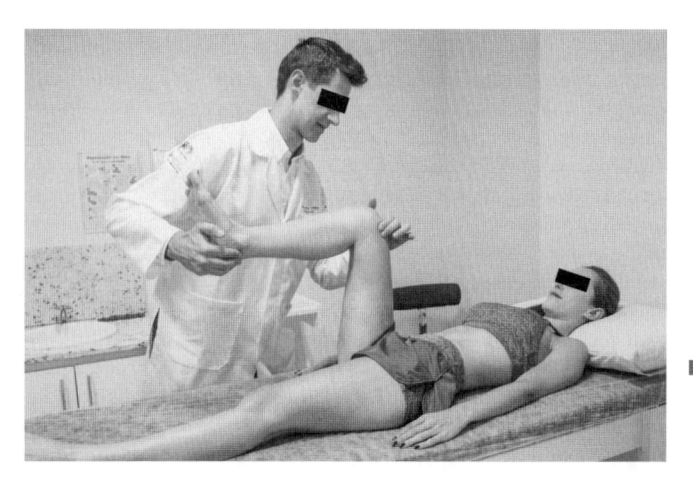

■ **Figura 11.5**
Exercício passivo de flexão e extensão do joelho.
Fonte: Arquivo do autor.

autólogo) ou reparo meniscal, devem-se retardar as cargas compreessivas durante a descarga de peso e treino de marcha nesta fase; para tanto, dispositivos auxiliares devem ser utilizados. Para isso, a descarga de peso deve ser iniciada na direção anteroposterior e mediolateral, progredindo para padrões nas diagonais e treino de marcha. O início da marcha deve ser feito, se possível, nas barras paralelas, evoluindo para o uso de duas muletas, uma muleta no membro superior contralateral ao operado e, por último, o treino de marcha é realizado sem dispositivos auxiliares. É importante que o paciente entenda e reproduza os movimentos necessários durante as fases da marcha desde o primeiro treino. A flexão do quadril e do joelho durante a fase de balanço ou avanço do membro operado deve ser estimulada para evitar a marcha com um padrão claudicante em extensão do joelho.

■ FASE DE REABILITAÇÃO INTERMEDIÁRIA

Nesta fase mais avançada de reabilitação, os exercícios terapêuticos devem enfatizar a normalização da força muscular do quadríceps e isquiotibiais (entre o lado operado/não operado e musculatura agonista/antagonista), a melhora da propriocepção e do equilíbrio, a recuperação da confiança e da função do membro operado e o retorno de forma gradativa à corrida, desde que a força e o controle neuromuscular sejam satisfatórios. Os achados clínicos de dor persistente ou crescente, rubor, calor e edema a qualquer momento durante o programa de reabilitação devem ser investigados, pois são indicativos de uma abordagem excessivamente agressiva.

Para reequilibrar a força do quadríceps e isquiotibiais, devem-se utilizar métodos de avaliação, como a dinamometria isocinética ou a dinamometria portátil, que quantifiquem o desequilíbrio muscular e auxiliem na orientação quanto à abordagem em treinos de força. Na sequência, deve-se definir a periodização (microciclo, mesociclo e macrociclo) do treinamento de força pela frequência de execução e o volume de treinamento (número de séries e repetições), que variam dependendo das fases de reabilitação em que se encontra o paciente.[18] A carga externa a ser usada pode ser definida pelo pico de torque atingido na avaliação dinamométrica ou pelo teste de uma repetição máxima. Essas variáveis devem ser manipuladas durante o treinamento de forma individual para os lados operado e não operado, evitando a fase de latência e otimizando o ganho de força muscular.

Depois disso, deve-se identificar o tipo de contração mais adequada nas diferentes fases da reabilitação. A contração isométrica, em que não ocorre alteração aparente do comprimento das fibras musculares, consequentemente não produzindo movimento, é utilizada nas fases iniciais, quando cuidados devem ser tomados em relação à articulação envolvida. Em uma fase intermediária, quando quadros álgicos não ocorrem ao realizar movimentos, a contração isotônica deve ser feita, seja de forma concêntrica ou excêntrica. Embora comumente realizado com uma carga externa constante nas fases concêntrica e excêntrica do exercício, evidências sugerem que o treinamento puramente excêntrico ou com sobrecarga excêntrica seja capaz de otimizar as respostas musculares em relação ao ganho de força e massa muscular.[19]

Na contração isométrica ou isotônica, o uso da eletroestimulação (estimulação elétrica funcional ou corrente russa) pode ser associado à contração muscular, permitindo uma proporção maior de recrutamento de fibras musculares durante a execução do exercício.[17] Outra possibilidade que surge para o treinamento de força de pacientes que apresentam quadros álgicos durante a sua execução é o treinamento resistido de baixa intensidade com restrição do fluxo sanguíneo. Acredita-se que os efeitos acumulados de fadiga, tensão mecânica, estresse metabólico e hiperemia reativa ocasionados durante a restrição são capazes de promover adaptações musculares com esforço mínimo. Portanto, os pacientes fazem o treinamento com cargas reduzidas e recebem os mesmos benefícios do treinamento com cargas elevadas.[20]

Durante a contração isotônica, diversos são os instrumentos utilizados para a resistência externa, como caneleiras, tubos ou faixas elásticas, equipamentos de musculação (cadeira extensora, cicloergômetro específico e *leg press*) e dinamômetro isocinético em cadeia cinemática fechada e aberta.[17] A contração isocinética deve ser realizada em fases finais, pois o equipamento possibilita a execução do exercício em um nível máximo de força aplicada pelo próprio indivíduo em cada ângulo articular, minimizando o risco de aplicação de uma sobrecarga acima do tolerado pelo paciente. Assim, o exercício isocinético pode ser utilizado em programas de reabilitação com o intuito de otimizar o fortalecimento muscular no pós-operatório de joelho, em reconstrução do LCA[21] e pós-meniscectomia parcial.[22]

A próxima etapa dentro desta fase é compreender o controle motor durante movimentos funcionais, laborais e esportivos. O desenvolvimento de um programa de treinamento neuromuscular deve ser estabelecido para a correção das deficiências encontradas, por meio dos diferentes métodos de treinamento disponíveis dentro da fisioterapia, como reeducação neuromuscular proprioceptiva em uma fase inicial de reabilitação, exercício pliométrico na fase intermediária (**Fig. 11.6**) e treinamento da técnica na fase final de reabilitação, os quais podem ser usados de forma isolada ou associada dentro do treinamento neuromuscular.

Os exercícios de reeducação neuromuscular são realizados com o intuito de proporcionar aferências proprioceptivas necessárias para o controle postural e posicionamento angular ativo durante atividades funcionais. A evolução dos exercícios proprioceptivos depende da aquisição dos estímulos mecânicos por meio dos receptores periféricos, e para isso diferentes estratégias podem ser utilizadas, como a variação na superfície (superfícies estáveis para instáveis: uso da prancha de Freeman, disco boll ou balancinho) e na base de contato (bipodais para unipodais), diferença de perturbações aplicadas (exercício livre para contrarresistência: utilização de peso ou faixa elástica) e exercícios estáticos para dinâmicos (reproduzindo movimentos específicos realizados em suas atividades diárias ou gestos esportivos). Durante a execução dos exercícios, deve-se evitar o valgo dinâmico dos joelhos, mediante controle da rotação interna e adução excessiva do quadril, bem como a inclinação lateral do tronco e pronação do pé. Adicionalmente ao controle neuromuscular, o fortalecimento da musculatura abdutora, extensora e rotadora externa dos quadris, além dos estabilizadores centrais (*core*) e intrínsecos do pé, durante o programa de reabilitação, torna-se necessário para a estabilização da articulação do joelho. Nesta fase de reabilitação, esses exercícios podem ser feitos no final da sessão, desafiando o controle do joelho quando os estabilizadores já estão fatigados.

Já os exercícios pliométricos têm sua ênfase na capacidade de reação do sistema neuromuscular e no armazenamento da energia elástica durante o pré-alongamento (fase excêntrica) para que seja utilizado na fase concêntrica do movimento. Algumas estratégias de evolução devem ser empregadas nos exercícios pliométricos, como saltos bipodais para unipodais, saltos em superfícies estáveis para instáveis (cama elástica e terreno com grama) e sal-

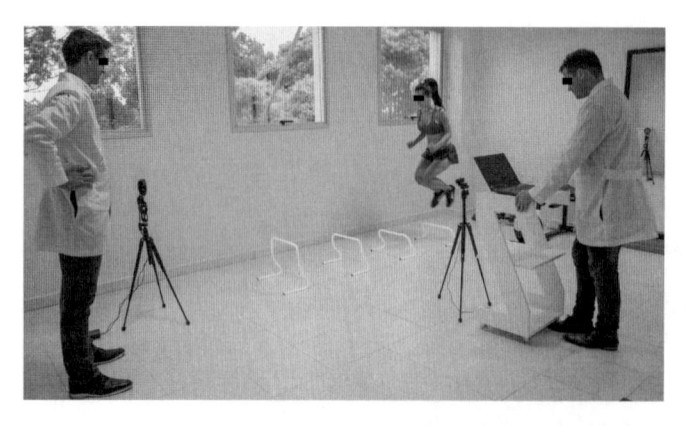

■ **Figura 11.6**
Avaliação da cinemática de um exercício pliométrico.
Fonte: Arquivo do autor.

tos no lugar para laterais, diagonais e rotacionais. Durante a execução dos saltos, orienta-se o paciente a aterrissar suavemente com o antepé, flexionando levemente o joelho e o tronco. Deve-se ter cautela e compreender a necessidade de realizar exercícios pliométricos em pacientes com lesões nas superfícies articulares, devido aos seus potenciais efeitos negativos ocasionados pelas cargas compressivas.

Para a manutenção da aptidão cardiorrespiratória em uma fase inicial, a hidroterapia surge como um meio propício para iniciar a corrida com baixa descarga de peso. Além disso, apesar do alto custo financeiro, as esteiras antigravidade têm sido utilizadas em grandes centros para manter os atletas em atividade aeróbica de forma precoce. Por possuírem uma tecnologia em câmara pressurizada, elas permitem aliviar o peso corporal, ajustando a carga de trabalho para cada atleta. Na fase intermediária, caminhadas e corridas em diferentes terrenos podem ser realizadas para restabelecer o condicionamento e corrigir padrões biomecânicos alterados durante a corrida. Além do retorno à corrida, um programa de exercícios que enfatizem agilidade deve ser implementado primeiro em um único plano (anterior/posterior ou medial/lateral) para movimentos em múltiplos planos e rotacionais. A decisão de retornar à corrida e aos exercícios de agilidade é baseada na capacidade do paciente em fazer a progressão funcional sem apresentar dor e edema, enquanto demonstra bom controle neuromuscular do joelho.

Para que o indivíduo progrida para a fase de reabilitação avançada, recomenda-se a realização de exame clínico e cinético-funcional com base em testes específicos e critérios objetivos que abordem metas mensuráveis e seguras a serem alcançadas na próxima fase.

■ FASE DE REABILITAÇÃO AVANÇADA

Na fase final de reabilitação, busca-se alcançar força e resistência muscular máxima, um ótimo controle neuromuscular e a realização de treinamentos voltados às habilidades específicas que faz durante atividades vigorosas, atividades laborais e para o retorno gradual ao esporte. A evolução dos exercícios deve ser gradativa e segura, sendo que cada decisão relativa à progressão depende das lesões concomitantes apresentadas e da cicatrização adequada dos tecidos envolvidos. O fisioterapeuta deve conhecer as atividades realizadas pelo paciente para auxiliar na sua execução técnica perfeita.

Para os pacientes que praticam esportes, nesta fase realiza-se uma série de exercícios para a restauração dos gestos esportivos específicos, necessários para a transição ao treinamento coletivo e o retorno aos jogos competitivos. Os critérios de retorno ao esporte devem concentrar-se em critérios cinético-funcionais objetivos, associados aos critérios tradicionais, como o tempo após o procedimento cirúrgico e a resolutividade dos comprometimentos do joelho lesionado.

Um sistema de avaliações com critérios objetivos é recomendado,[23] e a combinação dos resultados da avaliação multifatorial torna-se necessária antes de o atleta iniciar o desempenho esportivo em nível competitivo:

- Amplitude de movimento ativa total de flexão e extensão.
- Ausência de dor ou edema.
- ≥ 85% nos testes funcionais em comparação com o lado contralateral.
- Nas avaliações subjetivas, escores ≥ 90 pontos.
- No desempenho muscular, comparação bilateral do quadríceps ≥ 85%, comparação bilateral dos isquiotibiais ≥ 85% e razão dos isquiotibiais/quadríceps ≥ 55 a 60%.

Dessa forma, o paciente consegue retornar às atividades diárias, laborais e esportivas com baixo risco de desenvolver novas lesões nesta articulação e com melhor desempenho durante suas atividades.

REFERÊNCIAS

1. Elkin JL, Zamora E, Gallo RA. Combined anterior cruciate ligament and medial collateral ligament knee injuries: anatomy, diagnosis, management recommendations, and return to sport. Curr Rev Musculoskelet Med. 2019;12(2):239-44.
2. Verhulst FV, MacDonald P. Diagnosing PCL injuries: history, physical examination, imaging studies, arthroscopic evaluation. Sports Med Arthrosc Rev. 2020;28(1):2-7.
3. Lundblad M, Hägglund M, Thomeé C, Hamrin Senorski E, Ekstrand J, Karlsson J, et al. Medial collateral ligament injuries of the knee in male professional football players: a prospective three-season study of 130 cases from the UEFA Elite Club Injury Study. Knee Surg Sports Traumatol Arthrosc. 2019;27(11):3692-8.
4. Grawe B, Schroeder AJ, Kakazu R, Messer MS. Lateral collateral ligament injury about the knee: anatomy, evaluation, and management. J Am Acad Orthop Surg. 2018;26(6):e120-7.
5. Trasolini NA, Lindsay A, Gipsman A, Rick Hatch GF. The biomechanics of multiligament knee injuries: from trauma to treatment. Clin Sports Med. 2019;38(2):215-34.
6. Beaufils P, Becker R, Kopf S, Englund M, Verdonk R, Ollivier M, et al. Surgical management of degenerative meniscus lesions: the 2016 ESSKA meniscus consensus. Knee Surg Sports Traumatol Arthrosc. 2017;25(2):335-46.
7. Snoeker B, Turkiewicz A, Magnusson K, Frobell R, Yu D, Peat G, et al. Risk of knee osteoarthritis after different types of knee injuries in young adults: a population-based cohort study. Br J Sports Med. 2019;pii:bjsports-2019-100959.
8. Hussain SM, Neilly DW, Baliga S, Patil S, Meek R. Knee osteoarthritis: a review of management options. Scott Med J. 2016;61(1):7-16.
9. Encinas-Ullán CA, Rodríguez-Merchán EC. Isolated medial collateral ligament tears: an update on management. EFORT Open Rev. 2018;3(7):398-407.
10. Temponi EF, Saithna A, de Carvalho LH, Teixeira BP, Sonnery-Cottet B. Nonoperative treatment for partial ruptures of the lateral collateral ligament occurring in combination with complete ruptures of the anterolateral ligament: a common injury pattern in brazilian jiu-jitsu athletes with acute knee injury. Orthop J Sports Med. 2019;7(1):2325967118822450.
11. Ali AA, Abdelwahab MB. Short-term outcome of multi-ligament knee injury among sudanese patients. Open Access Maced J Med Sci. 2019;7(9):1486-93.
12. Rice D, McNair P, Huysmans E, Letzen J, Finan P. Best evidence rehabilitation for chronic pain part 5: osteoarthritis. J Clin Med. 2019;8(11):1769.
13. Kim YJ. Red flag rules for knee and lower leg differential diagnosis. Ann Transl Med. 2019;7(Suppl 7):S250.
14. Dos Santos RA, Derhon V, Brandalize M, Brandalize D, Rossi LP. Evaluation of knee range of motion: correlation between measurements using a universal goniometer and a smartphone goniometric application. J Bodyw Mov Ther. 2017;21(3):699-703.
15. Martins J, da Silva JR, da Silva MRB, Bevilaqua-Grossi D. Reliability and validity of the belt-stabilized handheld dynamometer in hip- and knee-strength tests. J Athl Train. 2017;52(9):809-19.
16. Vidmar MF. Atualidades na reabilitação das lesões do ligamento cruzado anterior: passos para uma progressão bem-sucedida. In: Associação Brasileira de Fisioterapia Traumato-Ortopédica; Silva MF, Barbosa RI, organizadores. PROFISIO Programa de Atualização em Fisioterapia Traumato-Ortopédica: Ciclo 2. Porto Alegre: Artmed Panamericana; 2019. p. 10–68. (Sistema de Educação Continuada a Distância, v. 2).
17. Hauger AV, Reiman MP, Bjordal JM, et al. Neuromuscular electrical stimulation is effective in strengthening the quadriceps muscle after anterior cruciate ligament surgery. Knee Surg Sports Traumatol Arthrosc. 2018;26:399-410.
18. Buckthorpe M, La Rosa G, Villa FD. Restoring knee extensor strength after anterior cruciate ligament reconstruction: a clinical commentary. Int J Sports Phys Ther. 2019;14(1):159–72.
19. Douglas, J, Pearson, S, Ross, A, McGuigan, M. Chronic adaptations to eccentric training: a systematic review. Sports Med. 2017;47(5):917-41.
20. Erickson LN, Lucas KCH, Davis KA, Jacobs CA, Thompson KL, Hardy PA, et al. Effect of blood flow restriction training on quadriceps muscle strength, morphology, physiology, and knee biomechanics before and after anterior cruciate ligament reconstruction: protocol for a randomized clinical trial. Phys Ther. 2019;99(8):1010-9.
21. Vidmar MF, Baroni BM, Michelin AF, Mezzomo M, Lugokenski R, Pimentel GL, et al. Isokinetic eccentric training is more effective than constant load eccentric training on the quadriceps rehabilitation following anterior cruciate ligament reconstruction: a randomized controlled trial. Braz J Phys Ther. 2019:19:pii: S1413-3555(19)30009-7.
22. Vidmar MF, Baroni BM, Michelin AF, Mezzomo M, Lugokenski R, Pimentel GL, et al. Isokinetic eccentric training is more effective than constant load eccentric training on the quadriceps rehabilitation following partial meniscectomy: a randomized clinical trial. Phys Ther Sport. 2019;39:120-5.
23. Dingenen B, Gokeler A. Optimization of the return-to-sport paradigm after anterior cruciate ligament reconstruction: a critical step back to move forward. Sports Med. 2017;47(8):1487-1500.

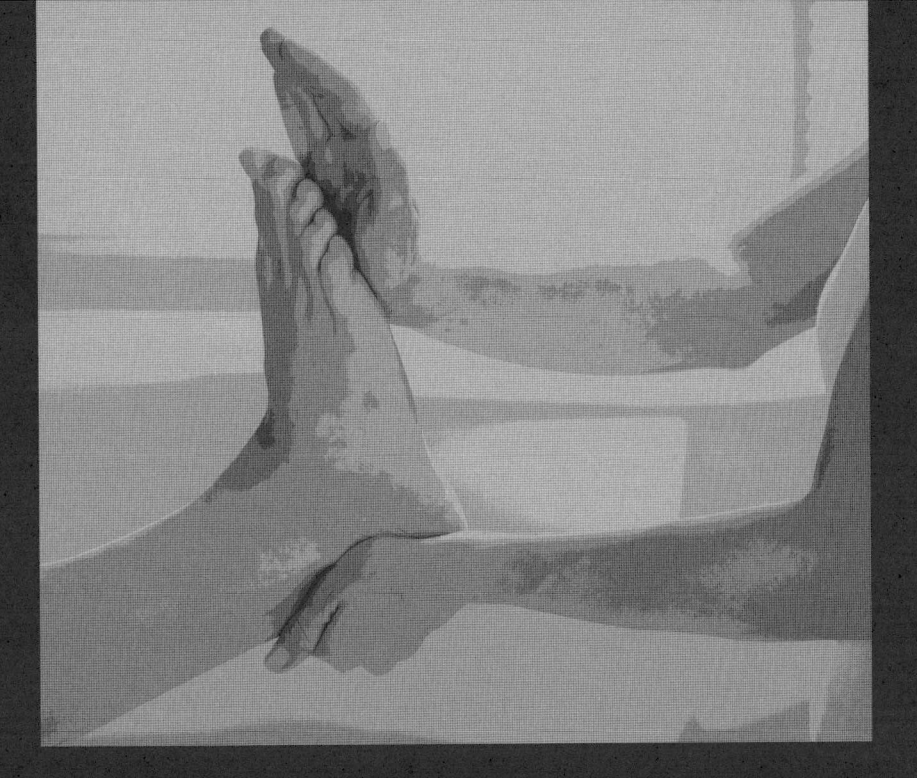

12
Tratamento Fisioterapêutico nas Lesões do Tornozelo e do Pé

FERNANDO E. ZIKAN
CLEYSSON COSTA
LUIGI SANCI

FASCITE PLANTAR

Entre as principais etiologias para dor no calcanhar, a fascite plantar (FP) é a mais comum. A FP é uma condição clínica caracterizada por queixas de dor aguda no calcanhar, começando na borda medial da fáscia plantar e continuando até a sua inserção na tuberosidade medial do calcâneo, e seus sintomas geralmente estão ligados à inflamação da fáscia plantar.[1]

Fatores intrínsecos e extrínsecos, modificáveis ou não, podem ser determinantes para o desenvolvimento da FP, como calçados inadequados, lesões anteriores, dorsiflexão limitada do tornozelo, hiperpronação do pé, musculatura fraca da panturrilha, envelhecimento, aumento do índice de massa corporal (IMC), suporte prolongado de peso e padrões mal-adaptativos de caminhada ou corrida. A FP pode ser tratada por meio do uso de diferentes estratégias terapêuticas, sendo os tratamentos mais comuns divididos em: tratamentos não invasivos, como fisioterapia (em suas várias abordagens), órteses, anti-inflamatórios não esteroides orais (AINEs), radioterapia e ondas de choque; e tratamentos invasivos, como injeção de corticosteroide, injeção de toxina botulínica, injeção de plasma rico em plaquetas e cirurgia.[2] A **Figura 12.1** apresenta a anatomia da fáscia plantar.

Serão abordadas, na sequência, as intervenções terapêuticas mais comuns no tratamento da fascite plantar, utilizando-se o nível de evidência científica e a relevância terapêutica como principais parâmetros.

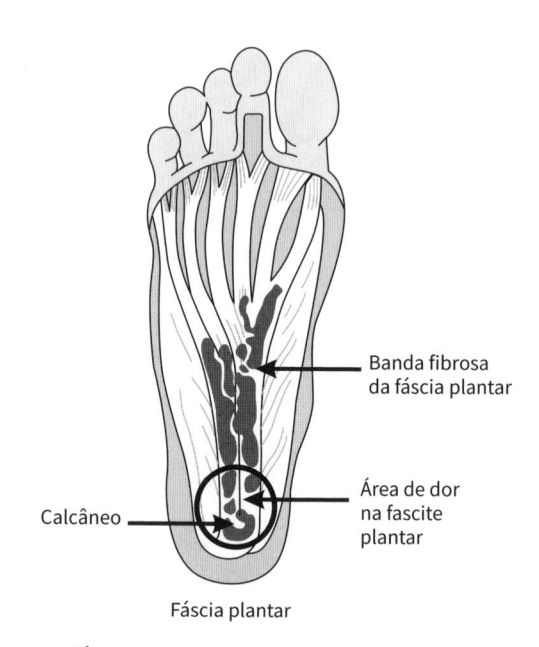

■ **Figura 12.1**
Anatomia da fáscia plantar.
Fonte: Elaborada com base em Schwartz.[3]

■ TERAPIA MANUAL

Um grupo de pesquisadores realizou uma revisão sistemática que buscou avaliar se a terapia manual (TM) no tratamento de pacientes com fascite plantar apresenta maior melhora em dor e função quando comparada a outras intervenções.[4] Um dos estudos avaliados foi um RCT (do inglês *randomized controlled trial*; ou estudo randomizado controlado) que realizou duas intervenções, 3 vezes por semana, durante 4 semanas. Em um grupo, foi utilizado um protocolo de ultrassom placebo (n=32), ao passo que, no outro, foi realizada a terapia de liberação miofascial (TLM). O protocolo utilizado envolveu TLM em: gastrocnêmio, sóleo e fáscia plantar. Os pacientes que receberam TLM apresentaram melhora significativa quando comparados aos grupos-controle. Esses resultados mostram que o tratamento com TLM diminui a sensibilidade à pressão, o que está de acordo com os estudos anteriores sobre efeitos antinociceptivos segmentares.

O mesmo estudo refere-se a um RCT de 2016, em que os pacientes foram divididos em dois grupos de 30 cada e realizaram as intervenções 2 vezes por semana, durante 2 semanas, seguidas por 1 vez por semana, por quatro semanas. Um dos grupos era tratado com uma "fisioterapia habitual", caracterizada por uso de ultrassom terapêutico, alongamento da fáscia plantar e do complexo sóleo-gastrocnêmio e exercícios de fortalecimento dos flexores plantares e da musculatura intrínseca do pé. O tratamento do grupo, além desse protocolo, era composto por 5 minutos de mobilização de tecidos moles e por uma mobilização posterior do pé (*rear foot mobilization*) Maitland graus II e IV. O grupo que recebeu a fisioterapia convencional combinada com a terapia manual apresentou melhora maior quando comparado ao grupo que recebeu apenas a terapia convencional, sendo essa melhora em termos tanto de dor quanto de função.

É importante destacar que a dor relatada nos estudos incluídos melhorou após o tratamento, independentemente da intervenção recebida. Embora a maior melhora observada no grupo TM seja provavelmente atribuída à abordagem de tratamento multimodal utilizada, esses resultados devem ser interpretados com cautela. Em alguns estudos, a melhora dos limiares de dor à pressão (PPT, *pressure pain threshold*) persiste por, pelo menos, 3 meses após o tratamento, ao passo que outros estudos encontraram melhora no PPT no tríceps sural após uma massagem local e não local, porém os efeitos foram transitórios e de curta duração.

Os pacientes que receberam injeção de corticosteroide na fáscia plantar demonstram melhoras mais imediatas na dor e na função autorreferidas até os 3 meses, mas não aos 12 meses, quando comparados aos pacientes tratados com alongamento e TM. Em relação ao alongamento e à mobilização articular, os pacientes podem se beneficiar da injeção no início do tratamento. A diminuição da dor gerada pela injeção pode permitir que os pacientes tolerem exercícios de alongamento e fortalecimento mais cedo no curso de reabilitação.[4]

Em um *guideline* atualizado em 2014,[5] a TM saiu de uma evidência "E", em 2008, para uma evidência "A". Um dos estudos randomizou pacientes em dois grupos: um grupo de autoalongamento, que recebeu um protocolo consistindo em alongamentos intermitentes (sóleo e gastrocnêmio e fáscia plantar), realizado 2 vezes por semana; e um grupo de autoalongamento e terapia manual de tecidos moles, que recebeu intervenções manuais de liberação de pontos-gatilho (TrP, do inglês *trigger points*), além do mesmo protocolo de autoalongamento. Esse estudo sugere que a adição de TrP a um protocolo de autoalongamento, quando comparada ao protocolo de autoalongamento isolado, apresenta melhores resultados em indivíduos com dor na fáscia plantar.[5]

Os resultados atuais sustentam que a inclusão do tratamento com TrP em um protocolo de autoalongamento é eficaz para melhorar a função e diminuir a dor em pacientes com dor no calcanhar plantar. No entanto, não se sabe qual técnica específica de terapia manual de tecidos moles aplicada sobre o ponto-gatilho (PG) foi mais eficaz. É possível que outras técnicas manuais, como massagem sueca, massagem de fricção transversal e liberação miofascial, sejam semelhantes ou mais eficazes que as técnicas específicas utilizadas nesse estudo.

Recomenda-se que o profissional fisioterapeuta considere o uso de técnicas de mobilização articular do tornozelo e do pé, terapia manual de tecidos moles para pontos-gatilho, massagem profunda e liberação miofascial em conjunto com alongamento e fortalecimento no tratamento de pacientes com FP. Com base nos estudos analisados, conclui-se que a inclusão da TM em um plano de tratamento melhora a PPT e funciona mais efetivamente do que as intervenções isoladas/comparadas.

■ EXERCÍCIO TERAPÊUTICO E DOSAGEM

O exercício terapêutico é uma das abordagens mais utilizadas por fisioterapeutas. Apesar disso, a dosagem varia muito. Até recentemente, as revisões da terapia por exercício destacavam a eficácia do alongamento plantar específico da fáscia, porém indicavam que ele pode ter benefícios limitados.[3]

O alongamento da fáscia plantar e do músculo tríceps sural é frequentemente empregado no tratamento conservador da FP. Uma revisão sistemática de 2011 sobre os efeitos do alongamento concluiu que esse método pode auxiliar na redução dos sintomas da dor. No entanto, não há um consenso sobre o número ideal de repetições e frequência. Além disso, não há evidências dos benefícios da combinação de exercícios de alongamento e fortalecimento.[6]

Em uma revisão de 2017,[7] foram incluídos 4 RCTs e 3 *pre/post-test design*, e todos os estudos apresentaram diferenças substanciais em suas intervenções de fortalecimento para dor no calcanhar, na região plantar e na musculatura intrínseca do pé em relação à abordagem, à prescrição/progressão do exercício e ao prazo.[7] Em termos gerais, os sete artigos podem ser agrupados em três categorias, listadas a seguir, de abordagem intervencionista.

1 Tênis minimalista e treino de força de musculatura intrínseca do pé.
2 Exercícios para a musculatura intrínseca do pé.
3 Treino de carga na aponeurose plantar.

Em relação à fascite plantar/dor no calcanhar, foi encontrada uma melhora de 29 pontos no FFI (*Foot Function Index*) no grupo de intervenção de fortalecimento em comparação ao grupo de alongamento no *endpoint* primário em um dos estudos. Uma comparação das intervenções apresentadas nos estudos revisados destaca diferenças significativas entre as abordagens do treinamento de força para o tratamento da fascite plantar e a melhora da força intrínseca da musculatura do pé. Houve, ainda, a documentação de uma ligação entre fraqueza intrínseca do músculo do pé e patologias dolorosas do pé, como fascite plantar.

No entanto, apenas um estudo examinou uma população sintomática, o qual foi de particular importância, dado que o treinamento de força de alta carga, que causa altas cargas de tração no tendão, mostrou resultados promissores em distúrbios degenerativos dos tendões, como as tendinopatias de Aquiles e patelar.[8] Knapik e colaboradores[9] relataram recentemente que, apesar de as forças de impacto geralmente serem mais baixas em calçados de corrida minimalistas, os resultados foram inconclusivos em relação às forças de impacto, às taxas de carga e às taxas de lesões.[9]

Há indícios[10] de que os métodos de avaliação da força de flexão dos dedos dos pés são inerentemente limitados pela incapacidade de separar de modo conclusivo as contribuições dos músculos flexores intrínsecos e extrínsecos dos dedos.[10] Com base nos estudos revisados, não foi possível identificar até que ponto as intervenções de fortalecimento que melhoram a musculatura intrínseca do pé podem beneficiar populações sintomáticas ou com risco de fascite plantar/dor no calcanhar. Embora não sejam observadas alterações na espessura da fáscia plantar por meio do treinamento de resistência à fáscia plantar de alta carga, há indicações de que ele pode ajudar na redução da dor e na melhora da função.

Em um RCT de 2015,[11] cujo objetivo era comparar os efeitos do alongamento e do treino de fortalecimento de pé e quadril com apenas alongamento, visando a analisar a dor e a função em pacientes com fascite plantar, os pacientes (n=83) foram divididos em três grupos: um grupo de exercícios de pé, um de exercícios de quadril e pé e um que realizou apenas alongamentos. Em virtude do importante papel dos músculos intrínsecos e extrínsecos dos pés, bem como dos abdutores e rotadores laterais dos quadris, na estabilização dos arcos plantares e no controle postural dos membros inferiores, esperava-se que os protocolos que envolviam o fortalecimento desses músculos levariam a maior melhora na dor e na função em comparação com o alongamento isolado.

Entretanto, os presentes achados sugerem que os exercícios de fortalecimento não tiveram efeito adicional nos resultados. Todos os três protocolos de exercícios analisados levaram a melhoras na oitava semana de acompanhamento da dor, da função e da estabilidade dinâmica dos membros inferiores em pacientes com fascite plantar. As diferenças não significativas entre os grupos sugerem que o alongamento diário é eficaz e que os protocolos que combinam alongamento com fortalecimento não alcançam melhores resultados do que o alongamento isolado, expresso pelos desfechos analisados nessa população.[11]

■ ACUPUNTURA E AGULHAMENTO SECO

A acupuntura, assim como as práticas da medicina chinesa em geral, raramente é considerada no tratamento de fascite plantar. Uma revisão de literatura de 2017 avaliou a efetividade da acupuntura na redução da dor causada por fascite plantar.[12] Como esse foi o primeiro estudo que investigou a eficácia de um único ponto de acupuntura para fascite plantar e um dos poucos estudos que examinou a especificidade de um único ponto de acupuntura para dor crônica, foram encontradas diferenças estatísticas nas medidas de resultados primários e secundários entre os grupos, principalmente no período de um mês após o tratamento.

Vários mecanismos foram propostos para explicar os efeitos da acupuntura no alívio da dor, incluindo a inibição central da dor com opioides, o sistema difuso de controle inibitório nocivo (DNIC, *diffuse noxious inhibitory controls*) e a ação anti-inflamatória. O processo de inserção da agulha em qualquer parte do corpo pode aliviar a dor por meio dos mecanismos dos opioides ou do DNIC, e a ação anti-inflamatória da acupuntura pode ser generalizada em todo o corpo. A estimulação prolongada ou repetida habitua os neurônios no tálamo a um estado de hiperexcitabilidade, o que leva a um estado de dor crônica.

Nessas circunstâncias, a estimulação de pontos específicos pode alterar a excitabilidade dos neurônios hiperexcitados no foco talâmico. É provável que diferentes mecanismos estejam envolvidos no tratamento de acupuntura de diversas condições dolorosas.[12]

Em um RCT de 2019,[13] 98 pacientes foram divididos em dois grupos. No grupo 1, foram inseridas agulhas na origem da fáscia plantar no calcâneo, considerada a área mais dolorosa da FP. As aplicações foram repetidas 2 vezes por semana, durante 5 sessões. Já no grupo 2, foram realizadas injeções de corticosteroides (aplicação de dose única). Os pacientes foram avaliados em 3 semanas e em 6 meses após as intervenções.

Diferenças significativas entre os dois grupos foram detectadas em 3 semanas e em 6 meses. Em todas as subescalas, o grupo de injeção de corticosteroide mostrou uma perda de eficácia em 6 meses, o que foi significativo ($p < 0,001$). No entanto, no grupo de agulhamento seco, não houve diferenças significativas nos resultados entre a terceira semana e o sexto mês. O grupo de corticosteroide mostrou perda significativa de eficácia entre a terceira semana e o sexto mês. Os achados foram os mesmos para os escores de dor, incapacidade e limitação de atividade. Além disso, quando os escores totais da terceira semana e do sexto mês foram calculados, os resultados do grupo de agulhamento seco foram melhores do que os do grupo de corticosteroide no sexto mês.

Embora a injeção de corticosteroide tenha efeitos anti-inflamatórios nos tecidos, o agulhamento seco pode reduzir a dor ao afetar a substância P, a endorfina beta e os níveis locais de fluxo sanguíneo. Nesse estudo, o agulhamento seco foi comparado com a injeção de corticosteroide em dose única, um tratamento amplamente aceito para a FP. A hipótese foi de que o agulhamento seco seria eficaz e evitaria os efeitos colaterais da injeção de corticosteroide (p. ex., ruptura da fáscia plantar, infecção local e atrofia da camada de gordura).

Portanto, esse estudo indica que o agulhamento seco promove uma recuperação adequada e mais duradoura do que a injeção de corticosteroide. Se ambos os tipos de injeção são eficazes, isso levanta a questão de saber se o ponto-chave no tratamento da FP é o *peppering* na fáscia ou a indução de micro-hemorragias. No entanto, para evitar efeitos adversos dos corticosteroides, o agulhamento seco pode ser uma opção de tratamento.[13]

■ *TAPING*

O *taping* é uma intervenção clínica comum utilizada na fisioterapia e que facilita a redução da dor, o apoio articular, a propriocepção e a normalização do tônus muscular, gerando um efeito positivo imediato na dor e, ocasionalmente, na função.[14]

Pesquisadores demostraram a utilização dessa intervenção na literatura.[15] Foram analisados 7 RCTs, 2 *crossovers* e um estudo de medidas repetidas em um único grupo. Um dos RCTs comparou uma aplicação de semana de LDT (do inglês *low-dye taping*) mais ultrassom falso com ultrassom falso em um grupo de 92 pessoas.

O resultado mostrou que o LDT melhorou significativamente a dor no primeiro passo na primeira semana em comparação com a não intervenção com *taping*. Não foram encontradas diferenças significativas entre os grupos quanto à dor, função e saúde geral dos pés. Um dos estudos investigou, em um grupo de 105 pessoas, a eficácia a curto prazo de uma intervenção combinada de LDT e alongamento *versus* alongamento isoladamente, sendo a intervenção realizada 3 vezes por semana. Os autores encontraram uma diferença estatisticamente significativa entre os dois grupos (favorecendo a intervenção combinada) na dor medida pela escala visual analógica de dor (EVA) e na satisfação do paciente.

A técnica mais comum nesses estudos foi a LDT, cujo objetivo é diminuir a pressão do calcanhar medial, levantando o osso navicular. Além disso, o *taping* de calcâneo foi utilizado, atuando, provavelmente, para aprimorar a biomecânica, aproximar o calcâneo do alinhamento neutro e aumentar a altura do arco longitudinal medial. Essa revisão sugere que o *taping* é uma técnica benéfica para a fascite plantar em tratamento a curto prazo e pode ser implementado como intervenção para o alívio imediato da dor.

■ AGENTES ELETROFÍSICOS

Embora o tratamento de disfunções no membro inferior inclua frequentemente o uso de agentes físicos, as evidências em torno deles variam. Em 2016, foi realizada[16] uma revisão sistemática com o objetivo de avaliar as evidências acerca de segurança e efetividade de agentes físicos no tratamento de lesões de tecidos moles no membro inferior. Dos 23 RCTs selecionados, 13 abordavam intervenções em fascite plantar.

Um dos artigos selecionados comparava um protocolo de alongamento com a terapia por ondas de choque radial (1x por semana, durante 3 semanas) em pacientes (n=41) com fascite plantar recente. Uma diferença significativa foi observada em favorecimento ao alongamento no seguimento de 2 meses. Da mesma forma, os participantes do grupo de alongamento apresentaram maior probabilidade de relatar melhora na dor, na função e na satisfação nos acompanhamentos de 2 e 4 meses.

Com relação à terapia de choque extracorpórea (ESWT, do inglês *extracorporeal shockwave therapy*), o trabalho cita que as evidências de 7 RCTs são contraditórias: 3 RCTs mostram que a ESWT é superior ao placebo, ao passo que 3 outros sugerem que esse agente físico não promove benefícios quando comparado ao placebo. Em um dos estudos que comparava a intervenção de ESWT placebo com anestesia local e um grupo com ESWT e anestesia local, diferenças significativas favoreceram o uso de ESWT aos 3 meses após a intervenção na medida de EVA (0-10) durante lazer/esporte e atividades de vida diária. Não houve diferença quanto a: dor ao primeiro passo; dor antes de dormir; saúde física ou mental; amplitude de movimento (ADM); e percepção de melhora funcional.

Um desses RCTs randomizou adultos, separando-os em dois grupos: um recebendo ESWT, e outro, ESWT placebo. Dessa vez, foi realizada uma aplicação 3 vezes por mês, durante 2 meses. Não foram encontradas diferenças entre os grupos em 3 e em 6 meses em termos de dor e função. Portanto, os resultados com relação à ESWT mostraram-se contraditórios, sendo necessários mais estudos sobre essa intervenção.

Dois estudos avaliaram o ultrassom em fascite plantar. Em um deles, adultos com fascite plantar e esporão calcâneo foram divididos em um grupo de crioterapia e ultrassom e outro apenas de crioterapia, sendo recomendado o uso contínuo de órteses plantares. Diferenças significativas foram observadas na EVA por até 18 meses após a intervenção, favorecendo o grupo de ultrassom e crioterapia. Já o outro estudo dividiu adultos em dois grupos: um de autoalongamento e ultrassom e outro de massagem profunda, automobilização e autoalongamento. Uma diferença significativa favorecendo o grupo de massagem profunda foi observada, com a função sendo melhorada imediatamente após a intervenção. Entretanto, não houve diferenças significativas quanto à dor.

Os dispositivos acessórios também foram estudados. Um dos estudos avaliou participantes com fascite plantar, divididos randomicamente em 3 grupos: um grupo recebeu órteses pré-fabricadas, outro recebeu órteses customizadas e o último recebeu órteses *sham*. Tanto o grupo de órteses pré-fabricadas quanto o de órteses customizadas apresentaram diferenças significativas quando comparados ao grupo *sham* quanto à função (medida por meio do Foot Health Status Questionnaire) aos 12 meses.

■ RECOMENDAÇÕES

Diante do observado e considerando a dimensão quantitativa da presença de fascite plantar na população geral, sendo esta a mais comum entre as causas de dor no calcanhar, é de se esperar que diversas abordagens terapêuticas sejam utilizadas, levando em consideração a facilidade de aplicação, o custo, o tempo exigido para a aplicação e especializações.

Nesse sentido, a terapia manual apresenta-se como uma poderosa aliada terapêutica no tratamento de fascite plantar, pois a sua aplicação é pouco complexa e necessita apenas de um profissional capacitado. O uso clínico da TM, que consiste em mobilização articular e de tecidos moles no tratamento de déficits em mobilidade articular e flexibilidade nas extremidades inferiores, refere-se à diminuição da dor e à melhora da função em indivíduos com fascite plantar.[3,4]

Entre as abordagens invasivas, a acupuntura e o *dry needling* mostraram-se eficazes, principalmente quando comparados à aplicação de corticosteroide, uma vez que evitam os efeitos adversos deste e as complicações da injeção. No entanto, abordagens que envolvem o fortalecimento de musculatura de pé e quadril ainda necessitam de mais estudos quanto ao seu impacto nesses aspectos em pacientes com disfunções em membros inferiores, sendo provável que não atuem de forma significativa na melhora da dor e da função.[11]

O *taping* do tipo LDT mostrou-se um aliado no tratamento da dor, uma vez que gera alívio imediato. Apesar disso, observa-se um acompanhamento limitado, pois melhora a dor apenas em um período de curto prazo.[15]

Com relação à ESWT, resultados conflitantes foram encontrados, de modo que são necessários mais estudos para comprovar a sua eficácia no tratamento de fascite plantar recente.[16]

ENTORSE DE TORNOZELO

As entorses laterais de tornozelo fazem parte das três lesões musculoesqueléticas mais comuns, com maior recorrência em todo o membro inferior, correspondendo a 80% de todas as lesões de tornozelo.[17,18] A classificação dessas entorses se dá por três graus diferentes de gravidade: grau 1, entorse leve, com ruptura parcial dos ligamentos talofibulares e/ou do calcâneo fibular, edema e dor, porém sem perdas funcionais; grau 2, entorse moderada, com ruptura parcial dos ligamentos, dor moderada, edema e perdas funcionais; grau 3, entorse severa, com ruptura completa ligamentar, edema, dor severa e perda de função e de movimento.[19,20] A **Figura 12.2** apresenta os ligamentos do tornozelo.

Diversos fatores intrínsecos e extrínsecos estão associados à ocorrência de entorse, como limitação da ADM de dorsiflexão, diminuição da propriocepção, deficiências posturais e de equilíbrios previamente à lesão, força muscular diminuída, coordenação, resistência cardiorrespiratória e diminuição do tempo de resposta dos músculos fibulares. Alguns dos riscos modificáveis que também aumentam a incidência de entorse são: índice de massa corporal e elevada pressão medial plantar durante a corrida.[20]

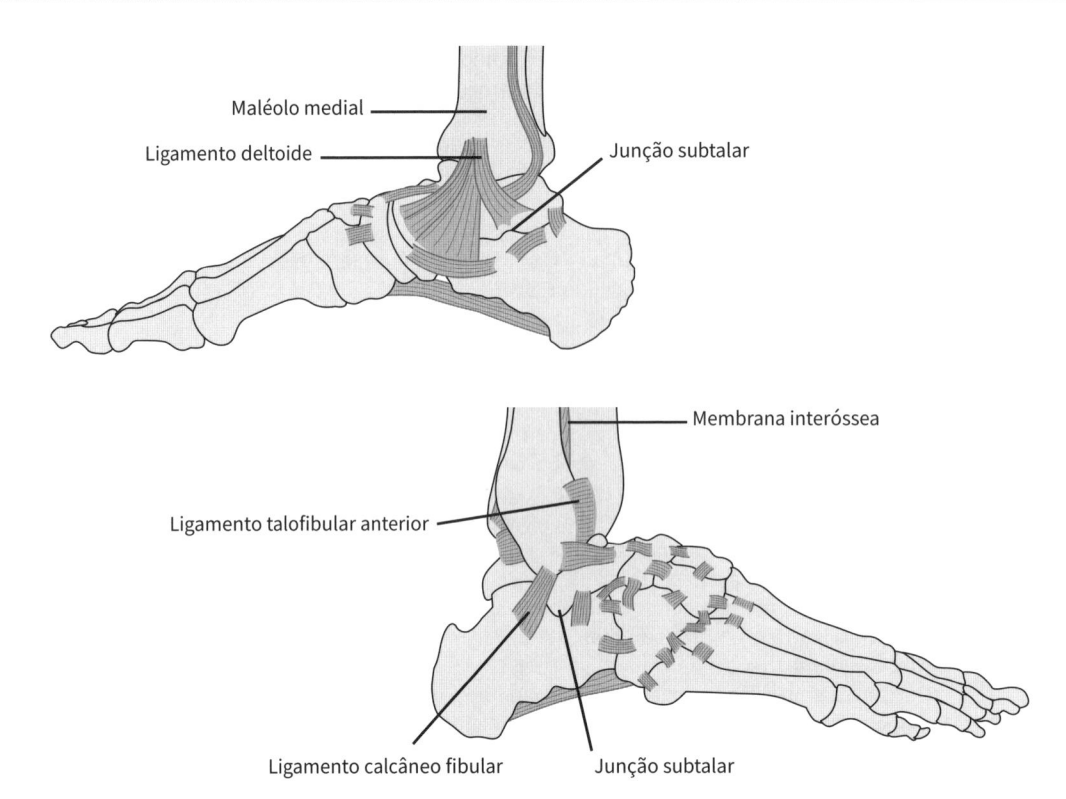

Figura 12.2
Ligamentos do tornozelo.
Fonte: Elaborada com base em Powell.[21]

Um número considerável de indivíduos (35-73%) experimenta sintomas residuais de instabilidade, função diminuída, dor, edema e uma recuperação insuficiente por até 3 anos após a lesão, independentemente da sua gravidade. Entre os sintomas residuais, os déficits na *performance* funcional de atividades diárias são comuns por até 18 meses após a lesão. Na população geral, em relação à população atleta, os déficits se encontram por até 24 meses após a entorse. O risco de uma entorse subsequente é 70% maior após a primeira.[17,18]

Embora se trate de uma lesão com alta incidência e prevalência, apenas cerca de 50% dos indivíduos procuram auxílio médico. Isso é evidenciado pelo grande contingente de indivíduos que, ao não abordarem um tratamento da entorse de forma efetiva e estarem expostos à recorrência de entorses frequentes, têm déficits mecânicos e funcionais, controle neuromuscular prejudicado, desbalanço muscular e perda da propriocepção, motivo pelo qual acabam desenvolvendo a instabilidade crônica do tornozelo (ICT).[22,23]

A ICT é caracterizada por queixas de dor persistente, edema e sensação residual de falha do tornozelo continuamente por 12 meses ou mais após a primeira entorse.[18-20,22,23] As entorses de tornozelo ocorrem em práticas que demandam mudanças rápidas de direção, movimentos de corte, rápida aceleração e desaceleração, e são uma das lesões mais comuns relacionadas com o esporte.[18]

Cerca de 40% das entorses laterais de tornozelo ocorrem durante a prática esportiva.[19,20] Em virtude dos impactos e sintomas gerados pela entorse lateral de tornozelo, os objetivos majoritários do tratamento dessa lesão incluem: controle do processo inflamatório, alívio da dor, recuperação da ADM, retorno aos níveis pré-lesão, aumento da força muscular e da potência e prevenção de recorrência de novas lesões.[19]

O tratamento conservador convencional é uma estratégia que compõe mobilização precoce e descarga de peso no tornozelo, exercícios em casa e uso de suporte externo, como bandagem, *brace* ou *tape*.[17]

■ AVALIAÇÃO FISIOTERAPÊUTICA

Na avaliação clínica do paciente com suspeita de entorse, deve ser realizada a coleta de dados da anamnese, com a identificação, inclusive, de fatores de risco, como o histórico de outras entorses, instabilidade, atividade específica ou esportiva durante ou após o momento da lesão, superfície em questão, calçados utilizados e uso de suportes rígidos ou elásticos. Além disso, faz-se necessária a observação da presença de equimose, hematoma, dor à palpação distal da fíbula, queixas funcionais, presença de edema local ou difuso e parestesia.[23]

Em casos de entorse de tornozelo severa, o diagnóstico deve ser realizado a partir da regra de Ottawa (OAR, *Ottawa ankle rule*), a fim de evitar o pedido de radiografias desnecessárias para a identificação e a exclusão de possíveis fraturas de tornozelo.

A OAR é uma ferramenta validada e acurada para identificar e excluir fraturas em até 1 semana após o trauma inicial, sendo necessárias radiografias para identificar fraturas em apenas 15% dos casos.[20,23] A ressonância magnética (RM) é o padrão-ouro para as imagens ligamentares e de estruturas intra-articulares de tornozelo. Contudo, o alto custo da RM, bem como sua disponibilidade limitada, a alta incidência de entorses e os achados falso-positivos limitam o uso desse tipo de imagem para o manejo das entorses agudas de tornozelo. O uso da RM deve ser restrito aos casos de sintomas persistentes e de instabilidade crônica de tornozelo, para descartar defeitos osteocondrais, lesões sindesmóticas e lesões ósseas não identificadas na radiografia, pois possui alta sensitividade e especificidade para a visualização dessas lesões.[20]

Diversos testes podem ser realizados quando há suspeita de entorse lateral de tornozelo. O teste de gaveta anterior pode ser realizado para avaliar a integridade do ligamento talofibular anterior (LTFA), pois possui alta sensibilidade (80-95%) e especificidade (74-96%) para identificar a ruptura dos ligamentos, com valores otimizados quando o teste clínico é realizado 4 a 5 dias após o evento agudo. O aumento da lassidão ou da translação percebido pelo examinador, comparado contralateralmente, constitui um teste positivo.

Outros testes também podem ser realizados, entre eles: teste de gaveta anterolateral, para atestar a ruptura do ligamento lateral; teste de Kleiger, para verificar a integridade do ligamento deltoide, com sensibilidade 68 a 71% e especificidade de 63 a 83%; e teste de tilt do tálus, para detectar instabilidade subtalar, identificando lesões do ligamento calcâneo fibular; este, porém, ainda não possui validação na literatura.[23]

■ TRATAMENTO

Na fase aguda, logo após a ocorrência da lesão de entorse, é de senso comum e de uso corriqueiro pelos clínicos a abordagem seguindo os princípios dos protocolos PRICE e RICE, que consistem em proteção, descanso, crioterapia, compressão e elevação. Contudo, a evidência que suporta essa abordagem de tratamento é limitada, com baixo suporte de evidências na redução dos sintomas após a entorse aguda.[20,23] Outras estratégias, como estimulação elétrica, AINEs e paracetamol, apesar de não acelerarem o processo de recuperação da lesão, são intervenções que possivelmente diminuem a dor a curto prazo.

Ao comparar a combinação entre crioterapia e exercício e entre calor e exercício, observa-se uma melhora dos parâmetros de edema, favorecendo a crioterapia, com impactos possíveis na função do tornozelo em curto prazo, o que possibilita maior suporte de peso se comparado ao tratamento funcional convencional. Contudo, o uso do protocolo RICE não demonstrou benefícios adicionais ao tratamento fisioterapêutico convencional.

Em relação ao uso de AINEs, foram encontrados efeitos significativos para o alívio da dor. Contudo, eles têm maiores efeitos adversos, além de retardarem o processo natural de regeneração tecidual, devido à inflamação suprimida pelo uso dessa classe de medicamentos, um componente necessário para a recuperação tecidual.[20]

IMOBILIZAÇÃO OU SUPORTE

Quanto ao período inicial da abordagem à entorse de tornozelo, nas primeiras 4 semanas, a imobilização com gesso ou outro tipo de suporte rígido resulta em desfechos menos otimizados quando comparada à estratégia de suporte funcional e exercícios. Contudo, um período curto de tempo (sendo este menor do que 10 dias pós-trauma) com imobilização ou suporte rígido pode ser benéfico para o tratamento das lesões ligamentares agudas, pois diminui a dor e o edema com resultados funcionais positivos. Desse modo, abordar a entorse com imobilização anteriormente ao tratamento e com suporte funcional é uma estratégia viável.[20]

BRACE E *TAPE*

O suporte funcional propriamente dito, seja ele do tipo *brace* ou *tape*, diferencia-se da imobilização rígida ao permitir uma carga nos tecidos danificados de maneira protetiva, promovendo suporte mecânico e afetando a cinemática, a cinética articular, a função sensório-motora, a propriocepção articular e a lesão articular.[20,23] Além disso, os suportes funcionais *brace* e *tape* são mais eficazes quando comparados a outros tipos de suportes, não tão adequados, como a bandagem de proteção e o *tubi grip*.

O uso do *brace*, dos tipos *lace-up* ou *semi-rigid*, é preferível ao uso da bandagem elástica, pois aquele possui melhores resultados quando comparado ao tratamento funcional utilizando *Sport tapes* (não elástica) e *kinesio tape* (elástica); este último, provavelmente, é insuficiente para a promoção do suporte mecânico de tornozelos instáveis. Não há presença de efeitos adversos no uso de *braces*. Portanto, o uso do suporte funcional segue com uma recomendação de 4 a 6 semanas de uso, superior ao tempo de imobilização.[20]

MOBILIZAÇÃO

Durante ambas as fases (subaguda e crônica) após a entorse de tornozelo, o processo de fibroplasia aumenta a rigidez do tecido conectivo, limitando a ADM. A cronicidade dessa condição leva a um desalinhamento articular, com um deslizamento posterior do tálus diminuído, componente artrocinemático essencial para o funcionamento adequado da articulação do tornozelo, limitando, assim, a ADM de dorsiflexão.[24] O uso de técnicas de mobilização manual na reabilitação da entorse de tornozelo aguda tem efeitos benéficos a curto prazo na melhora e na restauração da ADM de tornozelo na dorsiflexão, além de diminuir a intensidade da dor.[20,25] Quanto aos tipos de técnicas de mobilização, todas possuem efeitos positivos nesses desfechos (Maitland com ou sem tração, manipulação e Mulligan). Entre essas técnicas, a que obteve maior capacidade de gerar benefícios clínicos foi a técnica de Mulligan (mobilização com movimento) em conjunto com *taping*. Estudos apontam resultados positivos imediatos nos desfechos de estabilidade e equilíbrio, diminuição do limiar de dor e melhora na função após as técnicas de mobilização manual.

Para os pacientes com entorses crônicas de tornozelo, a mobilização articular também se mostrou benéfica no ganho de ADM com descarga de peso, indicando os benefícios da mobilização na ADM de dorsiflexão e no equilíbrio dinâmico, quando avaliada a partir do Star Excursion Balance Test (SEBT, cuja função é analisar o equilíbrio dinâmico e o controle postural) na *performance* durante o equilíbrio unipodal.[24] Os efeitos imediatos no equilíbrio dinâmico após a técnica de mobilização possivelmente aumentam a confiança do indivíduo em tarefas de equilíbrio, reduzindo o risco de lesão posterior, o que pode ser favorável no auxílio de progressão para as etapas de exercícios funcionais durante o processo de reabilitação da entorse de tornozelo.[25]

LIBERAÇÃO MIOFASCIAL

A liberação miofascial é uma técnica utilizada para o aumento da ADM de tornozelo, a qual otimiza o comprimento do tecido mole, diminuindo a dor e melhorando a função. A liberação miofascial compressiva é uma forma de alongamento dos tecidos moles que envolve a compressão e o alongamento sustentado na área localizada a ser liberada.[26]

TREINO DE EQUILÍBRIO/PROPRIOCEPTIVO

A lesão de tornozelo afeta tanto as estruturas capsulares quanto as ligamentares, o que pode desencadear danos aos mecanorreceptores, resultando em déficits proprioceptivos, como no senso de posição articular e do corpo.[22] Além disso, os distúrbios proprioceptivos podem se originar do sistema nervoso central, acima do reflexo espinal, o que resulta na instabilidade funcional. O atraso no tempo de resposta dos músculos fibulares também pode ser detectado nesses casos, e possivelmente está associado a uma lesão por tração do nervo fibular.[20] O risco de desenvolvimento de ICT é aumentado em indivíduos que possuem a *performance* de equilíbrio diminuída, o que ressalta a importância do treino proprioceptivo.[17]

O tratamento terapêutico a ser direcionado às entorses de tornozelo consiste, principalmente, em exercícios neuromusculares e de equilíbrio (também chamados de treinos proprioceptivos). A teoria que sustenta o treino proprioceptivo indica que ele estimula os sinais aferentes e o *feedback* sensorial para os proprioceptores do tornozelo até o sistema nervoso central, aprimorando a função sensório-motora e a manutenção do senso de orientação durante as atividades.[17]

Esses programas terapêuticos têm a sua eficiência bem estabelecida, quando iniciados precocemente após o evento da entorse de tornozelo, possibilitando a redução da prevalência de entorses recorrentes e da instabilidade funcional do tornozelo, com uma redução de até 38% da incidência de lesões, uma recuperação mais veloz e melhores desfechos clínicos. Os efeitos protetivos são ainda maiores quando se observa a população atleta. Quando atletas com entorses recorrentes são submetidos ao treino proprioceptivo para o aumento de senso de posição articular, o risco de recorrência até níveis de controle hígidos é reduzido. O exercício terapêutico de coordenação e equilíbrio demonstra-se benéfico para a prevenção da recorrência de lesões em até 12 meses após a lesão inicial.[20] Na **Figura 12.3**, apresentamos alguns exemplos de exercícios para um treino de equilíbrio.

FACILITAÇÃO NEUROMUSCULAR PROPRIOCEPTIVA

Uma possível abordagem alternativa ao treino neuromuscular convencional é a facilitação neuromuscular proprioceptiva (PNF, *proprioceptive neuromuscular facilitation*). Essa abordagem tem como objetivo promover a estimulação dos proprioceptores e das respostas neuromusculares correspondentes. Os movimentos funcionais são estimulados por facilitação ou inibição de determinados grupamentos musculares. Acredita-se que a PNF melhore os ganhos de ADM de dorsiflexão (possivelmente devido à inibição de grupamentos musculares em rigidez), além de melhorar o equilíbrio e reduzir a dor por até 8 semanas.[17]

OUTRAS TERAPIAS

Terapias utilizadas com menor frequência, incluindo ultrassom, *laser*, eletroterapia e ondas curtas, não têm evidências para os desfechos de dor, edema, função ou retorno da prática esportiva. Quanto à acupuntura, as evidências de efeitos terapêuticos são inconclusivas, devi-

Apoio unipodal com joelho estendido	Apoio unipodal com joelho flexionado (30°) em almofada de equilíbrio	Salto de uma perna para outra, controlando a aterrissagem por 4 segundos	Apoio unipodal com atividade funcional (drible, receber ou quicar uma bola)	Salto de uma perna para outra, enquanto recebe uma bola, controlando aterrissagem e lançando a bola
Variações • Progressão de olhos abertos para olhos fechados • Progressão de joelho estendido para joelho flexionado • Progressão com alcance da perna contralateral em diferentes direções, com ou sem *theraband* 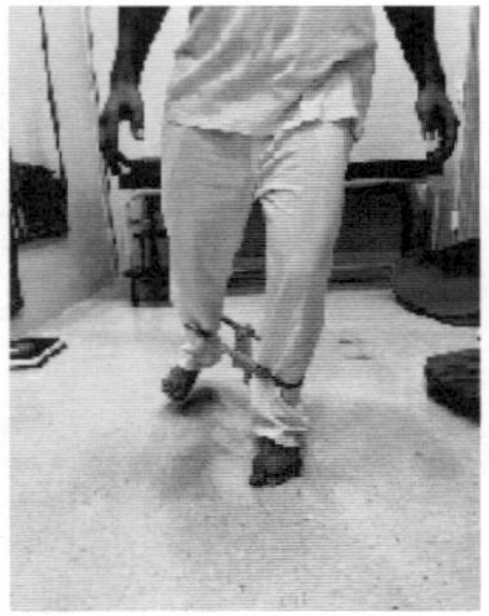	Variações • Progressão de olhos fechados ou rotação de cabeça • Progressão com alcance da perna contralateral em diferentes direções, com ou sem *theraband* 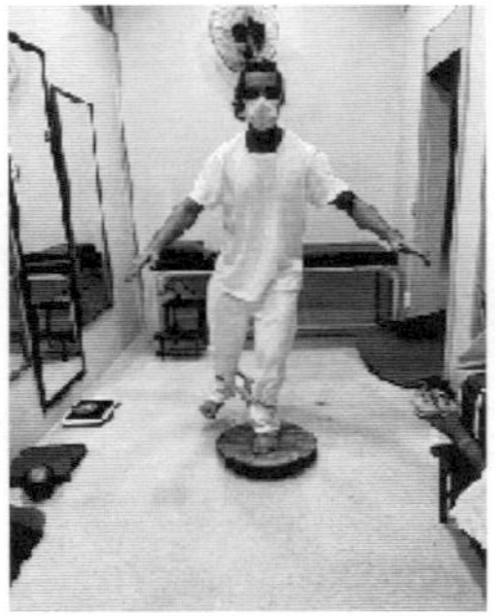	Variações • *Theraband* acima dos joelhos • Salto de uma perna para outra em um tapete de exercício com ou sem *theraband* 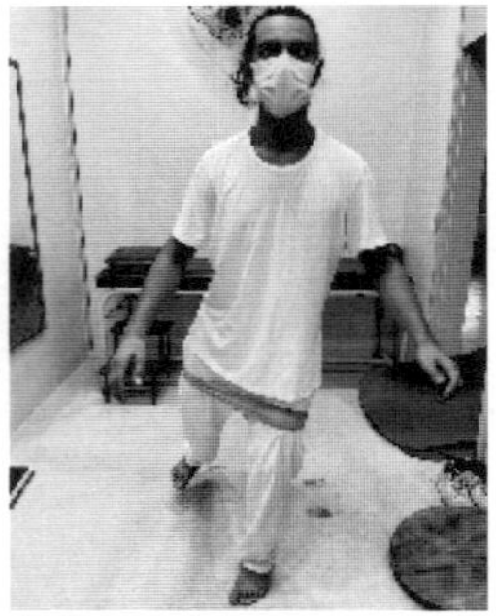	Variação • Realizar o exercício em almofada de equilíbrio	Variações • *Theraband* entre os joelhos • Salto de uma perna para outra em uma almofada de equilíbrio

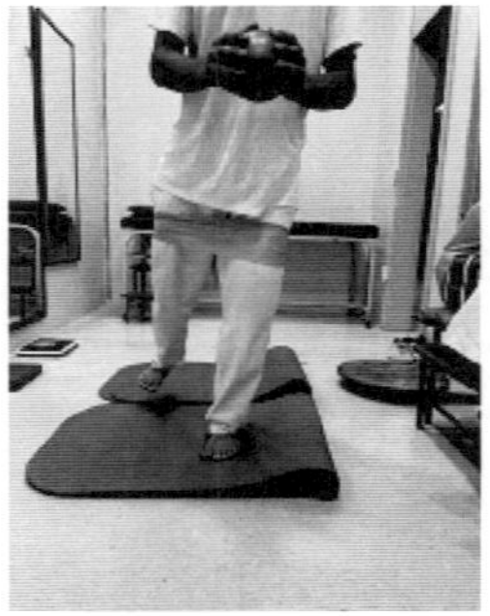

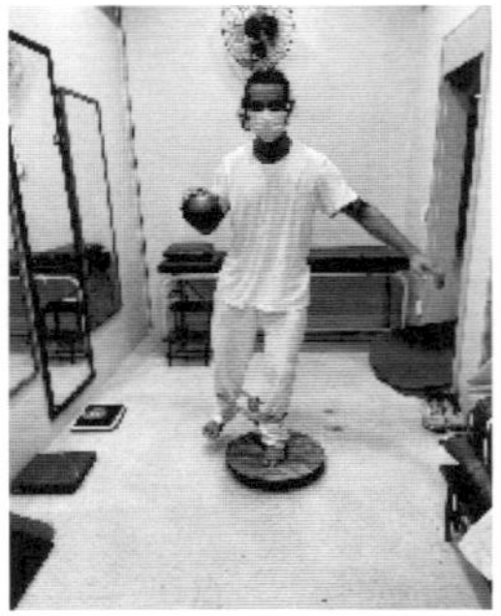

■ **Figura 12.3**
Exemplos de exercícios e progressões para um treino de equilíbrio.
Fonte: Adaptada de Bellows e Wong[18] com fotos dos autores.

do à heterogeneidade dos estudos. A terapia vibracional possui alguma evidência, observada a partir de uma coorte, associada ao aumento de dorsiflexão e eversão de tornozelo e a uma menor percepção de rigidez.[20] Contudo, a terapia vibracional profunda não foi capaz de promover diferenças significativas no desfecho de dor e inflamação, quando comparada ao tratamento convencional. O uso da técnica de reposicionamento fibular com *taping* tem evidência moderada para o ganho de controle postural em pacientes com ICT.[27]

HÁLUX VALGO

Hálux valgo (HV) é uma patologia progressiva que resulta em uma angulação anormal, tipo valgo da articulação metatarsofalângica, com pronação e desvio lateral do hálux. Observando a partir da radiografia, considera-se HV quando o ângulo entre o primeiro metatarso e a falange proximal é maior que 15 graus, na projeção anteroposterior (**Fig. 12.4**).[28-30] O HV pode ser graduado em leve, moderado ou grave: 15-20°; 20-40° e maior que 40°, respectivamente.[31]

O HV é observado principalmente em mulheres e tem incidência progressiva conforme o avanço da idade. A prevalência do HV é de 23 a 28,4% entre os adultos de 18 a 65 anos; 16,3% em homens e 29,6% em mulheres. Já entre os idosos acima dos 65 anos, a prevalência encontra-se entre 35 e 74%, com aproximadamente metade dos casos sintomáticos.[28-33] Quando o HV acomete indivíduos antes da maturidade esquelética, ele é denominado hálux valgo juvenil, acometendo 2 a 8% das crianças. A sintomatologia, no entanto, está presente em apenas metade dos casos.[29,33,34] A **Figura 12.5** apresenta a classificação evolutiva do HV.

Outros fatores predisponentes são: características genéticas; fatores raciais (sendo duas vezes maior a prevalência em brancos, se comparada à prevalência em negros africanos); e variações anatômicas, como um primeiro metatarso longo, superfície articular oval ou cur-

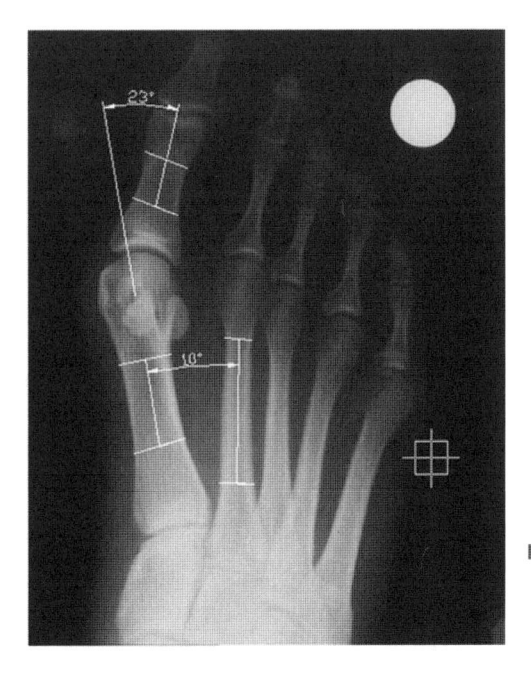

■ **Figura 12.4**
Mensuração radiográfica do ângulo de abdução do hálux.
Fonte: Reina e colaboradores.[35]

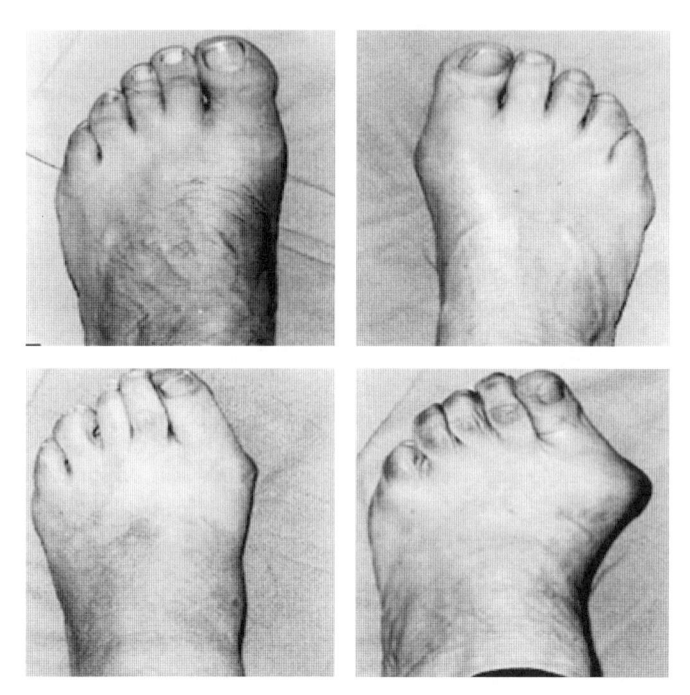

■ **Figura 12.5**
Classificação evolutiva do HV.
Fonte: Moulodi e colaboradores.[36]

vada da articulação metatarsofalângica e condições de frouxidão ligamentar (Ehlers-Danlos, síndrome de Marfan, artrite reumatoide). Também são fatores de risco: alterações do alinhamento do arco medial; encurtamento do tríceps sural; contratura do tendão calcâneo; e desequilíbrio muscular entre abdutor e adutor do hálux.[29,30,33,34,37,38]

O uso de sapatos estreitos de ponta e salto alto aumenta a severidade da deformidade. A justificativa de maior incidência no sexo feminino também diz respeito aos fatores sociais, como a influência da moda,[30-32,38,39] que torna 15 vezes mais provável que uma mulher desenvolva essa deformidade.[40] Há uma baixa prevalência em populações que não utilizam calçados, o que corrobora com o fato de a etiologia da doença estar relacionada ao uso destes.[29]

O HV causa importantes modificações dos tecidos moles do arco plantar. A alteração da pressão plantar do antepé, principalmente no primeiro metatarso e na falange proximal, com crescimento ósseo excessivo, estimula a criação de uma proeminência óssea do lado medial, chamada popularmente de "joanete".[29,31,41]

Os problemas articulares e as deformidades do HV afetam a qualidade de vida, principalmente devido às queixas dolorosas,[29,34] agravadas por inchaço local, dores no antepé, também relacionadas com os deslocamentos de peso lateralmente para evitar a pressão sobre o hálux.[38] A incapacidade funcional gerada pela patologia leva à instabilidade mecânica, com efeitos também no equilíbrio, na mobilidade, na deambulação e no padrão da marcha, o que diminui a estabilidade postural e aumenta o risco de queda, com dificuldade na escolha de calçados confortáveis.[28,30,32,42-44]

■ **CIRURGIA**

Na literatura, encontram-se mais de 150 técnicas cirúrgicas descritas, com diversos procedimentos de artroscopia aberta ou fechada e princípios como osteotomia corretiva, ressecção em artroplastia ou artrodese, escolhidos a partir da *expertise* e da experiência do cirurgião.[29,42]

A cirurgia é uma abordagem comum para o tratamento do HV, que constitui um dos maiores motivos para cirurgia ortopédica de pé e tornozelo. Contudo, é custosa e pode levar a complicações maiores do que o esperado (10-55% dos casos), inclusive com a necessidade de recorrência nas cirurgias, tornando a efetividade da indicação cirúrgica discutível.[33,42-44]

Uma vez que o tratamento conservador é prescrito anteriormente à cirurgia, muitas vezes como um pré-requisito, ele está emergindo como uma alternativa viável, inclusive para aqueles com comorbidades desfavoráveis, idade e fatores de estilo de vida que limitem a cirurgia.[33,34] O tratamento conservador também possui a vantagem de demandar menor tempo para o retorno às atividades, reduzindo custos associados e complicações pós-cirúrgicas. Na comparação do tratamento conservador para o HV sintomático, observam-se respostas favoráveis nos desfechos, também observadas nas abordagens cirúrgicas, como mudanças importantes nos valores da EVA no *follow up* dos pacientes.[42,43] Contudo, para aqueles que não são responsivos ao tratamento conservador quanto aos déficits funcionais e ao quadro álgico, deve ser considerada a intervenção cirúrgica. Já quando se tratar de um HV juvenil, é recomendada a cirurgia.[34,39]

■ ÓRTESES

Existem diversos tipos de órteses disponíveis (**Fig. 12.6**), sejam elas dinâmicas ou estáticas, para o tratamento do HV. Entre as propostas do uso da órtese, está a redução da pressão plantar abaixo do raio medial dos pacientes. O uso de órtese em conjunto com o separador de dedos pode ajudar na correção do alinhamento, aliviando a dor e aumentando a função biomecânica e o padrão da marcha quando utilizadas consistentemente.[37]

Uma das possibilidades são os *night splints*, que sustentam o hálux em uma posição aduzida ou corrigida. Em sua maioria, eles são utilizados no pós-operatório, a fim de acelerar o processo de correção e reduzir as recorrências cirúrgicas. Os *night splints* também podem ser utilizados como recurso terapêutico no dia a dia. Para tanto, existe a alternativa das órteses ou *splints* dinâmicos, que utilizam do método de tração contínua na articulação, visando a aumentar a mobilidade articular e facilitar a correção. Dessa forma, a força corretiva é realizada durante a caminhada.[33]

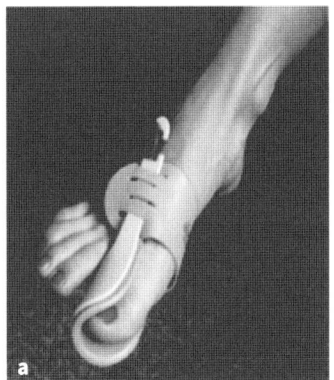

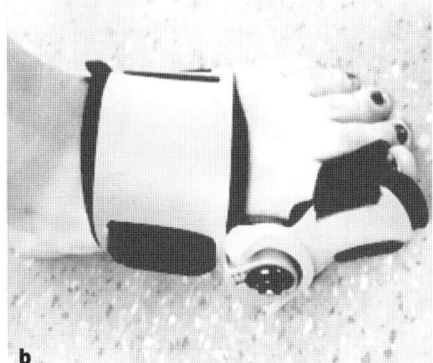

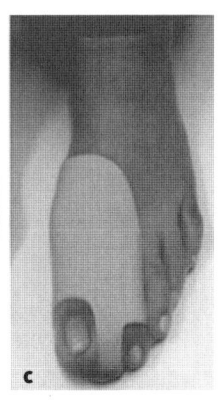

■ **Figura 12.6**
[a] Órtese tipo *night splint* para HV. [b] Órtese tipo dinâmica para HV. [c] Separador de dedos moldável para HV.
Fonte: (a) du Plessis e colaboradores;[33] (b) Plaass e colaboradores;[37] (c) Chadchavalpanichaya e colaboradores.[40]

A satisfação de uso dos pacientes também deve ser considerada, uma vez que o uso de órteses dinâmicas é preferível em relação às estáticas, devido à facilidade de uso, ao encaixe e à aparência. Embora o mecanismo patológico do HV traga questionamentos quanto à efetividade do tratamento conservador, o uso de órteses é a ferramenta ortopédica mais comum no tratamento de quadros dolorosos em doenças que acometem os pés.[33,36,37,40] Moulodi e colaboradores,[36] estudaram o uso de órteses dinâmicas, porém comparando-as com as órteses estáticas durante um mês, em 24 pacientes entre 19 e 33 anos com HV leve a moderado. Como resultado, o nível de deformidade do HV foi reduzido tanto nas órteses dinâmicas quanto nas estáticas por volta de 2 a 3°.

Não obstante, em um ensaio prospectivo realizado em 2012,[35] com 54 mulheres com idade média de 30 anos e HV moderado, avaliou-se o uso de órteses customizadas durante 12 meses em comparação a um grupo-controle. Por não encontrarem nos desfechos quaisquer diferenças significativas na relação intragrupo e intergrupo após a intervenção, os pesquisadores concluíram não haver diferenças no uso de órteses na evolução da deformidade em HV leve a moderado em mulheres.

O separador de dedos é comumente prescrito para reduzir a progressão do HV e consiste em um dispositivo de silicone pré-fabricado que não possui o ajuste ideal, podendo ocasionar dor devido às forças de cisalhamento quando está escorregadio ou frouxo, o que diminui a aceitação do seu uso.

Em 2017, em um RCT,[40] houve uma proposta de desenvolvimento de um separador de dedos de silicone moldável de baixo custo, cujos objetivos eram observar sua efetividade em diminuir o ângulo do HV e a dor do hálux e investigar as complicações e a satisfação dos pacientes quanto ao seu uso. Como resultado, a prescrição do separador de dedos moldável em silicone vulcanizado em temperatura ambiente, para uso noturno durante 1 ano em pacientes com HV moderado, foi eficiente na redução do ângulo do HV e na dor no hálux, providenciando uma boa satisfação quanto à órtese.

■ TAPING

O *taping* (**Fig. 12.7**) é uma técnica largamente utilizada na área de fisioterapia e reabilitação como forma de tratamento. No HV, o objetivo do *taping* é reduzir a dor e a incapacidade, melhorando a capacidade da marcha.[32] Estudos ainda diferem sobre esse tratamento conservador, seus tipos e sua aplicabilidade, sendo essa uma questão importante, já que é uma intervenção pouco invasiva que permite uma manutenção de atividades de vida diária e, quase sempre, envolve poucos gastos.

Um estudo de 2016[28] observou os efeitos agudos do *taping* corretivo não elástico nos parâmetros de marcha e de equilíbrio em populações de meia-idade com deformidades do HV. Os autores conseguiram demonstrar efeitos positivos para a correção do HV, diminuindo o

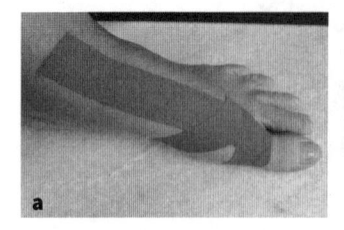

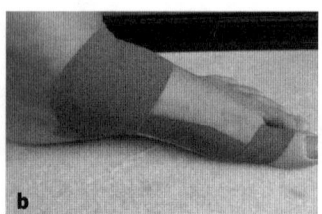

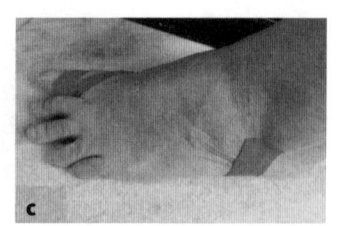

■ **Figura 12.7**
[a] *Kinesio taping* para HV. [b] *Taping* para HV. [c] *Taping* tipo Mulligan para HV.
Fonte: Arquivo dos autores.

desvio angular e melhorando o controle postural em mudanças de direção e carga. Todavia, o uso da técnica não foi capaz de promover a estabilidade adicional para atividades funcionais, como subir e descer escadas e marcha, o que pode acarretar maior risco de queda, principalmente na população idosa.

Já um estudo de 2020[32] comparou dois tipos de *taping*, o Athletic e o *taping* Mulligan, com o objetivo de observar os efeitos agudos desses dois métodos em pacientes com HV. Ambos os métodos foram eficazes na correção do ângulo do HV, porém o Mulligan foi mais eficaz nessa redução. Apesar disso, nenhum dos tipos de *taping* apresentou melhora na *performance* motora do pé. O grupo tratado com *taping* Mulligan também apresentou melhora em cadência e redução do ângulo do pé. O uso de *taping* fornece as vantagens de não afetar as atividades de vida diária e de remover as dificuldades de uso de calçados quando comparado ao tratamento com órteses.

Em um estudo de 2017,[44] utilizou-se o *taping* não elástico de óxido de zinco na correção da deformidade do HV, com a análise da qualidade de vida dos pacientes por meio do Foot Health Status Questionnaire. Por terem observado redução da severidade da condição e melhora na qualidade de vida, além do fato de essa técnica poder ser utilizada de forma segura e com facilidade, com mínimos efeitos adversos, os autores sugerem que o *strapping* via *taping* não elástico seja incluído dentro do tratamento conservador no manejo do HV em conjunto com o programa de tratamento, antes de se considerar as opções cirúrgicas.

Os exercícios aliados ao *taping* também podem ser uma ferramenta terapêutica importante no tratamento de HV. A combinação das duas abordagens – *taping* e exercício – possibilita, entre outros benefícios, o alongamento tecidual dos tecidos moles, o posicionamento da falange e o fortalecimento do abdutor do hálux de maneira mais eficaz do que quando realizado apenas com o exercício, principalmente pensando no alinhamento do hálux de forma prolongada, com maior tempo sem dor e deambulação confortável.[44]

A técnica de *kinesio taping* consiste em manter uma correção funcional, sem perda do arco de movimento e/ou inibição da circulação sanguínea, como pode ocorrer com o uso de órtese. O *taping* aderido ao tecido age como uma correção manipulativa, possivelmente criando um efeito similar ao exercício de mobilização axial ao alinhar as articulações na posição mais adequada. É um método barato e de fácil utilização, se comparado às órteses e aos *insoles*, além de ser leve e de fácil tolerância. O *kinesio taping* implementa uma força para o alinhamento do hálux em uma posição correta, não sendo necessário o uso de calçados para a correção, além de possuir duração prolongada em relação ao *taping* adesivo, possibilitando, inclusive, o banho.[42]

Em 2015,[42] pesquisadores avaliaram a implementação do *kinesio taping* durante 10 dias, a fim de observar um realinhamento do hálux e a diminuição da intensidade da deformação da articulação. Além disso, para avaliar a redução dos quadros dolorosos e funcionais, eles observaram pacientes do sexo feminino durante um mês.

Nos resultados apresentados, observou-se redução significativa do ângulo de adução mantido após o fim do tratamento, além de a intensidade da dor reduzir de modo significativo imediatamente após o tratamento. Esses dados demonstram aumento da função e da qualidade de vida nos sujeitos submetidos ao *taping* do tipo *kinesio*, bem como a redução da dor e do ângulo do hálux valgo a um nível abaixo do que é considerado deformidade. O *kinesio taping* pode prover um tratamento conservador de curto prazo para aqueles que preferem não realizar a intervenção cirúrgica quando o HV não é tão severo, pois progride para a melhora da função e o alívio da dor.[42]

■ TERAPIA MANUAL E EXERCÍCIOS

A abordagem do HV com exercícios tem a premissa de desacelerar a progressão da deformidade. A partir da otimização das relações de tensão musculares, a deformidade reduz a capacidade de produção de força necessária para o suporte de peso, devido à perda da tensão ótima da musculatura, sendo esta encurtada ou alongada fora do ponto ideal, como a dos tendões flexores e extensores, o que faz a cabeça do metatarso se mover medialmente ao hálux, em direção à segunda e à terceira falanges.[30,40]

Em 2011,[33] houve uma hipótese de um artigo que, por meio de um ensaio clínico randomizado pragmático exploratório, visava analisar a combinação de terapia manual e manipulativa com o uso de *night splints* em HV sintomáticos leve a moderado, propondo uma eficácia similar a do protocolo de Brantingham quanto à dor e à incapacidade. Esse protocolo envolve a mobilização graduada (1-4) e a manipulação criteriosa (tipo *thrust*) da primeira articulação metatarsofalângica, crioterapia pós-tratamento e mobilização e manipulações de pé e tornozelo, quando indicado (abordagem do tratamento da cadeia cinética).

Os resultados da análise demonstraram níveis similares de redução de dor e função do pé ao final do tratamento e na primeira semana de *follow up*. Contudo, após 1 mês de *follow up*, o grupo experimental foi capaz de manter maior escore de redução, sendo esta estatisticamente significativa, ao passo que o grupo-controle (*night splint*) regressou aos níveis iniciais. O aumento da dorsiflexão do hálux também apresentou comportamento similar no grupo de terapia manual e manipulativa, causando maior aumento da ADM tanto ao final do tratamento quanto nos *follow ups* de 1 semana e 1 mês.

Quanto à abordagem combinada, há relatos[43] da utilização tanto das intervenções manuais quanto dos exercícios terapêuticos, bem como o uso de um separador de dedos, em um ensaio clínico randomizado, durante 3 meses. O grupo de intervenção, composto por 28 pacientes, foi instruído a utilizar o separador de dedos de silicone por, no mínimo, 8 horas diárias. Os exercícios foram alocados em 3 sessões por semana, durante 12 semanas, e as intervenções manuais terapêuticas foram realizadas em todas as articulações metatarsofalângicas, visando à melhora da flexão e ao deslizamento caudal da falange proximal. O alongamento do tendão do calcâneo foi realizado pelo terapeuta manualmente, 5 vezes por sessão, durante 15 segundos, sem ultrapassar o limiar doloroso, apenas com um leve desconforto. O fortalecimento dos flexores plantares do hálux foi realizado com contrações isométricas, com 10 séries de 10 segundos cada, com resistência manual do fisioterapeuta. O número de repetições era aumenta semanalmente, totalizando, na última semana, 8 séries de 10 repetições. O fortalecimento dos abdutores do hálux também foi realizado em *long sitting*, reproduzindo o mesmo controle de volume e carga dos flexores, além do exercício *towel curl*, instruindo o paciente a flexionar os dedos, gerando uma força de pressão contra a toalha, durante 5 segundos cada repetição, com 10 repetições.

O estudo foi capaz de confirmar a eficiência do tratamento combinado na correção do HV. Embora não alcancem a correção plena da deformidade, a terapia manual e o programa de exercícios, em combinação com o separador de dedos, resultaram em decréscimos na intensidade da dor, na incapacidade funcional e nas medidas radiográficas, além de aprimorar os parâmetros de força de diversos grupos musculares possivelmente envolvidos com a deformidade, com manutenção dos resultados no *follow up* após 1 ano. Portanto, essa é uma opção a se considerar enquanto se espera um procedimento cirúrgico.[43]

FRATURAS DE TORNOZELO

Lesões no tornozelo (**Fig. 12.8**) são frequentemente observadas na prática clínica, de modo que é importante a sua abordagem no presente capítulo. A incidência de fratura no tornozelo é de 71 por 100.000 pessoas em um ano. Em homens, o pico de incidência ocorre entre os mais jovens (15-29 anos), ao passo que, nas mulheres, a incidência atinge o pico acima dos 50 anos.[45] As fraturas deslocadas e/ou instáveis geralmente requerem cirurgia para restaurar e manter a congruência ósseo-ligamentar, sendo utilizadas técnicas de redução aberta e fixação interna.

Fraturas graves de calcâneo podem causar deslocamento de todo o osso e suas superfícies articulares, sendo a articulação subtalar (ou talocalcânea) a mais afetada. Os resultados do tratamento conservador não são tão promissores. Tendo-se em vista que pode ficar com a junção incongruente, calcâneo deformado, perder o alinhamento tornozelo-calcanhar, assim como ter dor local e osteoartrite na articulação subtalar, a função do paciente é seriamente comprometida. Além disso, a recuperação é prolongada, podendo se estender por 2 anos e exigir o uso de muletas por um longo prazo. Ainda assim, existe uma dúvida quanto à eficiência da abordagem invasiva nesses casos.

Em 2014,[47] foi realizado um RCT com o objetivo de observar se a cirurgia com redução aberta e fixação interna apresentava benefícios quando comparada ao tratamento conservador nos casos graves. Quando as duas abordagens foram comparadas nesses parâmetros, além de não ter sido encontrada uma diferença significativa entre ambas no aspecto sintomático e funcional, observou-se que o risco de complicações na intervenção cirúrgica é maior, o que, de certa forma, era esperado. Esses achados corroboram as conclusões da revisão de Cochrane, de 2013,[48] sobre intervenções em fraturas intra-articulares de calcâneo com deslocamento. Além disso, destacou-se que, embora o tratamento conservador com uso de órtese possa gerar artrite subtalar, isso seria algo a ser avaliado, já que a intervenção invasiva também apresenta risco de maiores complicações pós-cirúrgicas.

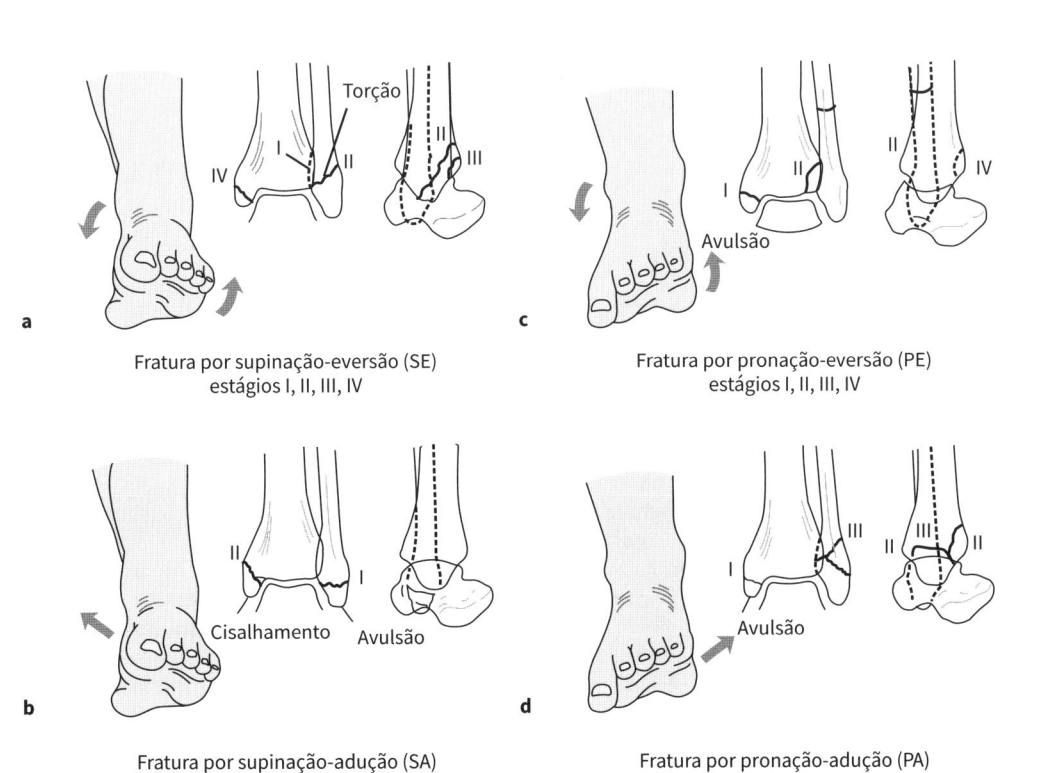

a
Fratura por supinação-eversão (SE)
estágios I, II, III, IV

b
Fratura por supinação-adução (SA)
estágios I, II

c
Fratura por pronação-eversão (PE)
estágios I, II, III, IV

d
Fratura por pronação-adução (PA)
estágios I, II, III

■ **Figura 12.8**
Classificação de Lauge-Hansen das fraturas do tornozelo.
Fonte: Elaborada com base em De Weber.[46]

As fraturas de tálus representam 0,5% das fraturas totais e são um desafio para o fisioterapeuta, pois apresentam altas taxas de necrose avascular e união óssea prejudicada, além de estarem associadas a fraturas adicionais dos metatarsos, calcâneo e maléolo. Com frequência, essas fraturas resultam em lesões osteocondrais do domo do tálus.[49]

■ INTERVENÇÃO PRECOCE

Uma revisão sistemática de 2014,[50] visou comparar o início da mobilização precoce e da imobilização completa no pós-cirúrgico de fraturas de tornozelo. Tendo-se em vista que as fraturas deslocadas geralmente requerem cirurgia para restaurar e manter a congruência óssea, é importante observar se a mobilização precoce traria mais benefícios em comparação com os seus riscos, já que a cirurgia de fixação aberta realizada é sensível a infecções. Muitas vezes, os pacientes que passam por cirurgia acabam apresentando complicações no pós-operatório e dificuldades no retorno às funções.

O efeito do movimento precoce do tornozelo na função 9 a 12 semanas após a cirurgia em comparação com a imobilização foi inconclusivo, e não foram observadas diferenças entre os grupos em 1 ano. Já as chances de tromboembolismo venoso foram significativamente menores com a movimentação precoce em comparação com a imobilização. Infecção profunda no local da cirurgia, infecção superficial no local cirúrgico, falha de fixação e reoperação para remover metais foram mais comuns no grupo de movimentação precoce.

Uma revisão de Cochrane de 2012[51] parece concordar com esses achados. Com o objetivo de avaliar os efeitos de intervenções de reabilitação após o tratamento conservador ou cirúrgico de fraturas de tornozelo, 38 artigos foram analisados, com um total de 1.896 pacientes incluídos. Tendo em vista a baixa qualidade dos estudos observados, notou-se que existe uma evidência limitada sobre a mobilização precoce em fraturas de tornozelo, de modo que é importante a cooperação do paciente no cumprimento do uso de um tipo de imobilização removível que permite exercícios controlados.

■ TERAPIA MANUAL

Em geral, a fisioterapia não é indicada para pacientes com fratura de calcâneo no momento imediatamente posterior à cirurgia de fixação aberta, por receio de prejudicar a cicatrização da ferida ou gerar infecção. De acordo com os protocolos de cirurgiões, é recomendável o início da intervenção fisioterapêutica a partir de 6 semanas da cirurgia. Em 2015, um grupo[52] analisou 213 protocolos para pacientes com fratura intra-articular de calcâneo, com a descoberta de que, na maioria dos protocolos, os pacientes foram imobilizados nas primeiras semanas do pós-operatório em ADM ativa limitada a 10 graus abaixo da dorsiflexão neutra durante as primeiras 6 semanas. Nas fraturas de tálus, estudos propõem que o movimento precoce pode melhorar o prognóstico pós-cirurgia de fixação aberta.

Em 2018,[53] outro grupo avaliou um programa de fisioterapia (exercício para ganho de ADM e terapia manual) iniciado duas semanas do pós-operatório, em comparação com o mesmo programa seis semanas do pós-operatório em pacientes com cirurgia aberta de fixação para tálus ou fraturas do calcâneo.

O grupo de intervenção precoce demonstrou melhorias significativamente maiores apontando para o início da fisioterapia precoce, o que pode melhorar os resultados a longo prazo e mitigar complicações em pacientes após fraturas do retropé.

Tanto nas fraturas de calcâneo quanto nas de tálus, os benefícios da intervenção cirúrgica, quando comparada à conservadora, não parecem claros. Enquanto a primeira, por ser uma intervenção invasiva, apresenta riscos, como infecção e outras complicações pós-cirúrgicas, a segunda pode gerar osteoartrite e outros problemas de congruência óssea na junção. Independentemente da abordagem utilizada, a mobilização precoce vem sendo cada vez mais estudada na intervenção de fratura de tornozelo. Contudo, a baixa qualidade de evidência na literatura não permite determinar se a mobilização precoce é um risco para pacientes com redução e fixação aberta.

A terapia manual parece ser uma ótima opção de intervenção em pacientes com fratura de tornozelo. Uma intervenção completa de mobilização e um programa de exercícios padronizados, não deixando de lado a educação do movimento dos pacientes, parece apresentar melhores resultados funcionais a longo prazo. Quando se fala de fratura de tornozelo, são necessários novos estudos para determinar quais as melhores intervenções e o *timing* para iniciá-las. Ainda hoje, a fisioterapia se mantém como componente essencial do processo, tendo como carro-chefe a terapia manual.

REFERÊNCIAS

1. Yi TI, Lee GE, Seo IS, Huh WS, Yoon TH, Kim BR. Clinical characteristics of the causes of plantar heel pain. Ann Rehabil Med. 2011;35(4):507-13.
2. Chen CM, Lee M, Lin CH, Chang CH, Lin CH. Comparative efficacy of corticosteroid injection and non-invasive treatments for plantar fasciitis: a systematic review and meta-analysis. Sci Rep. 2018;8(1):4033.
3. Schwartz E, Su J. Plantar fasciitis: a concise review. Perm J. 2014;18(1):e105-7.
4. Fraser JJ, Corbett R, Donner C, Hertel J. Does manual therapy improve pain and function in patients with plantar fasciitis? A systematic review. J Man Manip Ther. 2018;26(2):55-65.
5. Martin RL, Davenport TE, Reischl SF, McPoil TG, Matheson JW, Wukich DK, et al. Heel pain-plantar fasciitis: revision 2014. J Orthop Sports Phys Ther. 2014;44(11):A1-33.
6. Sweeting D, Parish B, Hooper L, Chester R. The effectiveness of manual stretching in the treatment of plantar heel pain: a systematic review. J Foot Ankle Res. 2011;4:19.
7. Huffer D, Hing W, Newton R, Clair M. Strength training for plantar fasciitis and the intrinsic foot musculature: a systematic review. Phys Ther Sport. 2017;24:44-52.
8. Malliaras P, Barton CJ, Reeves ND, Langberg H. Achilles and patellar tendinopathy loading programmes: a systematic review comparing clinical outcomes and identifying potential mechanisms for effectiveness. Sports Med. 2013;43(4):267-86.
9. Knapik JJ, Orr R, Pope R, Grier T. Injuries and footwear (Part 2): Minimalist running shoes. J Spec Oper Med. 2016;16(1):89-96.
10. McKeon PO, Fourchet F. Freeing the foot: integrating the foot core system into rehabilitation for lower extremity injuries. Clin Sports Med. 2015;34(2):347-61.
11. Kamonseki DH, Gonçalves GA, Yi LC, Lombardi Junior I. Effect of stretching with and without muscle strengthening exercises for the foot and hip in patients with plantar fasciitis: a randomized controlled single-blind clinical trial. Man Ther. 2016;23:76-82.
12. Thiagarajah AG. How effective is acupuncture for reducing pain due to plantar fasciitis? Singapore Med J. 2017;58(2):92-7.
13. Uygur E, Aktaş B, Eceviz E, Yilmazoğlu EG, Poyanli O. Preliminary report on the role of dry needling versus corticosteroid injection, an effective treatment method for plantar fasciitis: a randomized controlled trial. J Foot Ankle Surg. 2019;58(2):301-5.
14. Lewis JS, Wright C, Green A. Subacromial impingement syndrome: the effect of changing posture on shoulder range of movement. J Orthop Sports Phys Ther. 2005;35(2):72-87.
15. Podolsky R, Kalichman L. Taping for plantar fasciitis. J Back Musculoskelet Rehabil. 2015;28(1):1-6.
16. Yu H, Randhawa K, Côté P, Optima Collaboration. The Effectiveness of physical agents for lower-limb soft tissue injuries: a systematic review. J Orthop Sports Phys Ther. 2016;46(7):523-54.
17. Lazarou L, Kofotolis N, Pafis G, Kellis E. Effects of two proprioceptive training programs on ankle range of motion, pain, functional and balance performance in individuals with ankle sprain. J Back Musculoskelet Rehabil. 2018;31(3):437-46.
18. Bellows R, Wong CK. The effect of bracing and balance training on ankle sprain incidence among athletes: a systematic review with meta-analysis. Int J Sports Phys Ther. 2018;13(3): 379-88.
19. Huang F, Sun K, Pan X, Xie K, Wu J, Tao J, et al. Acupuncture for the treatment of ankle sprain: a protocol for a systematic review and meta-analysis: study protocol. Medicine (Baltimore). 2019;98(46):e17905.
20. Vuurberg G, Hoorntje A, Wink LM, van der Doelen BFW, van den Bekerom MP, Dekker R, et al. Diagnosis, treatment and prevention of ankle sprains: update of an evidence-based clinical guideline. Br J Sports Med. 2018;52(15):956.
21. Powell S. A comparison of two interventions in the treatment of severe ankle sprains and lateral malleolar avulsion fractures. Emerg Nurse. 2019;27(5):23-30.
22. de Vasconcelos GS, Cini A, Sbruzzi G, Lima CS. Effects of proprioceptive training on the incidence of ankle sprain in athletes: systematic review and meta-analysis. Clin Rehabil. 2018;32(12):1581-90.
23. Chen ET, Borg-Stein J, McInnis KC. Ankle sprains: evaluation, rehabilitation, and prevention. Curr Sports Med Rep. 2019;18(6):217-23.
24. Silva RD, Teixeira LM, Moreira TS, Teixeira-Salmela LF, de Resende MA. Effects of anteroposterior talus mobilization on range of motion, pain, and functional capacity in participants with subacute and chronic ankle injuries: a controlled trial. Journal Of J Manipulative Physiol Ther. 2017;40(4):273-83.
25. Weerasekara I, Osmotherly P, Snodgrass S, Marquez J, de Zoete R, Rivett DA. Clinical benefits of joint mobilization on ankle sprains: a systematic review and meta-analysis. Arch Phys Med Rehabil. 2018;99(7):1395-1412.e5.

26. Stanek J, Sullivan T, Davis S. Comparison of compressive myofascial release and the graston technique for improving ankle-dorsiflexion range of motion. J Athl Train. 2018;53(2):160-7.
27. Jackson BC, Medina RT, Clines SH, Cavallario JM, Hoch MC. The effect of fibular reposition taping on postural control in individuals with chronic ankle instability: a critically appraised topic. J Sport Rehabil. 2019;28(2):205-10.
28. Gur G, Ozkal O, Dilek B, Aksoy S, Bek N, Yakut Y. Effects of corrective taping on balance and gait in patients with hallux valgus. Foot Ankle Int. 2017;38(5):532-40.
29. Masala S, Fiori R, Calabria E, Raguso M, de Vivo D, Cuzzolino A, et al. Management of pain on hallux valgus with percutaneous intra-articular Pulse-Dose Radiofrequency. Int J Rheum Dis. 2017;20(1):46-52.
30. Glasoe WM. Treatment of Progressive first metatarsophalangeal hallux valgus deformity: a biomechanically based muscle-strengthening approach. J Orthop Sports Phys Ther. 2016;46(7):596-605.
31. Xiang L, Mei Q, Fernandez J, Gu Y. Minimalist shoes running intervention can alter the plantar loading distribution and deformation of hallux valgus: a pilot study. Gait Posture. 2018;65:65-71.
32. Akaras E, Guzel NA, Kafa N, Özdemir YA. The acute effects of two different rigid taping methods in patients with hallux valgus deformity. J Back Musculoskelet Rehabil. 2020;33(1):91-8.
33. du Plessis M, Zipfel B, Brantingham JW, Parkin-Smith GF, Birdsey P, Globe G, et al. Manual and manipulative therapy compared to night splint for symptomatic hallux abducto valgus: an exploratory randomised clinical trial. Foot (Edinb). 2011;21(2):71-8.
34. Hurn SE, Vicenzino BT, Smith MD. Non-surgical treatment of hallux valgus: a current practice survey of Australian podiatrists. J Foot Ankle Res. 2016;9:16.
35. Reina M, Lafuente G, Munuera PV. Effect of custom-made foot orthoses in female hallux valgus after one-year follow up. Prosthet Orthot Int. 2013;37(2):113-9.
36. Moulodi N, Kamyab M, Farzadi M. A comparison of the hallux valgus angle, range of motion, and patient satisfaction after use of dynamic and static orthoses. Foot (Edinb). 2019;41:6-11.
37. Plaass C, Karch A, Koch A, Wiederhoeft V, Ettinger S, Claassen L, et al. Short term results of dynamic splinting for hallux valgus - A prospective randomized study. Foot Ankle Surg. 2020;26(2):146-50.
38. Bayar B, Erel S, Şimşek IE, Sümer E, Bayar K. The effects of taping and foot exercises on patients with hallux valgus: a preliminary study. Turk J Med Sci. 2011;41(3):403-9.
39. Robinson C, Bhosale A, Pillai A. Footwear modification following hallux valgus surgery: the all-or-none phenomenon. World J Methodol. 2016;6(2):171-80.
40. Chadchavalpanichaya N, Prakotmongkol V, Polhan N, Rayothee P, Seng-Iad S. Effectiveness of the custom-mold room temperature vulcanizing silicone toe separator on hallux valgus: a prospective, randomized single-blinded controlled trial. Prosthet Orthot Int. 2018;42(2):163-70.
41. Farzadi M, Safaeepour Z, Mousavi ME, Saeedi H. Effect of medial arch support foot orthosis on plantar pressure distribution in females with mild-to-moderate hallux valgus after one month of follow-up. Prosthet Orthot Int. 2015;39(2):134-9.
42. Karabicak GO, Bek N, Tiftikci U. Short-term effects of kinesiotaping on pain and joint alignment in conservative treatment of hallux valgus. J Manipulative Physiol Ther. 2015;38(8):564-71.
43. Abdalbary SA. Foot mobilization and exercise program combined with toe separator improves outcomes in women with moderate hallux valgus at 1-year follow-up. J Am Podiatr Med Assoc. 2018;108(6):478-86.
44. Formosa MP, Gatt A, Formosa C. Evaluating quality of life in patients with hallux abductus valgus deformity after a taping technique J Am Podiatr Med Assoc. 2017;107(4):287-91.
45. Thur CK, Edgren G, Jansson KÅ, Wretenberg P. Epidemiology of adult ankle fractures in Sweden between 1987 and 2004: a population-based study of 91,410 Swedish inpatients. Acta Orthop. 2012;83(3):276-81.
46. De Weber MJ. Ankle fractures and dislocations. In: Chapman MW, Madison M, editors. Operative orthopaedics. 2nd ed. Philadelphia: JB Lippincott; 1993. p. 731-45.
47. Griffin D, Parsons N, Shaw E, Kulikov Y, Hutchinson C, Thorogood M, et al. Operative versus non-operative treatment for closed, displaced, intra-articular fractures of the calcaneus: randomised controlled trial. BMJ. 2014;349:g4483.
48. Bruce J, Sutherland A. Surgical versus conservative interventions for displaced intra-articular calcaneal fractures. Cochrane Database Syst Rev. 2013;(1):CD008628.
49. Pogliacomi F, De Filippo M, Soncini G, Frattini M. Talar fractures: long-term results. Acta Biomed. 2009;80(3):219-24.
50. Keene DJ, Williamson E, Bruce J, Willett K, Lamb SE. Early ankle movement versus immobilization in the postoperative management of ankle fracture in adults: a systematic review and meta-analysis. J Orthop Sports Phys Ther. 2014;44(9):690-701.
51. Lin CW, Donkers NAJ, Refshauge KM, Beckenkamp PR, Khera K, Moseley AM. Rehabilitation for ankle fractures in adults. Cochrane Database Syst Rev. 2012;11:CD005595.
52. Pfeifer CG, Grechenig S, Frankewycz B, Ernstberger A, Nerlich M, Krutsch W. Analysis of 213 currently used rehabilitation protocols in foot and ankle fractures. Injury. 2015;46(Suppl 4):S51-7.
53. Albin SR, Koppenhaver SL, Van Boerum DH, McPoil TG, Morgan J, Fritz JM. Timing of initiating manual therapy and therapeutic exercises in the management of patients after hindfoot fractures: a randomized controlled trial. J Man Manip Ther. 2018;26(3):147-56.

Índice

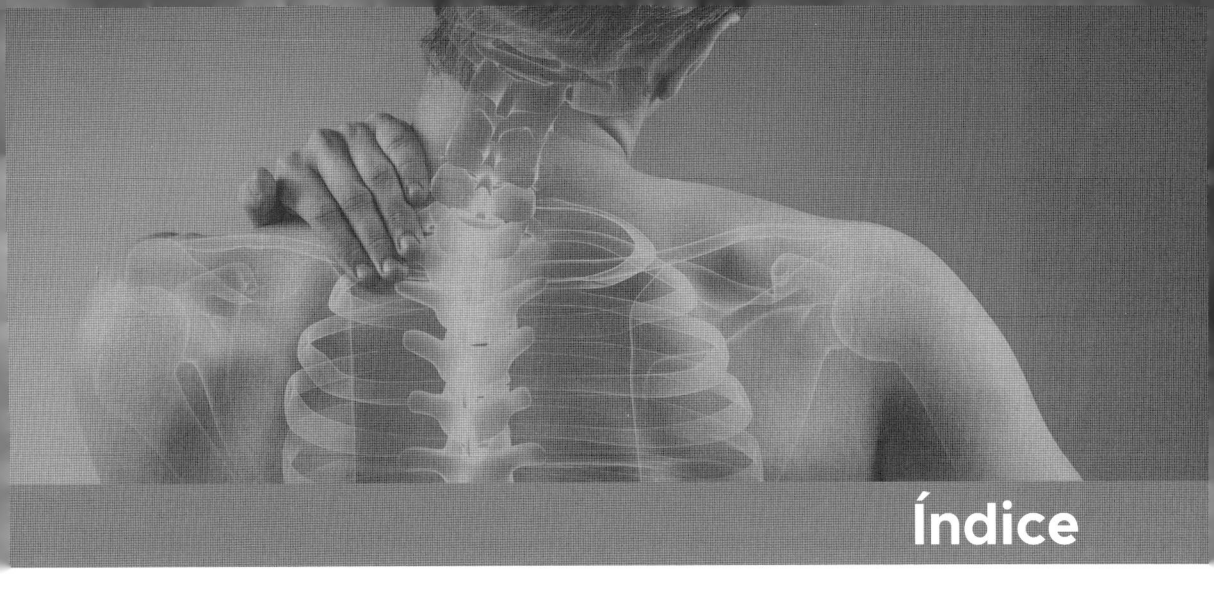

"f": figuras; "q": quadros; "t": tabelas

A

Acupuntura, 233
ADM do punho, 28f
Agulhamento seco, 233
Alongamento, 66
Amplitude de movimento, 68, 69, 70, 71, 188
Anamnese das lesões da coluna vertebral, 185-187
    comportamento 24 horas, 186
    escalas e questionários, 187
    fatores atenuantes e agravantes, 186
    fatores cognitivos: crenças, 186-187
    fatores psicossociais, 187
    história da doença atual (HDA), 185
    história da doença pregressa (HPP), 186
    mapa corporal, 186
    objetivos do paciente, 187
    saúde geral e comorbidades, 186
Antebraço, 35f
Artroscopia, 27
Artroplastia de quadril, 207-210
    avaliação cinético-funcional, 209
    características clínicas, 207
    intervenção fisioterapêutica, 209-210
    tratamento cirúrgico, 207-209
Autonomia do paciente, 68
Avaliação, 200-201, 218, 222, 226
    cinemática, 218f, 222f, 226f
    da ADM, 200
    da força isométrica, 222f
    da força muscular, 200-201
    da intensidade de dor, 200
    da marcha, 201
    postural, 218f
Avaliação cinético-funcional, 13-16, 27-29, 58-61, 62, 116-118, 184-191, 200-201, 204-205, 209, 220-222
    de fraturas da coluna vertebral, 58-61, 62t
    de fraturas em membros superiores, 27-29
        avaliação objetiva, 27
        avaliação subjetiva, 27
        cinético-funcional, 28-29
        condições clínicas, 27
        fatores psicossociais e fatores socioeconômicos, 29
    de lesões da coluna vertebral, 184-191
        anamnese, 185-187
        exame físico, 187-191
        exames de imagem, 191
        identificação de causas específicas, 184-185
    de lesões do joelho, 220-222
    de lesões do punho e da mão, 116-118
    de lesões do quadril, 200-201, 203-207, 209

B

Banda de tensão, 82f
Brace, 238

C

Cabeça do rádio, fraturas, 35-37
Calçado para a compensação de assimetria, 92f
Câncer e dor lombar, 180
Capsulite adesiva, 166-172
Cartilagem articular, 217
Cicatrização óssea, estágios, 9-10
    hemorrágico, 9
    de formação do calo ósseo imaturo, 10
    de maturação do calo ósseo, 10
    de remodelamento do calo ósseo, 10
    granular, 9-10
Cinesioterapia, prescrição da, 63t
Classificação, 76, 77, 78, 167, 168, 247
    AO/OTA, 77f

AO de Müller, 76f, 77f, 78f
de Coumo, 167f, 168q
de Lauge-Hansen das fraturas do tornozelo, 247f
de Schatzker, 78f
Coluna vertebral, fraturas, 50-72
    avaliação cinético-funcional, 58-61, 62t
    características clínicas e diagnósticas, 51-57
        coluna cervical alta, 51-53
        coluna cervical baixa, 53-56
        coluna toracolombar, 56-58
    intervenção no pós-operatório, 63-71
Comportamento 24 horas, 186
Consolidação das fraturas, 8-9, 10-12
    complicações, 10-11-12
        consolidações viciosas, 11
        infecções ósseas, 11-12
        pseudoartrose, 11
        síndrome compartimental, 12
        síndrome da dor complexa regional, 12
    primária, 8-9
    secundária, 9
Controle de edema, 64, 65
Cotovelo, 22, 35, 104-106
    entorse, 104-106
        imobilização, 105-106
        mobilização precoce, 106
    lesões, ver Lesões do cotovelo
    fraturas, 22, 35f
Critérios de avaliação de White-Punjabi, 54t

D

Deambulação, 68
Dedo em gatilho, 114, 116, 122-123
Descarga de peso, 209, 210
Diagonal 1, 155f
Diagonal 2, 156f
Doenças vasculares da coluna cervical, 180
Dor, 12, 64, 68, 69, 70, 71, 148-157, 158-159, 180, 182-183, 200
    avaliação da intensidade, 200
    câncer e dor lombar, 180
    cervical inespecífica, 182-183
    lombar inespecífica, 183
    manejo, 64, 68, 69, 70, 71
    síndrome da dor complexa regional, 12
    síndrome da dor subacromial, 148-157, 158-159q

E

Edema, controle de, 64, 65
Educação do paciente, 68, 206, 209, 210
Emergência ver Urgência e emergência
Entorse 104-106, 235-241
    de cotovelo, 104-106
    de tornozelo, 235-241
        avaliação fisioterapêutica, 237
        tratamento, 237-241
            brace e tape, 238

facilitação neuromuscular proprioceptiva, 239
    imobilização ou suporte, 238
    liberação miofascial, 239
    mobilização, 238-239
    treino de equilíbrio/proprioceptivo, 239
Epicondilose, 136-138
    lateral, 136-137
    medial, 137-138
Equipe multiprofissional, 106
Escafoide, fraturas, 40-42
Escalas, 187
Escápula, mobilização articular da, 32f
espondilite anquilosante, 180
espondilólise, 180
espondilolistese, 180
estenose lombar, 181
Exame(s) da coluna vertebral, 187-191
    de imagem das lesões da, 191
    físico das lesões, 187-191
        amplitude de movimento (ADM), 188
        avaliação da mobilidade segmentar, 190-191
        observação, 187-188
        testes funcionais, 188
        testes neurais, 188, 189
        testes neurológicos, 189, 190
Exame neurológico dos músculos-chave por segmento, 60f
Exercícios, 32, 4,4, 32, 40, 45, 47, 65, 66, 68, 69, 70, 71, 87, 88, 134, 143, 154-156, 171-172, 192-194, 206, 210, 224, 231-232, 245-246
    ativos, 210
    de controle motor para o fortalecimento de glúteos, 193f
    de extensão lombar, 192f
    de flexão lombar, 193f
    de recrutamento muscular, 68-69, 70, 71
    de retração cervical, 192f
    de retração e adução escapular, 193f
    de rotação cervical, 192f
    em cadeira cinética fechada, 87f, 88f
    funcionais, 47f
    isométricos, 66
    metabólicos, 65, 66
    para capsulite adesiva, 171-172q
    para lesões do cotovelo, 134f, 143f
    passivos, 224f
    proprioceptivos, 156f
    resistidos, 32, 40, 45, 48, 66, 67
        para dedos, 45f
        para mão, 32f
        para punho, 40f
    respiratórios, 65

F

Falanges, fraturas, 46-48
Facilitação neuromuscular proprioceptiva, 239
Fascite plantar, 230-235
    acupuntura e agulhamento seco, 233
    agentes eletrofísicos, 234-235
    exercício terapêutico e dosagem, 231-232
    taping, 233-234

terapia manual, 230-231
Fêmur, fraturas, 75-76, 80-81, 87-88
    da diáfise, 75-76, 79-81, 85-88
        características clínicas e diagnóstico, 75-76
        intervenção terapêutica, 87-88
        tratamento conservador ou cirúrgico, 80-81
    proximal, 75, 79, 85-87
        características clínicas e diagnóstico, 75
        intervenção terapêutica, 85-87
        tratamento conservador ou cirúrgico, 79
Fixadores externos, 26f, 90-92
Força muscular, avaliação da, 200-201
Fratura(s), 3-18, 20-48, 50-72, 74-93, 172-175, 181, 246-249
    cicatrização óssea, estágios, 9-10
        hemorrágico, 9
        de formação do calo ósseo imaturo, 10
        de maturação do calo ósseo, 10
        de remodelamento do calo ósseo, 10
        granular, 9-10
    coluna vertebral, 50-72
    consolidação, 8-9, 10-12
        complicações, 10-11-12
        primária, 8-9
        secundária, 9
    definições e classificação, 4-8
        localização anatômica, 4
        exposição, 4, 6t
        morfologia ou tipos, 6-7
        etiologia, 7-8
    intervenção fisioterapêutica, 16-18
        período de consolidação, 16-17
        período de recuperação de função, 17-18
    membros inferiores, 74-93
    membros superiores, 20-48
    proximal do úmero, 172-175
        reabilitação pós-cirúrgica, 174-175
        tratamento conservador, 174
    tornozelo, 246-249
        intervenção precoce, 248
        terapia manual, 248-249
    tratamento conservador ou cirúrgico, 12-16
        avaliação cinético-funcional, 13-16
    vertebral, 181

G

Gesto esportivo, 160f
Goniometria passiva do punho, 28f

H

Hálux valgo, 241-246
    cirurgia, 242-243
    órteses, 243-244
    taping, 244-245
    terapia manual e exercícios, 245-246

I

Idosos, quedas, 101-102
Imagética motora, 32f, 66
Imobilidade, consequências da, 62t
Imobilização, 35, 105-106, 194, 238
    cotovelo, antebraço e punho, 35f
    tornozelo, 238
    passiva acessória intervertebral, 194f
Implantes cirúrgicos, 79f, 80f
Infecções, 11-12, 181
    na coluna, 181
    ósseas, 11-12
Instabilidade do cotovelo, 127-135
Intervenção precoce, 248

J

Joelho, 77-78, 81-83, 89
    fraturas ao redor do, 77-78, 81-83, 89
        características clínicas e diagnóstico, 77-78
        intervenção terapêutica, 89
        tratamento conservador ou cirúrgico, 81-83
    lesões *ver* Lesões do joelho

K

Knee-push, 155f

L

Leito, posicionamento no, 64
Lesões da coluna vertebral, 178-195
    avaliação cinético-funcional, 184-191
        anamnese, 185-187
        exame físico, 187-191
        exames de imagem, 191
        identificação de causas específicas, 184-185
    características clínicas e diagnósticas, 179-183
        dor cervical inespecífica, 182-183
        dor lombar inespecífica, 183
        patologias específicas, 179-182
    intervenção fisioterapêutica, 191-195
        educação, 191
        exercícios, 192-194
        terapia manual, 194-195
    tratamento conservador ou cirúrgico, 183-184
Lesões do complexo do ombro, 145-176
    fratura proximal do úmero, 172-175
        reabilitação pós-cirúrgica, 174-175
        tratamento conservador, 174
    instabilidade anterior, 160-165
        reabilitação pós-cirúrgica, 161, 162-165
        tratamento cirúrgico, 161
        tratamento conservador, 161, 162q
    instabilidade do ombro, 157, 159-160

instabilidade multidirecional, 165-172
síndrome da dor subacromial, 148-157, 158-159q
Lesões do cotovelo, 126-143
    luxação, subluxação e instabilidade, 127-135
        anatomia, 127-128
        complicações, 135
        definição, 127
        diagnóstico/avaliação, 131-132
        epidemiologia, 130-131
        mecanismo de lesão, 128-130
        tratamentos, 132-135
    tendinopatias, 135-143
        avaliação, 138-140
        epicondilose lateral, 136-137
        epicondilose medial, 137-138
        reabilitação, 140-143
        tendinopatias distais do bíceps e do tríceps braquiais, 138
Lesões do joelho, 213-227
    avaliação cinético-funcional, 220-222
    características clínicas e diagnóstico, 214-217, 218f
        cartilagem articular, 217
        ligações multiligamentares, 216
        ligamento colateral lateral, 215-216
        ligamento colateral medial, 215
        ligamento cruzado anterior, 214
        ligamento cruzado posterior, 215
        meniscos, 216-217
    intervenção fisioterapêutica, fases, 223-227
        de reabilitação avançada, 227
        de reabilitação inicial, 223-225
        de reabilitação intermediária, 225-227
        pré-operatória, 223
    tratamento conservador ou cirúrgico, 217-220
        lesões condrais, 219-220
        lesões ligamentares, 218-219
        lesões meniscais, 219
Lesões do punho e da mão, 111-124
    avaliação cinético-funcional, 116-118
    características clínicas e diagnóstico, 112-115
    intervenção fisioterapêutica, 119-123
    tratamento conservador ou cirúrgico, 115-116
Lesões do quadril, 197-210
    artroplastia de quadril, 207-210
        avaliação cinético-funcional, 209
        características clínicas, 207
        intervenção fisioterapêutica, 209-210
        tratamento cirúrgico, 207-209
    osteoartrite de quadril, 203-207
        características clínicas e diagnóstico, 203-204
        diagnóstico cinético-funcional, 204-205
        intervenção fisioterapêutica, 205-207
        tratamento conservador ou cirúrgico, 204
    síndrome do impacto femoroacetabular, 198-203
        características clínicas e diagnóstico, 198-200
        diagnóstico cinético-funcional, 200-201
        intervenção fisioterapêutica, 201-203
        tratamento conservador ou cirúrgico, 200
Lesões do tornozelo e do pé, 229-249
    entorse de tornozelo, 235-241
        avaliação fisioterapêutica, 237
        tratamento, 237-241
    fascite plantar, 230-235
        acupuntura e agulhamento seco, 233
        agentes eletrofísicos, 234-235
        exercício terapêutico e dosagem, 231-232
        taping, 233-234
        terapia manual, 230-231
    fraturas de tornozelo, 246-249
        intervenção precoce, 248
        terapia manual, 248-249
    hálux valgo, 241-246
        cirurgia, 242-243
        órteses, 243-244
        taping, 244-245
        terapia manual e exercícios, 245-246
Liberação miofascial, 239
Ligações multiligamentares, 216
Ligamento(s), 214-216
    colateral lateral, 215-216
    colateral medial, 215
    cruzado anterior, 214
    cruzado posterior, 215
    do tornozelo, 236f
Lombalgia, 102-104
Luxação do cotovelo, 127-135

M

Mão, 24-25
    lesões, *ver* Lesões do punho e da mão
    fraturas, 24-25
Mapa corporal, 186
Marcha, avaliação da, 201
Membros inferiores, fraturas, 74-93
    avaliação cinético-funcional, 83-84
    características clínicas e diagnóstico, 75-78
    intervenção terapêutica, 84-92
    tratamento conservador ou cirúrgico, 79-83
Membros superiores, fraturas, 20-48
    avaliação, 27-29
    características clínicas e diagnóstico, 21
    intervenção fisioterapêutica, 29-48
    ombro, 21-22
    cotovelo, 22
    punho, 22-24
    mão, 24-25
    tratamento conservador ou cirúrgico, 25-27
Meniscos, 216-217
Metacarpo, fraturas, 43-45
Mobilidade, 69, 70-71, 72, 190-191, 209, 210
    articular, 210
    e marcha, 69, 70-71, 72
    e transferência, 209
    segmentar, 190-191
Mobilização, 32, 66, 106, 190, 194, 195, 238-239
    articular da escápula, 32f
    neural, 66
    passiva acessória intervertebral, 190f, 194f
    passiva fisiológica intervertebral, 195f
    precoce, 106

tornozelo, 238-239
Morfologia, 198, 199
   tipo CAM, 198, 199f
   tipo mista, 198
   tipo PINCER, 198, 199f
Mudanças de decúbito, 67

N

Nervo, 189
   Teste neurodinâmico do ciático, 189f
   Teste neurodinâmico do mediano, 189f
Neural, mobilização, 66

O

Olécrano, fraturas, 33-35
Ombro, 21-22, 157, 159-172
   instabilidade, 159-172
   fraturas, 21-22
Órtese(s), 25-26, 35, 45, 133, 243-244
   dinâmicas, 35f
   em termoplástico, 45f
   estática progressiva, 36f
   feitas em impressora 3D, 26
   para cotovelo, 133f
   para hálux valgo, 243-244
   pré-fabricadas, 25f
   sob medida, 25f
Osteoartrite de quadril, 203-207
   características clínicas e diagnóstico, 203-204
   diagnóstico cinético-funcional, 204-205
   intervenção fisioterapêutica, 205-207
      exercícios físicos, 206
      informação e educação do paciente, 206
      Tai Chi, 207
      treino de equilíbrio, 206
   tratamento conservador ou cirúrgico, 204
Osteoartrite do polegar, 112-113, 115, 119-120
Osteomielite, 11-12

P

Pé, lesões *ver* Lesões do tornozelo e do pé
Perimetria, 28-29
   da mão, 29f
Placas de compressão, 26f
Polegar, osteoartrite do, 112-113, 115, 119-120
Posicionamento no leito, 64
Preensão palmar, 28, 45
   avaliação da força de, 28f
   fortalecimento da, 45f
Princípio, 26
   da compressão, 26
   do tutor, 26
Pseudoartrose, 11
Punho, 22-24, 35, 40
   lesões, *ver* Lesões do punho e da mão
   fraturas, 22-24, 35f, 40f
Push up plus, 155f

Q

Quadril, lesões *ver* Lesões do quadril
Quedas em idosos, 101-102
Questionários, 187

R

Radiculopatia, 181
Rádio, fraturas, 35-40
Reparo de Bankart, 163-164q
Rigidez articular em equino, prevenção, 91f
Rotação externa em decúbito lateral com carga, 154f

S

Sensibilidade, avaliação da, 29f
Síndrome compartimental, 12
Síndrome da cauda equina, 181-182
Síndrome da dor complexa regional, 12
Síndrome do impacto femoroacetabular, 198-203
   características clínicas e diagnóstico, 198-200
      morfologia tipo CAM, 198, 199f
      morfologia tipo mista, 198
      morfologia tipo PINCER, 198, 199f
   diagnóstico cinético-funcional, 200-201
      avaliação da ADM, 200
      avaliação da força muscular, 200-201
      avaliação da intensidade de dor, 200
      avaliação da marcha, 201
      medidas de resultados relatados pelo paciente, 201
   intervenção fisioterapêutica, 201-203
   tratamento conservador ou cirúrgico, 200
Síndrome do túnel do carpo, 113-114, 115, 120-122
Subaxial Cervical Spine Injury Classification, 54-55t
Subluxação do cotovelo, 127-135
Suturas transósseas, 82f

T

Table slide, 159f
Tai Chi, 207
Tape, 238
taping, 233-234, 244-245
Tendinopatias, 135-143
   avaliação, 138-140
   epicondilose lateral, 136-137
   epicondilose medial, 137-138
   reabilitação, 140-143
   tendinopatias distais do bíceps e do tríceps braquiais, 138
tenossinovite de De Quervain, 114-115, 116, 123
Terapia manual, 230-231, 245-246, 248-249

Teste(s), 188, 189, 190
   funcionais, 188
   neurais, 188, 189
   neurodinâmico do nervo ciático, 189f
   neurodinâmico do nervo mediano, 189f
   neurológicos, 189, 190
Tíbia, fraturas da diáfise da, 78, 83, 90
   características clínicas e diagnóstico, 78
   intervenção terapêutica, 90
   tratamento conservador ou cirúrgico, 83
Tipoias, 25f
Tornozelo, lesões *ver* Lesões do tornozelo e do pé
Tratamento(s), 12-16, 25-27, 200, 204, 207-209, 237-241
   cirúrgico, 207-209
   de entorse de tornozelo, 237-241
   de fraturas, 12-16
   de fraturas de membros superiores, 25-27
   de osteoartrite de quadril, 204
   de síndrome do impacto femoroacetabular, 200
Treino, 88, 89, 90, 206, 210, 239
   de equilíbrio, 206, 239
   de marcha, 88, 89, 90, 210
Túnel do carpo, síndrome do, 113-114, 115, 120-122

U

Úmero, 30-32, 172-175
   fratura proximal do, 172-175
   fisioterapia das fraturas, 30-32
Urgência e emergência, 94-107
   características e situações comuns, 100-106
      entorse de cotovelo, 104-106
      lombalgia, 102-104
      quedas em idosos, 101-102
   e fisioterapia no cenário nacional, 96
   e fisioterapia no contexto internacional, 95
   importância da equipe multiprofissional, 106
   principais atividades do fisioterapeuta, 98-100
   processos de classificação de risco e triagem, 96-98

IMPRESSÃO:

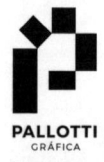

PALLOTTI
GRÁFICA

Santa Maria - RS | Fone: (55) 3220.4500
www.graficapallotti.com.br